Reimar Banis

Psychosomatische Energetik
Lehrbuch für Therapeuten

Reimar Banis

Psychosomatische Energetik

Lehrbuch für Therapeuten

VAK Verlags GmbH
Kirchzarten bei Freiburg

Bibliografische Information Der Deutschen Bibliothek
Die Deutsche Bibliothek verzeichnet diese Publikation in der Deutschen Nationalbibliografie; detaillierte bibliografische Daten sind im Internet über http://dnb.ddb.de abrufbar.

Fotos und Grafiken: Reimar Banis
Lektorat: Norbert Gehlen, VAK
Satz und Umschlag: Karl-Heinz Mundinger, VAK
Druck: J. P. Himmer GmbH & Co. KG, Augsburg
Printed in Germany
ISBN 3-935767-28-5

Inhalt

Hinweise des Verlags

Dieses Buch informiert über Hintergründe und Anwendung der Psychosomatischen Energetik. Die dargestellten Verfahrensweisen haben sich als sicher und effektiv bewährt. Wer sie anwendet, tut dies in eigener Verantwortung. Autor und Verlag beabsichtigen nicht, individuelle Diagnosen zu stellen oder Therapieempfehlungen zu geben. Die qualifizierte Anwendung der Psychosomatischen Energetik ist in der Regel nur nach persönlicher Schulung (in Seminaren) möglich.

Die Fallberichte in diesem Buch sind zum Schutz der Betroffenen anonymisiert und verändert worden. Sie sind jedoch realen Fällen nachgebildet. Der Autor stellt eigene Therapieerfahrungen dar, die nicht für jeden anderen Fall zutreffen müssen.

Das Lehrbuch der Psychosomatischen Energetik erschien erstmals 1998 und war überwiegend für Therapeuten gedacht. Mit der Zeit griffen jedoch immer mehr Patienten zu dem Fachbuch. Von daher schien es geboten, eine allgemeinverständliche Version zu verfassen, die sowohl von Fachleuten wie auch von Patienten mit Gewinn gelesen werden kann. Hinzu kamen im Lauf der Zeit wichtige Neuerungen der Methode, vor allem das Konzept des Zentralkonflikts mit den daraus ableitbaren Charaktertypen. Aus diesen Beweggründen entstand das umfangreiche Grundlagenwerk ***Durch Energieheilung zu neuem Leben*** *(siehe Literaturverzeichnis).*

Sehr bald wurde jedoch aus zahlreichen Anfragen von Therapeuten und aus immer wiederkehrenden inhaltlichen Fragen deutlich, daß ein zusätzliches Lehrbuch für Fachkreise erforderlich ist, das die Methode in ihrer praktischen Handhabung und allen Details verständlich macht und das bei Unklarheiten als ständige Nachschlagemöglichkeit verfügbar ist. Solch ein Lehrbuch liegt hier nun vor. Es hat zur Erleichterung der täglichen Arbeit ein Stichwortverzeichnis sowie eine leicht verständliche Testanleitung mit Bildern und Piktogrammen. Es enthält den Stoff der Seminare in Psychosomatischer Energetik, viele wertvolle Praxiserfahrungen und darüber hinaus zahlreiche Antworten auf immer wieder gestellte Fragen. Insofern bin ich sicher, daß es eine Bereicherung der täglichen Praxisarbeit darstellen wird.

Wer sich hier erstmals mit der Psychosomatischen Energetik befaßt, der wird möglicherweise das breit dargestellte Konzept und die ausführliche Herausarbeitung aller Details einer so umfangreichen Theorie wie der Psychosomatischen Energetik vermissen. Diese findet er im besagten Grundlagenwerk, das ich deshalb als erstes zu lesen empfehle. Möglicherweise fehlt dem einen oder anderen Leser die Beschreibung praktischer Fälle. Diese kann er im Handbuch meiner Frau, Dr. med. Ulrike Banis, nachlesen: ***Praxis der Psychosomatischen Energetik.*** *Mancher Leser wird weitere Detailfragen zur Geopathie haben. Diese werden im Taschenbuch* ***Erdstrahlen & Co.*** *ebenfalls von meiner Frau beantwortet.. Die beiden zuletzt genannten Bücher kann man im übrigen Patienten empfehlen, während sich das vorliegende Fachbuch ausschließlich an therapeutische Kollegen wendet. Natürlich bin ich mir dessen bewußt, daß es dennoch einige Patienten geben wird, die das vorliegende Fachbuch mit Neugier studieren werden. Ich bin dabei zuversichtlich, daß auch sie von der Lektüre profitieren können.*

C. G. Jung schrieb im Vorwort zu Erich Neumanns epochalem Werk ***Ursprungsgeschichte des Bewußtseins*** *mit kaum verhohlenem Neid: „Als ich das Manuskript dieses Buches las, wurde mir deutlich, wie groß die Nachteile der Pionierarbeit sind: Man stolpert durch unbekannte Gebiete, ist durch Analogien getäuscht, verliert immer* *wieder seinen Ariadnefaden, ist überwältigt von neuen Eindrücken und Möglichkeiten, und – was das Schlimmste ist – man weiß immer erst später, was man vorher hätte wissen sollen." Genauso wie Jung erging es mir beim Schreiben der ersten Version dieses Lehrbuchs (siehe oben, 1998). Glücklicherweise bin ich – im Gegensatz zu C. G. Jung – noch jung genug, die früheren Fehler zu verbessern, und brauche mich nicht über verpaßte Chancen zu grämen.*

Zwar bekam ich für mein erstes Buch über die Psychosomatische Energetik manche Komplimente, doch gab es andererseits nicht wenige Leser, die mir in aller Offenheit zu verstehen gaben, es sei zu schwierig. Andere schlugen einen noch direkteren Ton an. „Wie kannst du nur ein so krautiges Buch schreiben?! Das versteht doch kein Mensch!", wurde ich von meiner Frau angegangen. Eine gute Bekannte drückte sich freundlicher aus: „Lieber Herr Doktor, Ihr Buch versteht kein Normalsterblicher!" Heute sehe ich selbst vieles anders und möchte hier erklären, warum ich damals so schwer verständlich schrieb.

Zuallererst hatte ich den Kardinalfehler aller „Fachidioten" begangen, denn ich dachte, die anderen wüßten auch längst, was ich wußte. Genauso kann es einem an den Hochschulen ergehen, wo „Fachleute" um so höheres Prestige genießen, je weniger sie verstanden werden. Ich habe lange in meiner Seelentiefe geforscht, bis mir klar wurde, daß „Fachidioten" hinterlistige und egoistische Gesellen sind, die ihre Schätze gut bewachen und nur höchst ungern etwas (mit-) teilen wollen. „Warum sagst du nicht einfach, was du meinst?", fragte mich meine Frau. „Ja, warum eigentlich nicht?", frage ich mich.

Zu dieser Erklärung für meine damalige schwer verständliche Ausdrucksweise kommen natürlich noch andere „gute" Ausreden. Im Buddhismus wird vor den „wehenden Winden des Geistes" gewarnt, die als eines der Grundübel der geistigen Welt betrachtet werden. Beim Schreiben der ersten Fassung dieses Buches fehlte mir die nötige Disziplin, das ganze Thema übersichtlich darzustellen. Die „wehenden Geisteswinde" trieben mich in zahllose Richtungen, die zwar alle ihre Berechtigung hatten und Richtiges zeigten, aber auch viel Verwirrung stifteten und zu der erwähnten Kritik führten. Zu meiner Ehrenrettung kann ich anführen, daß ich damals eine übergroße Fülle verschiedenster Quellen auf engstem Raum komprimierte.

Die erste Version des Lehrbuchs war aber – ehrlich gesagt – vor allem deshalb so schwer zu verstehen, weil mir selbst als Autor anfangs nicht genügend klar war, um was es ging. Solch ein Geständnis ist für einen Fachbuchautor natürlich sehr peinlich, aber ich kann mich damit entschuldigen, daß wir uns im schwer auszulotenden Terrain des Unbewußten befinden. Pioniere haben es im Dunklen und Vieldeutigen des Unbewußten besonders schwer. Mehr und mehr wurde deutlich, daß die Psychosomatische Energetik im tiefen, nonverbalen Bereich des Unbewußten arbeitet, das noch weitgehend unbekannte Gebiete umfaßt. Herkömmliche Begriffe aus dem Bereich des sprachlich erfaß-

baren Unterbewußten mußten deshalb versagen. Ich irrte im Gestrüpp dieses Wortlosen umher, bis es mir irgendwann „wie Schuppen von den Augen" fiel. Auch Patienten können erfahrungsgemäß nur schwer in Worte fassen, was sie im tiefen Unbewußten blockiert, weil unbewußte Widerstände das bekanntlich zu verhindern wissen. Wenn man nun als Außenstehender das chaotisch Anmutende des Unbewußten benennen und katalogisieren möchte, gerät man in eine mißliche Lage. Erst die Aufdeckung der Ordnungsstruktur seelischer Konflikte bringt Licht in das Dunkel.

Nach und nach wurde mir klar, daß man es gar nicht mehr als ein chaotisches Gestrüpp empfindet, sobald man die „Etagen" des Unterbewußten und ihre psychoenergetische Anordnung in Form der Chakren oder Energie-Ebenen berücksichtigt. Das Chaos klärt sich, sobald die hierarchische Ordnung sichtbar geworden ist. Das betrifft sowohl die Therapieformen als auch die zugrundeliegenden seelischen Konflikte und ihre Auflösung. Bei der Analyse der Konflikte wurde noch ein weiteres, vorher äußerst schwieriges Rätsel lösbar, nämlich wie Charakter und Stoffwechsel zusammenhängen. Die vier Charaktertypen, die ich in diesem Buch beschreibe, können den vier Elementen der antiken Säftelehre perfekt zugeordnet werden. Mit einem Mal zeigt sich der faszinierende Umstand, daß die Elementenlehre der alten Griechen eine unmittelbare Beziehung zur Tiefenpsychologie aufweist. Das gesamte Gebäude des Unbewußten und ebenso das des Energetischen habe ich erst in den letzten Jahren richtig begriffen, und diese Erkenntnisse bilden die Grundlage des vorliegenden Buches.

Aber es handelt sich hier nicht um ein bloß theoretisches Werk. Dieses Lehrbuch faßt die praktischen Erfahrungen eines Jahrzehnts zusammen, während dessen seelische Konflikte mit Methoden der Energiemedizin gemessen worden sind. Dabei wurden Menschen mittels homöopathischer Komplexmittel stark wirksame Impulse zur Veränderung gegeben, die offenbar bis in tiefste Seelenschichten wirken und seelische Selbstheilungsprozesse anregen. Durch Auflösung der Konflikte werden psychoenergetische Blockaden gelöst, so daß die Lebensenergie wieder in voller Stärke fließen kann. Der vorher gestörte Stoffwechsel kann sich wieder normalisieren und es kommt neben der seelischen Regeneration erstaunlicherweise häufig auch zu körperlichen Heilungsvorgängen. Es ist deshalb ein durch und durch praktisches Buch. Was da therapeutisch vor sich geht, ist mir erst in den letzten Jahren in seiner ganzen Komplexität und Tiefe klar geworden, und das versuche ich nun in möglichst einfachen Worten zu beschreiben.

Dieses Lehrbuch enthält den Lehrstoff des Basis- und des Fortgeschrittenen-Seminars in Psychosomatischer Energetik. Es kann auch als praktisches Nachschlagewerk dienen, wenn in der täglichen therapeutischen Arbeit Probleme auftauchen. Ich hoffe darüber hinaus, daß es viele Therapeuten mit seiner Begeisterung ansteckt, und vor allem, daß es für viele Kollegen zu einem wichtigen Meilenstein in ihrer Entwicklung vom Mediziner zum Heiler wird. Ich wünsche mir, daß viele Kollegen sogar noch darüber hinaus-

wachsen und in diesem Buch Anregungen finden, die wichtige Rolle des Lebensberaters oder Priesters zu übernehmen, deren Trost und Rat von so vielen notleidenden Menschen im Grunde ihres Herzens gesucht wird – meist ohne daß dies offen ausgesprochen wird.

Dr. Reimar Banis ***Holetown, St. James (Barbados), November 2002***

Das Logo der Psychosomatischen Energetik

Das Logo zeigt in symbolischer Darstellung eine Konfliktkapsel, das heißt einen unbewußten seelischen Konflikt mit seinen vier Anteilen: innerer Kreis, grün = Vitalebene, zweiter Kreis, rot = Emotionalebene, dritter Kreis, blau = Mentalebene, vierter, äußerer Kreis, violett = Kausalebene. Das weiße Dreieck soll die auf alle vier Ebenen des seelischen Konflikts einwirkende Heilkraft der von mir entwickelten Emotionalmittel symbolisieren.

Dr. Reimar Banis

Einführung

In diesem Lehrbuch der Psychosomatischen Energetik beschreibe ich das älteste und zugleich umfassendste Heilungssystem, das bekannt ist: die Behandlung des feinstofflichen Energiekörpers[1]. Reste dieses Wissens finden sich heute noch bei den Schamanen Sibiriens, den Eskimos und einigen amerikanischen Indianerstämmen. Schon immer haben die Menschen gewußt, daß Störungen im Energiekörper die Hauptursachen für Krankheiten und seelische Probleme darstellen. Menschen verlieren ihre Lebensfreude, ihre Kommunikationsfähigkeit und ihre Körperharmonie, wenn das Fließen ihrer Lebensenergie gehemmt ist.

Als Arzt für Allgemeinmedizin habe ich den Anspruch, nicht nur möglichst schnell und sanft, sondern vor allem ursächlich und dauerhaft zu heilen. Das scheint nach allem, was ich erlebt habe, mit der Psychosomatischen Energetik möglich zu sein – mit der Methode also, die ich in den letzten zehn Jahren selbst entwickelt habe. Nachdem ich Hunderte von Patienten mit der Psychosomatischen Energetik untersucht und behandelt habe, kann ich mit voller Überzeugung sagen, daß hinter den meisten Krankheiten und zwischenmenschlichen Problemen Störungen des Energiekörpers stecken! Selbst wenn solche Störungen nicht die alleinige Ursache sind, so sind sie zumindest in vielen Fällen am Auftreten oder Fortbestehen des betreffenden Problems *maßgeblich beteiligt*.

Man fragt sich natürlich, *warum* der gestörte Energiekörper eine so große Bedeutung hat. Eine befriedigende Antwort im streng naturwissenschaftlichen Sinn kann ich leider nicht geben. Offenbar braucht unser Organismus eine frei fließende Lebensenergie, um gesund und in Harmonie mit seiner Umwelt zu „funktionieren". Den Patienten gegenüber vergleiche ich den Energiekörper gerne mit dem Betriebssystem eines Computers. Das ist natürlich nur eine Hypothese, die wissenschaftlich genauer untersucht werden müßte. Die Erforschung dieser Thematik möchte ich der Zukunft überlassen und ich beschränke mich an dieser Stelle auf das, was ich als praktisch tätiger Arzt gelernt habe: bei der Heilung vor allem auf den gesunden Menschenverstand, meine fünf Sinne und die Erfahrung zu vertrauen. Aus dieser pragmatischen Haltung heraus kann ich einfach feststellen, daß die Methode funktioniert!

[1] Unter dem feinstofflichen Energiekörper (engl. *subtle body*, ind. „Aura") versteht man ein für die normalen Sinne nicht wahrnehmbares Feld, das sich über die Grenzen des physischen Körpers hinaus erstreckt und nach uralter gnostischer Tradition mit der Lebensenergie identisch sein soll. Nähere Erklärungen folgen in späteren Kapiteln.

Meinen Patienten veranschauliche ich den Heilungsvorgang mit einem Bild: Der Patient stellt eine Pflanze dar, die Wasser und Licht zum Leben braucht. Genauso wie jede Pflanze gestört und krank wird, wenn man sie ins Dunkle stellt und nicht gießt, ergeht es dem Patienten mit seiner Lebensenergie. Jede unserer Körperzellen benötigt ebenso wie unsere Seele ein ausreichendes Maß an Lebensenergie, um gesund zu bleiben. Mancher Patient fragt: „Herr Doktor, können Sie mich wieder gesund machen?“ Aber der Heilungsprozeß hängt in seiner Essenz nicht von mir ab. Nicht ich als Therapeut bin der eigentliche Heiler, sondern die Selbstheilungskräfte des Patienten bewirken die Heilung. Diese demütige Haltung ist für mich kein Lippenbekenntnis, sondern meine tiefste Überzeugung. Der Therapeut ist – um im Bild zu bleiben – nur der gute Gärtner, der die Pflanze mit Licht und Wasser versorgt – die Heilung bewirkt „Mutter Natur“.

Vom Bild mit der Pflanze kann man auch noch eine andere Regel ableiten: daß nämlich eine zu sehr geschädigte Pflanze nicht mehr gesund werden wird. Das klingt sehr banal und zugleich brutal, ist aber dann eine notwendige und oft schmerzhafte Erkenntnis für den Patienten, wenn sein Krankheitsprozeß zu weit fortgeschritten ist. Man darf also nicht zu spät mit der Auflösung der Energieblockaden beginnen, weil sonst die Selbstheilungskräfte überfordert sind. In solchen Spätstadien braucht man dann stärkere „Waffen“, etwa in Form der viel geschmähten, aber oft unersetzlichen „Reparaturmedizin“, der starken chemischen Medikamente usw. Die Energiemedizin stößt somit bei fortgeschrittenen Krankheitsprozessen an ihre Grenzen. Manche Krankheiten haben auch noch andere Ursachen als Energiemangel – beispielsweise Infektionen. Man muß dann kausal vorgehen und den Erreger bekämpfen, was natürlich bei einem guten Energiesystem viel besser gelingt. Die Harmonisierung des Energiekörpers stellt deshalb sehr oft eine vernünftige Begleittherapie dar.[2]

Ein anderer wichtiger Gesichtspunkt betrifft die *ganzheitliche Wirkung* der Lebensenergie. Sie beeinflußt sowohl unseren Körper wie unsere Seele. Eine harmonische, frei fließende Lebensenergie stellt deshalb die wichtigste Grundlage unserer leiblich-seelischen Harmonie dar. Wir fühlen uns seelisch gut, sind motiviert und interessiert an der Welt, wollen uns verwirklichen und etwas unternehmen, wenn unsere Lebensenergie frei fließt; genauso sind wir in der Regel *körperlich* gesund und bleiben es auch, wenn die Lebensenergie harmonisch fließt. Das geflügelte (lateinische) Wort *mens sana in corpore sano* – „eine gesunde Seele (wohnt) in einem gesunden Körper“ – sollte deshalb wie folgt ergänzt werden: „Eine gesunde Seele in einem

[2] In vielen englischen Krankenhäusern sind *spiritual healers* gern gesehene Ko-Therapeuten, die das Energiefeld des Patienten harmonisieren und dadurch die Selbstheilungskräfte anregen.

gesunden Körper – dank gesunder Lebensenergie". Auf diesem Zusammenhang beruht auch die Namensgebung[3] „Psychosomatische Energetik": Sie vereint in sich die drei Teile oder Dimensionen des Menschen, nämlich Psyche = Seele, Soma = Körper und Energie = geistartige Lebensenergie). Weil die Lebensenergie den *ganzen* Menschen beeinflußt, sind alle diejenigen Heilungsmethoden, die bei der Lebensenergie ansetzen, ganzheitlich auf Körper *und* Seele gerichtet.

Damit möchte ich auf das Herzstück der Psychosomatischen Energetik zu sprechen kommen. Es handelt sich um das Ans-Licht-Bringen unbewußter Konflikte, die als die wichtigste Ursache von Energiemangel angesehen werden können. Natürlich gibt es noch andere Ursachen, aber die Konflikte sind unsere schlimmsten „Energieräuber". Jeder Mensch hat solche Konflikte, weshalb ich zu Recht von „unseren" Energieräubern sprechen kann. Natürlich rauben Konflikte uns nicht ständig große Mengen an Energie, sondern sehr oft nur kleine Mengen, so daß wir im Normalfall kaum etwas von ihrer Existenz bemerken. Erschwerend kommt hinzu, daß die Konflikte deshalb kaum entdeckt werden können, weil sie so gut wie immer im Nichtsprachlichen und deshalb völlig Unbewußten angesiedelt sind. Die meisten Menschen spüren nichts von ihren Konflikten, obwohl sie ständig mehr oder minder stark von ihnen geschwächt und auf Dauer krank gemacht werden.

Denn Konflikte machen auf Dauer immer krankheitsanfällig, verursachen unterschwellige Störungen und sehr häufig Krankheiten. Mit der Psychosomatischen Energetik können wir also eine äußerst wertvolle Vorbeugung betreiben, indem wir Menschen aus der Tiefe heraus harmonisieren und in ihre Mitte bringen. Dabei verschwinden viele Krankheiten, und selbst wenn Krankheiten nicht immer geheilt werden, so werden doch wichtige Therapieblockaden aus dem Weg geräumt, so daß andere Heilungsmethoden erst richtig greifen können. Konflikte aufzulösen stellt deshalb ein äußerst lohnenswertes Therapieziel dar, das in seiner tiefgreifenden Wirkung mit keiner anderen Vorgehensweise vergleichbar ist.

Eine noch tiefere Bedeutung, die ins zutiefst Menschliche und Spirituelle hineinreicht, hat die therapeutische Beschäftigung mit dem *größten* der Konflikte, dem so genannten „Zentralkonflikt". Der Zentralkonflikt prägt auf zentrale Weise unseren Charakter und unser Verhalten, da er den größten seelischen „Schatten" darstellt, den wir haben. Was nämlich auf der seelischen Ebene am dunkelsten und am meisten verdrängt ist, beeinflußt uns zugleich am stärksten. Wenn wir also ein unglück-

[3] Synonym wird oft von „Energiecheck", „Psychoenergetik" und „Energietherapie" gesprochen. Viele Patienten bezeichnen das Testsystem der Psychosomatischen Energetik als „Energiecheck" – ein Begriff, den ursprünglich meine Frau geprägt hat. Geprüfte Anwender der Psychosomatischen Energetik heißen „zertifizierte Energietherapeuten" und bekommen ein Diplom. Voraussetzung dafür sind der Besuch des Basis- und des Fortgeschrittenenkurses sowie eines einwöchigen Intensivseminars und schließlich das Bestehen einer schriftlichen und mündlichen Prüfung (Stand 2003).

liches und fremdbestimmtes Leben führen, ist häufig der Zentralkonflikt die eigentliche Ursache. Man wird an eine Marionette erinnert, die willenlos an den Fäden des Zentralkonflikts zappelt. Der Zentralkonflikt zeigt seine zerstörerische Wesensart natürlich nicht nur durch die oft subtile Manipulation des Verhaltens, sondern ganz direkt erfahrbar auch durch Krankheiten.

Seit Urzeiten werden Heilung und Selbsterkenntnis als verwandte Prozesse angesehen. Wer sich selbst erkennt, soll demnach seelisch wachsen und gesünder werden. Im Prinzip ist diese Idee völlig richtig, nur hat sie in der Praxis einen großen Haken – weil die Konflikte in der Regel unbewußt sind und weil darüber hinaus auch die Bewußtwerdung des Konflikts selbst ein Problem darstellt. An diesem Punkt unterscheidet sich die Psychosomatische Energetik ganz erheblich von anderen Verfahren. Der erste Schritt zur Heilung soll etwa laut *Psychoanalyse* durch die Bewußtwerdung des Konflikts erfolgen – die meisten Patienten verlieren ihre Konflikte aber *nicht*, obwohl sie ihnen bewußt geworden sind. Im Gegenteil gewinnt man als Arzt oft den Eindruck, daß Konflikte sogar wachsen und verstärkt werden, wenn man sich intensiv mit ihnen beschäftigt.

Andere psychologische Methoden stärken das Ich des Patienten (*positives Denken, unterstützende Psychotherapie* u. a.) oder sie bekräftigen seine positiven Handlungen (*Verhaltenstherapie*). Ebensowenig jedoch, wie man Schmutz wirklich beseitigt, indem man Tünche darüber streicht, so wenig verschwinden auch Konflikte nur durch positiven Zuspruch. Wieder andere Methoden wollen das familiäre Umfeld klären (*Familientherapie*) oder das tiefe Unbewußte in die richtige Bahn lenken (*Hypnose, Meditation*). Das klingt alles sehr vernünftig und begeistert im ersten Moment sowohl den Therapeuten wie seinen Patienten, wirkt aber in den seltensten Fällen dauerhaft. Im Gegenteil, es kann sogar noch schlimmer werden: Denn selbst wenn Menschen sich nach manchen Therapien gesund fühlen, sind ihre Konflikte doch keineswegs verschwunden und ticken wie eine Zeitbombe im Untergrund weiter.

Betrachtet man sie gemäß dem Bibelspruch „An ihren Früchten sollt ihr sie erkennen“, dann sind so gut wie alle gängigen Therapieverfahren mit der Heilung großer Konflikte überfordert und versagen sehr häufig. Ich spreche aus langjähriger Erfahrung mit unzähligen Patienten, die alles mögliche ausprobiert hatten, bevor sie mich konsultierten. So gut wie nichts hat ihnen wirklich entscheidend weitergeholfen! Alle bisher bekannten Therapien kranken nach meiner Erfahrung an der Unfähigkeit, den Konflikt vollständig zu erkennen oder gar richtig zu heilen!

Eine Ausnahme bilden stark transformierende Therapien mit tief spirituellem Charakter, der dem entspricht, was in der Bibel als „Läuterung“ und in heutiger Sprache als „tiefe Persönlichkeitswandlung“ bezeichnet wird. Die Menschen ändern sich in solchen Fällen (die willkürlich schwer herstellbar sind und therapeutisch deshalb keinen allgemeingültigen Wert besitzen) im Kern ihres Wesens und erscheinen danach als verwandelte Menschen. Das ist aber, wie gesagt, sehr selten der Fall. Eine andere kleine Gruppe setzt sich aus solchen Menschen zusammen, die viel an sich selbst und an ihren unbewußten Problemen gearbeitet haben.

Solch eine Arbeit an der eigenen Persönlichkeit erfordert übrigens – entgegen dem landläufigen Vorurteil – keineswegs zwingend eine teure Psychotherapie, sondern nur den Mut, sich den eigenen Schattenseiten zu stellen und sie zu überwinden. Die Hilfe eines versierten Therapeuten stellt natürlich eine gute Hilfe dar, weil man nicht nur ab und zu Trost braucht, sondern auch einen Helfer im Dschungel des Unbewußten. Betonen möchte ich aber nochmals, daß mir die heute allgegenwärtige Glorifizierung der Psychotherapie und anderer Therapieformen – etwa der Meditation – übertrieben und meist ungerechtfertigt erscheint.

Als Autor gerate ich an dieser Stelle in eine vertrackte Situation: Ein Therapeut (der ich ja auch bin) sollte es aus vielerlei Gründen unterlassen, andere Therapien „schlechtzumachen“ und seine eigene als die beste anzupreisen. Man ist geneigt, einem solchen Menschen unlautere Motive zu unterstellen. Ich muß dieses Wagnis trotzdem eingehen, einfach weil ich mich der Wahrhaftigkeit und der bestmöglichen Therapie verpflichtet fühle. Es gibt weitere Gründe, die ich anführen kann: Andere Methoden scheinen mir den Konflikt deshalb nicht heilen zu können, weil sie ihn nicht erkennen und erst recht nicht im Energetischen löschen. Was da passiert, kann ich mit einem Beispiel erklären: Niemand wundert sich, wenn ein Syphiliskranker krank bleibt, weil seine Lues-Spirochäten nicht abgetötet werden – erst das richtige Medikament läßt die Krankheit abheilen. Genau das gleiche scheint beim Konflikt der Fall zu sein: Man muß ihn im Energetischen löschen, damit er dauerhaft abheilt und verschwindet.

Die großartigen und dauerhaften Heilungen, die solche Therapeuten tagtäglich in ihrer Praxis erleben, die mit der Psychosomatischen Energetik arbeiten, sprechen für die Richtigkeit dieses Ansatzes.

Konflikte müssen energetisch gelöscht werden, damit die damit zusammenhängenden Energieblockaden verschwinden, die seelischen Verzerrungen aufhören und die Lebensenergie wieder voll fließt.

Die Psychosomatische Energetik wird dadurch zu einem unverzichtbaren Hauptwerkzeug in der Therapie, weil im Grunde jeder Patient von einem solchen Vorgehen profitiert. In vielen Fällen sind die Selbstheilungskräfte so stark, daß bereits mit Anwendung der Psychosomatischen Energetik die Heilung einsetzt. Gelegentlich braucht man zusätzlich andere Methoden, nämlich dann, wenn die Selbstheilungskräfte nicht mehr ausreichen, weil die Krankheit bereits zu weit fortgeschritten ist. Das gilt nicht nur für körperliche Krankheiten, sondern auch für seelische und soziale Störungen. (Im Therapieteil komme ich darauf zurück.)

Hinweisen möchte ich auch auf den wichtigen Punkt, daß viele Heilverfahren stärker und schneller wirken, wenn man zusätzlich die Psychosomatische Energetik anwendet. Das gilt für Massagen, Chirotherapie und Neuraltherapie bis hin zu Psychotherapien. Der Patient ist entspannter, seelisch offener und reagiert leichter, wenn seine Energieblockaden beseitigt worden sind. Psychotherapeuten kommen schneller „auf den Punkt", und der Patient durchschaut viel leichter seine negativen Muster, weil er wieder das Gute und Lebensbejahende in sich spürt. Bei sozialen Störungen werden Menschen entweder kompromißbereiter, wenn eine gedeihliche Lösung möglich ist, oder im Gegenteil energischer und kompromißloser, wenn es sich um selbstzerstörerische Prozesse handelt. So wird ein Schüler in der Regel sein provokantes und unkooperatives Verhalten verlieren, wenn man seine Konflikte auflöst. Eine „gemobbte" Sekretärin oder eine geschlagene Ehefrau dagegen wird ihrer entwürdigenden Situation energischer ein Ende machen.

Kapitel 1

Geschichte der Psychosomatischen Energetik

Was bringt den Doktor um sein Brot?
a) Die Gesundheit, b) der Tod.
Drum hält der Arzt, auf daß er lebe,
uns zwischen beiden in der Schwebe.

Eugen Roth[4]

Eine so komplexe Methode wie die Psychosomatische Energetik versteht man leichter, wenn man ihre geschichtlichen Wurzeln kennt. Deshalb möchte ich die Geschichte dieser Methode erzählen, die ich erstmals im Herbst 1997 bei der „Medizinischen Woche Baden-Baden" öffentlich vorgestellt habe. Ein Jahr später erschien die erste Fassung meines Buchs *Psychosomatische Energetik*; das Reba-Testgerät zur Messung der Energie-Ebenen und die Emotional- und Chakramittel kamen auf den Markt. In wenigen Jahren hat sich die Methode in über 20 Ländern und bei Hunderten von Therapeuten als wertvolle Standardmethode etabliert. Das schönste Kompliment, das mir als dem Inaugurator der Methode gemacht wird, höre ich in unterschiedlichen Varianten immer wieder, nämlich daß die Kollegen sich ein Arbeiten ohne diese Methode überhaupt nicht mehr vorstellen können.

Die Geschichte der Psychosomatischen Energetik begann bereits lange vor dem Herbst 1997. Sie reicht über dreißig Jahre zurück in meine Sturm-und-Drang-Jahre, als ich mich wie viele junge Leute in den sechziger Jahren mit asiatischen Religionen beschäftigte. Ich las damals bei dem deutschen Lama Anagarika Govinda über die

[4] Die spöttische Bemerkung von Eugen Roth trifft nach meinen Erfahrungen auf die Psychosomatische Energetik nicht zu, oder zumindest nur für das halbe bis maximal eine Jahr, bis der Patient die meisten seiner Konflikte „geschlachtet" hat. Danach ist der Patient geheilt und sieht keinen Grund mehr, einen Therapeuten aufzusuchen. „Seit ich Ihre Methode anwende, ist mein Wartezimmer leer", klagen immer wieder mit ironischem Unterton manche Kollegen, wobei sie mir voller Freude mitteilen, daß ihre fernbleibenden Patienten alle gesund geworden seien. Das scheint auf den ersten Blick eine ganz fatale Situation zu sein, wenn man an Eugen Roths Bemerkung denkt. Trotzdem brauchen solche Kollegen keine Existenzsorgen zu haben. Wer die Psychosomatische Energetik in solider Weise anwendet, kann nach meiner Erfahrung niemals arbeitslos werden, einfach weil es zu viele energetisch kranke Menschen gibt, die seine Hilfe brauchen.

Chakren und die Aura, muß aber heute selbstkritisch eingestehen, daß ich nur abstrakt verstanden habe, worüber da geschrieben wurde. Immerhin wurde dadurch der Keim für spätere Gedanken gelegt, und ich habe mich zeitlebens für Mystik, Religion, Philosophie und Psychologie interessiert, so daß ich mit der Zeit ein breites Wissen angesammelt habe.

Besonders interessierten mich in meiner Jugend Wilhelm Reich, der die Lebensenergie „Orgon" nannte und alle menschlichen Probleme auf eine gestörte Lebensenergie zurückführte, sowie der mystische Buddhismus, der den Menschen in einen evolutionären Wachstumsprozeß des Bewußtseins eingebunden sieht. Beide Theorien finden sich in der Psychosomatischen Energetik wieder und tauchen in meinem 2002 erschienenen Grundlagenbuch *Durch Energieheilung zu neuem Leben* als Leitgedanken auf. Ich habe lange darüber nachgedacht, warum ich Zeit meines Lebens gewissen Grundideen gefolgt bin, die mein Leben dermaßen geprägt und inspiriert haben. Im Lauf der Jahre haben mich eigene spirituelle Erfahrungen (bestärkt durch die Hinweise besonders medialer Menschen) zu der Überzeugung kommen lassen, daß Vorerfahrungen aus früheren Leben bei solchen Grundideen aller Wahrscheinlichkeit nach eine große Rolle spielen.

Meiner Einschätzung nach werden die meisten Therapeuten ebenso wie ich von solchen prägenden Vorerfahrungen geleitet. Sehr viele Therapeuten haben nur noch nicht durchschaut oder ahnen nur in vagen Umrissen, daß sie aus einer geistigen Bestimmung heraus handeln, die mit Vorerfahrungen aus früheren Leben zu tun hat. Ich möchte deshalb den Leser ermuntern, sich aus diesem distanzierten Blickwinkel heraus selbst zu beobachten und zu ergründen, was sich hinter den eigenen Handlungen an unbewußter Dynamik bei ihm abspielt. Denn wenn wir unsere wahre Bestimmung zu durchschauen beginnen, können wir viel klarer unseren eigentlichen Auftrag ausführen und unsere eigentliche Lebensaufgabe wahrnehmen.

An dieser Stelle möchte ich auf eine weitere Dimension der geistigen Führung hinweisen, die mit dem Patienten und dessen Suche nach einem geeigneten Therapeuten zu tun hat. Ebenso wie nach einer Redensart jeder Therapeut die Patienten bekommt, die er verdient, so zieht ein verändertes Bewußtsein und feineres Gewahrsein beim Therapeuten ganz andere Patienten an. Zunehmend begegnen meine Frau und ich ungewöhnlich hochschwingenden Patienten, deren Sensibilität eine besondere Behutsamkeit und viel Geschick erfordert, ebenso wie wir zunehmend besonders schwierige medizinische Fälle anzuziehen scheinen – alles Fälle, die wir früher in unserer Praxis in dieser Häufung nicht beobachtet haben. Für mein Empfinden steigt die Zahl solcher hilfesuchender Menschen dramatisch an, ebenso wie immer höherschwingende Kinder geboren werden. Solchen hochsensiblen Menschen kann man nach meiner Erfahrung nur durch sehr behutsame, hochwirksame Methoden (wie mit der Psychosomatischen Energetik) helfen. Die eigentliche Geschichte der Psychosomatischen Energetik begann damit, daß ich mich als junger Arzt mit Radiästhesie[5] und Radionik[6] beschäftigte. Mittels Pendel und radionischer Tabellen habe ich jahrelang private Feldstudien betrieben und die verschiedenen *Aura-Ebenen*[7] ausgetestet. Wenn ich beispielsweise bei Ehestreitigkeiten fortwährend die eigene Aura und die meiner damaligen Frau testete, konnte ich die Gesetzmäßigkeiten erkennen, die bei Streitereien eine Rolle spielen: Der Gewinner eines Streits hat danach höhere Energiewerte auf der Vital- und Emotionalebene, während der Verlierer schlechtere Werte hat. Bei Patienten, die einen Ehestreit hinter sich hatten, konnte ich diese Regel später bestätigen, und sie scheint universelle Gültigkeit zu besitzen. Warum kommt es also – nach der psychoenergetischen Betrachtungsweise – überhaupt zu Streitigkeiten? Weil Menschen frustriert sind und selbst zu wenig Energie haben, einem anderen Energie wegnehmen wollen und deshalb Streit anfangen.

[5] Radiästhesie bedeutet die Wahrnehmung (griech. *aisthesis*) unsichtbarer Strahlen (lat. *radius*) mittels Pendel, Wünschelrute usw., um Wasseradern und dergl. (sog. „Erdstrahlen") aufzuspüren. Zeugnisse der Radiästhesie finden sich in allen Hochkulturen. Viele Kultplätze wurden an Orten errichtet, die durch radiästhetische Verfahren entdeckt und genauestens vermessen worden waren (an sog. „Kraftplätzen"). Bereits in der Antike war übrigens auch bekannt, wie unsicher die Ergebnisse der Radiästhesie im Einzelfall sein können und mit welchen Vorbehalten man sie daher anwenden sollte. Paracelsus nannte sie deshalb eine *ars incerta* (eine unsichere Kunst). Moderne Kritiker übersehen die Unsicherheit der Radiästhesie gerne und verweisen alle solchen Verfahren pauschal ins Reich des Aberglaubens, als wären sie die Ersten, die das jemals entdeckt hätten. Dabei war man sich meines Erachtens bereits im Altertum der Grenzen der Radiästhesie bewußt, konnte jedoch viel souveräner als heutzutage mit solchen Schwächen der Methode umgehen. Radiästhetische Verfahren sind nämlich durchaus nicht nur ausschließlich subjektiv, sondern haben für den Kundigen einen erstaunlich hohen Grad an Zuverlässigkeit. Auf die Objektivierbarkeit solcher Verfahren komme ich später genauer zu sprechen.

[6] Vom amerikanischen Neurologen Albert Abrams erstmals 1916 entdeckte Sonderform der Radiästhesie, die es möglich macht, mittels einer einfachen Schwingungsapparatur (eines simplen Potentiometers), Krankheitsproben in Fläschchen und mittels der Perkussion Krankheiten und deren präzisen Ausprägungsgrad zu erkennen. Abrams fiel erstmals bei der klinischen Untersuchung eines Lungenkranken auf, daß der Klopfschall von der Himmelsrichtung abhängig war, in die der Kranke blickte. Später erkannte Abrams, daß Arzneimittelproben und Laborfläschchen mit Krankheitserregern ebenfalls reproduzierbare Veränderungen des Klopfschalls hervorriefen. Daraus entwickelte Abrams eine subtile und logisch aufgebaute Diagnosemethode. Es handelt sich um eine feinstoffliche Schwingungsdiagnostik mittels naturwissenschaftlich unbekannter physikalischer Vorgänge, die bereits zu Lebzeiten von Abrams unter Fachkollegen als außerordentlich umstritten galt. Die Radionik wurde in den USA verfemt und später vor allem in England durch David Tansley und Bruce Copen populär. Heute wird sie häufig zur Ferndiagnose und -heilung eingesetzt, indem ein Blutstropfen, Haarprobe o.ä. des Patienten mit einem radionischen Apparat und dem Pendel auf seine Schwingungsraten hin untersucht und danach mit Heilungsschwingungen harmonisiert wird (Fernheilung).

[7] Der feinstoffliche Körper (Aura) wird nach der indischen Yogalehre, dem tibetanischen Tantra, der Anthroposophie Rudolf Steiners usw. traditionell in verschiedene Körper oder Ebenen eingeteilt. Im vorliegenden Buch beziehe ich mich auf die einfachste Einteilung der vier wichtigsten Ebenen, die allen genannten Systemen zugrundeliegt. Die Vitalebene (synonym „Vitalkörper") als niedrigstschwingender Bereich entspricht am unmittelbarsten der reinen Lebensenergie und zeigt sich in ihrer Ausprägung durch das Empfinden der eigenen Fitneß – je fitter man sich fühlt, umso besser steht es in der Regel um die eigene Vitalenergie. Die Emotionalebene (synonym „Emotionalkörper") drückt die gefühlsmäßige Gestimmtheit aus, und je wohler man sich emotional fühlt, desto höhere „Ladungen" (im Sinne der energetischen Aufladung) hat der Emotionalkörper. Der Mentalbereich (synonym „Mentalkörper") entspricht dem Alltagsbewußtsein – dem Ich-Gefühl. Der Kausalbereich (synonym „Kausalkörper") als höchster Schwingungskörper korrespondiert mit dem tiefen Unbewußten – spürbar an den feineren seelischen Qualitäten wie Sensibilität, Empathie usw. (Nähere Beschreibungen dazu s. spätere Kapitel.)

Die wesentlichen Grundideen der Psychosomatischen Energetik entwickelte ich bereits um das Jahr 1980, als ich an zahlreichen Patienten die Aura radiästhetisch bestimmte, ebenso wie das der englische Sensitive David Tansley getan und in seinen Büchern beschrieben hat. Ich lernte dadurch, daß beispielsweise Krebskranke sehr niedrige Vital- und Emotionalwerte haben und in kurzer Zeit bessere Werte bekommen, wenn sie ihre Erdstrahlenbelastung beseitigen. Es geht ihnen dadurch in wenigen Wochen wesentlich besser, und die Quote von Rezidiven und Metastasierungen sinkt deutlich. Ich begriff sehr bald das wichtigste Gesetz der Psychosomatischen Energetik:

Grundgesetz der Psychosomatischen Energetik:

- **Hohe Vital- und Emotionalwerte korrespondieren mit Gesundheit und Heilung und**
- **niedrige Werte korrespondieren mit Krankheitsanfälligkeit und führen schließlich zu Krankheit.**

Mein Bestreben war und ist es, bei meinen Patienten möglichst hohe Vital- und Emotionalwerte zu erreichen. Jahrelang habe ich geprüft, was die Vital- und Emotionalwerte ansteigen und auf Dauer hoch bleiben läßt. Natürlich spielen ein gesunder Lebensstil und ein frohes Gemüt dabei eine wichtige Rolle, aber ebenso wichtig erschien mir ein unbekannter Faktor X, der im Verborgenen wirkte und mit dem Emotionalen zu tun zu haben schien. Denn immer wieder kam es bei mir und meinen Patienten zu einem unerklärlichen Absinken der Emotionalwerte, einhergehend mit schlechter Stimmung.

Jahrelang habe ich solche niedrigen Emotionalwerte mit den Blütenessenzen des englischen Arztes Edward Bach sowie mit homöopathischen Hochpotenzen behandelt. Dabei konnte ich beobachten, daß der positive Effekt ganz selten von Dauer war, vielmehr zu einem „Drehtür-Effekt" wurde – ein typisches Merkmal jeder ungenügenden Therapie. Mir selbst und meinen Patienten ging es einige Wochen lang besser, bis die Emotionalwerte wieder absanken und der schlechte Zustand zurückkehrte. Zahlreiche Kollegen haben mir solche Erfahrungen bestätigt, so daß ihnen wahrscheinlich eine allgemeine Gültigkeit zukommt: Weder mit Einzelmittel-Homöopathie noch mit Bach-Blütenessenzen kann man dauerhafte Heilung des Emotionalkörpers erzielen.

Mit der Zeit benutzte ich immer höhere homöopathische Potenzen und machte die erstaunliche Entdeckung, daß sich am Drehtür-Effekt nichts änderte, nur daß die

Abstände (bis zum Umdrehen oder Umschlagen der Wirkung) länger wurden als zuvor. Aber den entscheidenden Schlüssel für *dauerhafte* Heilung hatte ich noch nicht gefunden. Da kam mir der „Zufall" zu Hilfe: Mehrere Energietests[8] bei mir selbst und bei Patienten führten mich kurz hintereinander zu immer denselben Homöopathika und Potenzebenen. Hinter dieser Häufung schien eine Gesetzmäßigkeit verborgen zu sein, die dem unbekannten Faktor X entsprach – der geheimen Ursache, warum die Heilung nicht von Dauer war.

Mit der Zeit „sammelte" ich (in wiederholten Tests) bei denselben Patienten verschiedene Homöopathika, die einander auffallend ähnlich waren. Wie ein Strauß von Wiesenblumen, die alle von derselben Wiese stammen, stellten die gefundenen Homöopathika offenbar unterschiedliche Facetten des Faktors X dar. Diese Gruppen von homöopathischen Mitteln kamen mit konstanter Regelmäßigkeit bei bestimmten Patienten vor und sprachen dort als Komplexmittel im Energietest positiv an. Eine andere Gemeinsamkeit dieser homöopathischen Komplexe bestand in ähnlichen Geistes- und Gemütssymptomen, etwa „Jähzorn" bei Hepar sulfuris, „zornige Wut" bei Lycopodium, „zerstörende Impulse" bei Tarantula und „gereizte Stimmung, leicht auffahrend, ärgerlich" bei Sulfur – lauter Symptome unterdrückten Zorns. Offenbar gaben die gefundenen Homöopathika unterschiedliche Gefühlsfacetten eines Grundgefühls wieder – im Fall des geschilderten Komplexes das Gefühl von zerstörerischer Wut und unterdrücktem Zorn. Dieser Komplex entspricht übrigens dem später von mir so getauften „Emotionalmittel Nr. 9".

Möglicherweise also waren unterdrückte Gefühle die wahre Ursache des Drehtür-Effekts. Den Beweis wollte ich damit antreten, daß ich den unterdrückten Zorn mit einer Mischung aller vier genannten Homöopathika behandelte, die zu einer stabilen Stimmungslage und zu dauerhafter Heilung führen sollte. Allerdings funktionierte der erste Versuch mit dieser homöopathischen Mischung nicht in der erhofften Weise. Irgend etwas mußte noch fehlen, und die Lösung des Rätsels fand ich darin, daß es um die Gesamtstimmung ging: Die richtige Potenzhöhe war der entscheidende Schlüssel zum Erfolg. Man mußte die vier Homöopathika nur in unterschiedlichen Potenzhöhen verabreichen, um Erfolg zu haben.

[8] Energietests werden im Rahmen der sogenannten „Energiemedizin" durchgeführt, ein mittlerweile gebräuchlicher Sammelbegriff, unter dem verschiedene Alternativverfahren zusammengefaßt werden, mit denen man nähere Informationen über den feinstofflichen Energiekörper und dessen Störungen bekommen kann. Grundidee aller solchen Verfahren ist die Erfahrung, daß Krankheiten auf einer subtileren Ebene etwas mit feinstofflicher Disharmonie, gestörter Regulation und falschen Informationen zu tun haben. Typische Energietests bieten Radiästhesie, Radionik, Kinesiologie (und mit Einschränkung auch Psychokinesiologie), Elektroakupunktur n. Voll, Mora, Bioresonanz, BFD, Prognos, Aurikulo-kardialer Reflex nach Noger (RAC), Vega-Test n. Helmut Schimmel (VRT) oder auch die Psychosomatische Energetik mit dem Reba-Testgerät, die in diesem Buch vorgestellt wird.

Dabei stellte sich heraus, daß unterschiedliche Potenzhöhen jeweils andere Wirkungen haben:

- D21 – entspricht der Urtinktur[9] und wirkt als Universalschlüssel, indem es latent alle Potenzhöhen enthält (ganz tiefe bis ganz hohe). In der Musik spricht man vom Grundakkord, der durch diese Potenzhöhe vermittelt wird. Das D21-Mittel im Komplex der Emotionalmittel ist das wichtigste, dominierende Mittel;
- C800 – wirkt auf die untere Emotionalebene (entspricht der emotionalen Ladung des Konflikts);
- LM 16 – wirkt auf die untere und mittlere Kausalebene (wo der Konflikt seine instinkthafte, automatisierte Verankerung hat);
- LM 18 – wirkt auf die obere Kausalebene (entspricht den tief verwurzelten Glaubenssätzen der Psychokinesiologie, wirkt ähnlich wie LM 16, aber tiefgreifender).

Hinter dieser Erkenntnis scheint ein allgemeingültiges Gesetz zu liegen: Homöopathische Potenzhöhen können mit unterschiedlichen Frequenzen verglichen werden. Wie bei einem Radio mit seinem Frequenzband entspricht jede Potenz einem anderen Sender. Bezogen auf die Energie-Ebenen des Menschen hat sich nach meinen Forschungen herausgestellt, daß jede Potenz einem bestimmten Bereich der Aura zugeordnet ist (s. Abbildung unten):

Aura-Ebenen und die jeweils zugehörige homöopathische Potenzhöhe

(Handskizze des Autors)

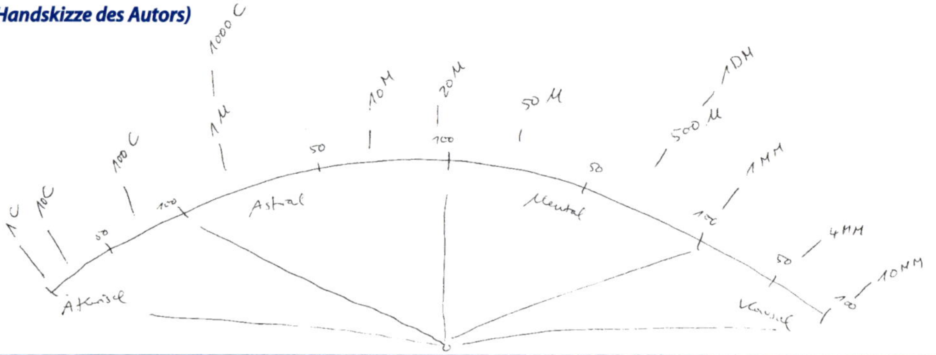

---

[9] In der Homöopathie benutzt man die unpotenzierte, homöopathisch noch unbehandelte Urtinktur – in der Regel eine annähernde 1:10-Verdünnung eines Ausgangsstoffes – als ersten Schritt der nachfolgenden Potenzierung (der Verschüttelung oder „Dynamisierung“ nach Hahnemann). Gebräuchlich sind die Dezimalpotenzen (1:10 verdünnt, als D1, D2 usw. bezeichnet), die Centesimalpotenzen (1:100, als C1, C2 usw. bezeichnet) sowie die LM-Potenzen (mit der Verdünnung von 1:50.000). Das Entscheidende bei der Homöopathie ist aber nicht die Verdünnung (über die sich wegen der abstrus anmutenden Verdünnungshöhen materialistisch orientierte Kritiker häufig mokieren), sondern die Informationsübertragung und -verstärkung durch den Vorgang der Potenzierung. Homöopathie kann als eine Informationsmedizin aufgefaßt werden. Zum Vergleich: Entscheidend bei Informationsübertragung im Bereich der Presse ist nicht, ob man einer Person 1 oder 1000 Zeitungen der gleichen Ausgabe zum Lesen gibt, sondern das *Ankommen* der Information beim Empfänger (ob er die Information versteht und verarbeiten kann).

Bereits Samuel Hahnemann, der Begründer der Homöopathie, hat erkannt, daß niedrige Potenzen unterhalb von D6 überwiegend den grobstofflichen Körper ansprechen, während höhere Potenzen (oberhalb von D30) das Geistige beeinflussen. Der Mensch besteht nun aber aus Körper und Geist, und jede Krankheit führt – in unterschiedlicher Gewichtung – zu einer Beeinträchtigung *beider* Ebenen. Konsequenterweise sollte man deshalb hohe und tiefe Potenzen geben, um eine Wirkung auf die gesamte Persönlichkeit des Patienten zu erzielen. Für die Praxis möchte ich deshalb vorab den Rat geben, homöopathische Komplexmittel, die tiefe Potenzen enthalten, mit hohen Potenzen eines gut gewählten Einzelmittels zu kombinieren – das erhöht die Erfolgsquote gegenüber der traditionellen Einzelmittel-Homöopathie wesentlich. Die tiefen Potenzen – symptomatisch verordnet – wirken als Entgiftung und Stoffwechselanregung (verbessern das Milieu), während die gut gewählte Hochpotenz das Feinstoffliche (und Geistartige) umstimmt. Ich habe während vieler Praxisjahre mit diesem Vorgehen zufriedenstellende bis phantastische Erfolge erzielt. Bei meiner Arbeit habe ich mich an so herausragenden Kollegen wie dem Wiener Arzt Erwin Schramm (Begründer der Neobioelektronischen Funktionsdiagnostik) und dem Zahnarzt und Arzt Helmut W. Schimmel (Begründer des Vega-Tests) orientiert. Zwar haben sich diese mit ihren Neuentwicklungen zweifellos

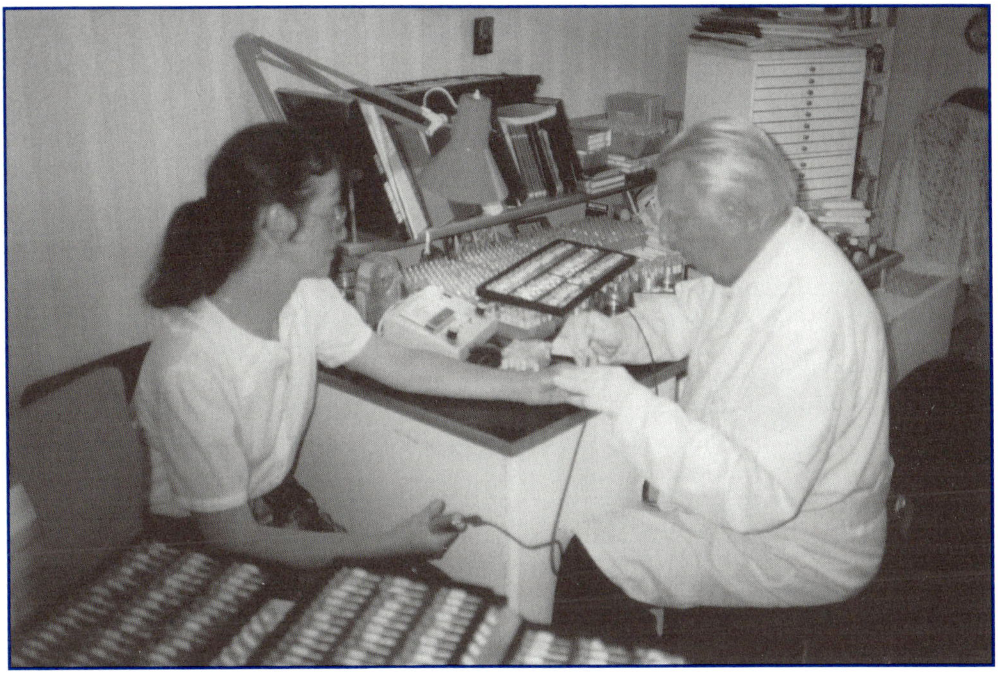

Erwin Schramm beim Testen in seiner Wiener Ordination (1994)

große Verdienste erworben, aber nach meinen Erfahrungen führt erst die Behandlung der Konflikte und der Chakrablockaden zu einer wesentlich verbesserten biologischen Therapie (davon später mehr).

Ich möchte nun näher erklären, wie ich den seelischen Konflikt entdeckt habe. Im Grunde war es weitgehend eine Zufallsentdeckung, bei der es lange dauerte, bis mir dämmerte, wie wichtig sie war. Ich habe deshalb Verständnis, wenn sich auch der Leser schwer tut, die ganze Dimension des Problems auf Anhieb zu begreifen. Mit einigem Nachdenken ist das Problem aber zu durchschauen – man muß sich nur die Tatsachen genau ansehen. Der mysteriöse Faktor X, der als tiefsitzende und schwer aufspürbare Blockade die Heilung des Patienten vereitelt, kann durch die Verabreichung eines homöopathischen Cocktails geheilt werden, wenn zwei Bedingungen erfüllt sind:

1. Die Mischung muß lauter Homöopathika mit ähnlichen Emotionalsymptomen enthalten, wie ich das am Beispiel des Emotionalmittels Nr. 9 („Wut, Explodieren") bereits gezeigt habe. Offenbar hat man es also beim Faktor X mit einem emotionalen Konflikt zu tun, der unterschiedliche Gefühlsfacetten enthält, die durch die unterschiedlichen Homöopathika angesprochen werden. Es gibt im Unbewußten des Patienten offenbar nicht nur Wut, sondern ein Gemisch mit Beimengungen von Zorn, Ärger, Frustration, dem Gefühl des Explodierens und so fort. Man muß deshalb alle diese Gefühlsfacetten ansprechen, um den vollen Erfolg zu haben und den Konflikt anschließend vollständig aufzulösen!
2. Die Mischung muß unterschiedliche Potenzhöhen enthalten, die die körperliche und die geistige Ebene ansprechen. Insbesondere sind nach meinen Untersuchungen Obertöne in Form von Höchstpotenzen das wesentliche Heilmittel, wobei diese Obertöne erst durch die richtige Mischung zustande kommen – vergleichbar den Oberton-Gesängen eines Chors. Zusätzlich zu den tatsächlichen Potenzen enthalten die Emotionalmittel deshalb Höchstpotenzen, die von Sensitiven[10] als „ganz hohe Schwingung" beschrieben werden.

Man sollte den Faktor X demnach statt mit einem einzigen „Feind" mit einer ganzen „Armee" vergleichen, die unterschiedlichste Standorte besetzt hält. Die Armee wäre

[10] Der österreichische Chemiker (und Erfinder des Paraffins und Kerosins) Freiherr Carl Ludwig von Reichenbach prägte um 1830 erstmals den Begriff des „Sensitiven", der nach seinen Erfahrungen von Geburt an besonders hochempfindlich für feinstoffliche Schwingungen der Lebensenergie sein soll (die Lebensenergie bezeichnet von Reichenbach übrigens als „Od"). Sensitive bevorzugen nach von Reichenbach häufig die Kleiderfarbe Blau, weil es ihr überreiztes Nervensystem beruhigt, und können die Lebenskraft im Dunkeln leuchten sehen. Von Reichenbach erwähnt zahlreiche weitere Merkmale des Sensitiven, etwa den Wunsch nach stiller Natur, die überstarke Phantasietätigkeit und so fort. Nach meinen Untersuchungen sind Sensitive an besonders hohen Kausalwerten (über 80 Prozent) zu erkennen und haben häufig – wie bereits von Reichenbach festgestellt – parapsychologische Fähigkeiten wie Hellsehen und dergleichen

dann eine emotionale „Wut-Armee“ aus lauter Gefühlsfacetten, die sich über das gesamte energetische Spektrum erstrecken (weshalb man unterschiedliche Potenzhöhen benötigt). „Schießt“ man nun mit einem homöopathischen Einzelmittel (nur einer einzigen Potenz) auf die Armee, so fällt höchstens *ein* einziger Gegner um. Häufig versteckt sich dann der Rest der Truppe, um nicht getroffen zu werden, und der Patient scheint nach außen hin geheilt zu sein. (Man verzeihe mir die militaristische Sprache, aber es ist die beste Metapher, die mir in diesem Zusammenhang einfällt.)

Wer das Geschehen längere Zeit beobachtet, wird zugeben müssen, daß der Patient nicht wirklich geheilt ist. So sagte mir beispielsweise einmal eine Patientin: „Nachdem ich das homöopathische Einzelmittel von Dr. Künzli von Fimelsberg genommen hatte, war ich mein halbes Leben lang beschwerdefrei, doch seit ein paar Monaten fangen die Beschwerden wieder an.“ War der Kollege Künzli, ein berühmter, 1992 verstorbener klassischer Homöopath aus St. Gallen, deswegen ein schlechter Arzt? Keineswegs, sondern ganz im Gegenteil, er war einer der besten Homöopathen des 20. Jahrhunderts, der das Kentsche Repetitorium mit herausgegeben und seine Kunst in meisterlicher Weise beherrscht hat. Doch im Endeffekt ist das Bessere des Guten Feind, und nur ein Einzelmittel zu geben kann das Problem nicht dauerhaft lösen. Der Konflikt benötigt wegen seiner Vielgestaltigkeit in aller Regel eine Mischung unterschiedlicher Homöopathika, um umfassend geheilt werden zu können.

Als erstes konnte ich damit durchschauen, auf welche Weise Konflikte ihren energetischen „Fingerabdruck“ hinterlassen, nämlich in Form unterschiedlicher Gefühlsfacetten, die durch entsprechende homöopathische Mittel – als Komplexmittel gebündelt – darstellbar sind. Man kann mit derartigen Komplexmitteln auf ganz einfache Weise erkennen, ob der Patient einen bestimmten Konflikt hat. Wenn er ihn nämlich hat, zeigt er bei Energietesten eine positive Testreaktion, und das passiert mit einer außerordentlichen Zuverlässigkeit, wie die tägliche Praxis bei Hunderten von Therapeuten bestätigt. Zum ersten Mal konnte man also objektiv überprüfen, daß ein Patient einen bestimmten Konflikt aufweist.

Als Nächstes machte ich mich auf die Suche nach den unterschiedlichen Ausprägungen des Faktors X – den unbewussten Konflikten, die zwar seit der Entwicklung der Psychoanalyse im Bereich des Seelischen als unterschwellige Krankheitsursachen bekannt sind, über deren psychoenergetische Zusammensetzung und Anzahl man jedoch bis dahin nichts wußte. Außer der Wut fand ich zahlreiche weitere Konflikte wie „Haß“, „Mißgunst“, „Arroganz“ und so fort – insgesamt 28 an der Zahl. (Diese drastisch klingenden, auf Patienten eher einschüchternd und beleidigend wirkenden Begriffe habe ich später durch eine mildere Wortwahl entschärft.) Es dauerte lange, bis ich alle Homöopathika gefunden hatte, die den 28 Konflikten zugeordnet werden können. Der Suchvorgang bestand aus einer jahrelangen, mühseligen Kombination von Energietestung und Repertorisierung[11]. Trotzdem war der ganze Suchvorgang kein endloses Unternehmen, sondern durch die überschaubare Anzahl der Konflikte begrenzt. Mehr als 28 Konflikte scheint es nach den bisherigen Tests an Tausenden von Patienten nicht zu geben.

Eine weitere wichtige Erkenntnis war, daß jeder Konflikt an einem bestimmten Körpersegment andockt, wie ein Schiff aus Gewohnheit immer an einem bestimmten Landungssteg festgemacht wird. Ich spreche hier von den Chakren als „Landungsstegen". Die Konflikte sind im Feinstofflichen der Aura immer an einer ganz bestimmten Stelle zu finden – etwa „Wut" im Segment Oberbauch. Ich fand das heraus, als ich mich auf Anregung des Kollegen Helmut W. Schimmel über Jahre hinweg mit den Energiezentren (Chakren) beschäftigte. Schimmel als einer der weltweit führenden Energiemediziner und Entwickler des Vega-Tests (einer Weiterentwicklung der Elektroakupunktur) war zu der Zeit im Nachbarort niedergelassen. Während vieler Jahre haben wir zahlreiche gemeinsame Patienten betreut, wobei ich viel von Schimmel gelernt habe. Wir wurden gute Freunde und verbrachten Tage damit, auf dem Gebiet der Energiemedizin zu forschen. Schimmels rastlose Suche konzentrierte sich dabei auf die Optimierung der Entgiftung – ein Ziel, das er zeitlebens auf intensive Weise verfolgt hat.

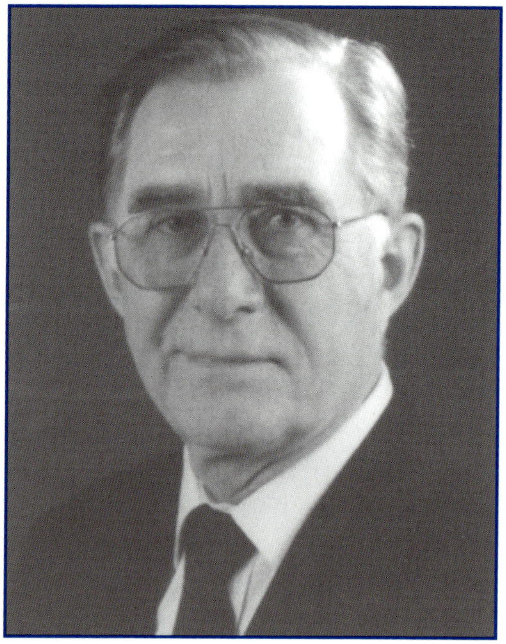

Helmut W. Schimmel

[11] Unter „Repertorisierung" versteht man in der klassischen Homöopathie das Vergleichen der Symptome des Patienten mit denjenigen Arzneimittel-Prüfsymptomen, die bestimmte Homöopathika nach längerer Einnahme beim gesunden Probanden hervorgerufen haben (die Arzneimittelbilder sind in „Repetitorien" wie Kent, Boerricke usw. niedergeschrieben). Das gesuchte Homöopathikum ist dasjenige, dessen Symptome zahlenmäßig und qualitativ am besten mit den Symptomen des Patienten übereinstimmt. Ungewöhnliche und charakteristische Symptome haben bei der Auswertung eine größere Wertigkeit. In der modernen Homöopathie wird der Suchvorgang oft computerisiert durchgeführt, da eine *lege artis* durchgeführte Repertorisierung sonst stundenlang dauern kann.

Ergänzend möchte ich darauf hinweisen, daß nicht wenige Patienten in der fälschlichen Annahme, Homöopathie sei immer gesund, homöopathisierte Heilmittel oft jahrelang einnehmen und dabei Gefahr laufen, Arzneimittel-Prüfsymptome zu entwickeln! Das gilt übrigens nach meiner Erfahrung auch für die Biochemie nach Schüßler.

Dem Begriff der „Entgiftung“ liegt in der naturheilkundlichen Therapie jenes Krankheitsverständnis zugrunde, das chronische Krankheiten und Alterungsvorgänge überwiegend als Vergiftungsvorgänge deutet. Dazu gehören naturwissenschaftlich bekannte krankhafte Vorgänge wie Zellschäden durch Oxidationsvorgänge, Ablagerungen in Form von Fetten (Arteriosklerose) und dergleichen, aber auch rein erfahrungsheilkundliches Wissen. Beispielsweise können ehemalige Raucher noch Jahrzehnte nach dem Aufhören bei drastisch wirksamen Entgiftungskuren wie Fasten, Ayurveda-Kuren usw. ganz intensiv nach Zigarettenrauch riechen. Man glaubt dann, derjenige habe nachts heimlich in seinem Zimmer geraucht, während der zu Unrecht Beschuldigte nur seine alten Rauchergifte ausdünstet, die im Gewebe liegengeblieben waren und nun durch die Entgiftungskur frei werden. In ähnlicher Weise gibt es zahllose Beispiele wie etwa Hautausschläge, Durchfälle usw., die noch Jahrzehnte später durch Homöopathika reaktiviert werden. Entgiftungsvorgänge spielen deshalb in der biologischen Therapie eine herausragende Rolle.

Der entscheidende Punkt besteht darin, daß die Entgiftung manche chronischen Krankheiten dauerhaft zum Verschwinden bringen kann, etwa wenn vor Jahrzehnten aufgetretene Choleraschübe aus dem Krieg einstmals durch chemische Medikamente unterdrückt wurden, jedoch durch ein gut gewähltes Homöopathikum – wie etwa eine Cholera-Nosode – nun in Form starker Durchfälle reaktiviert werden, wodurch auf mysteriös erscheinende Weise plötzlich das seit Kriegsende bestehende Asthma dauerhaft verschwindet! Auf solchen beeindruckenden, zugegebenermaßen jedoch recht selten auftretenden Erfahrungen[12] hat der homöopathische Arzt H. H. Reckeweg sein System der Homotoxikologie aufgebaut und damit eines der weltweit größten Homöopathieunternehmen (Heel®) gegründet. Aber auch die gesamte klassische Homöopathie beruht auf dem Erfahrungswissen von den abgelagerten Toxinen und deren Auflösung durch das richtige, schwingungsmäßig in Resonanz gehende Homöopathikum. So basiert die rund zweihundert Jahre alte „Heringsche Regel“, die in der Homöopathie eine ähnlich bedeutende Rolle spielt wie die Zehn Gebote im Christentum, auf dem Prinzip des chronologisch rückwärts laufenden Heilungsprozesses, der vergleichbar einem rückwärts laufenden Film dann abzulaufen pflegt, wenn durch das richtig gewählte Homöopathikum uralte Krankheitsgifte frei

[12] Wichtig erscheint mir der Hinweis, daß Toxine in der biologischen Medizin nach meiner Meinung weit überschätzt werden. Selbst im Weltbild des Laien spielen sogenannte „Schlacken“ und ominöse Gifte eine herausragende Rolle. Dabei handelt es sich um ein wenig differenziertes Krankheitsverständnis, bei dem aus der Sicht unbewußter Konflikte alles Böse auf die Gifte projiziert wird. Bei dieser Schuldverschiebung wird dann geflissentlich der Eigenanteil des Patienten übersehen – natürlich sehr beruhigend für alle Beteiligten, weil man nichts Entscheidendes im eigenen Leben ändern muß. Natürlich bedeutet es auf der anderen Seite nicht, daß Gifte keine Bedeutung haben. Aber ebenso wie durch das Phänomen der Projektion werden Toxine auch häufig dann zu Unrecht beschuldigt, krankheitsverursachend zu sein, wenn energetische Blockaden durch Geopathien und Konflikte in Wahrheit viel bedeutsamer sind und vordinglich beseitigt werden sollten (dazu später mehr).

werden und als Zeichen der Aktivierung längst vergangene Krankheitssymptome hervorbrechen lassen, die in umgekehrter Reihenfolge wie bei der ursprünglichen Krankheit „abgespult" und dabei ausgeschieden werden.

Zu den stärksten Aktivatoren abgelagerter Gifte gehören erfahrungsgemäß homöopathische Nosoden (das heißt homöopathisch aufbereitete Krankheitsstoffe) sowie die sogenannten „Miasma"-Mittel Psorinum, Tuberkulinum, Medorrhinum und Luesinum („Erbgifte" nach Hahnemann, dazu später mehr). Schimmel als einer der versiertesten Kenner der Nosoden erkannte, daß die Chakren-Therapie die Gabe von Nosoden überflüssig machte. Das war ein gewaltiger Fortschritt und für Patienten eine große Erleichterung. Denn statt wie Reinhard Voll (der Begründer der Elektroakupunktur) den Patienten Hunderte von Nosoden zu geben – in Form der Nosoden-Injektionen eine schmerzhafte, mühselige und dazu noch teure Prozedur –, kann man so gut wie alle pathogenen Schwingungen auf „wundersame Weise" löschen, indem man die Chakren harmonisiert. Die Harmonisierung erreichten Schimmel und ich zunächst mit Mischungen bestimmter Homöopathika, die resonanzmäßig mit Akupunkturmeridianen in Beziehung treten (Meridiankomplexe®). Später entwickelte ich dann verbesserte Mischungen, die gezielt die Chakren harmonisieren (Chavita®). Heute weiß ich, daß die Chakren-Therapie im Grunde die energetisch segmentalen (vegetativen) Begleiterscheinungen der Konflikte günstig beeinflußt. Man heilt damit also nicht ursächlich, sondern symptomatisch. Deshalb führt auch die Chakren-Therapie alleine auf Dauer nicht zu Heilungen. H. W. Schimmel und ich hatten zwar deutlich besseren Erfolg als je zuvor, aber der Erfolg war leider nicht von Dauer.[13] Denn sobald ich über die Existenz der Konflikte Bescheid wußte, wurde klar, daß der Konflikt als die eigentliche Ursache der Chakrastörung anzusehen ist – vorwegnehmen möchte ich deshalb an dieser Stelle schon, daß man bei der Energietestung so gut wie immer zu einem gestörten Chakra auch einen zugehörigen Konflikt testet. Das habe ich jedoch 1985, also zehn Jahre vor der Entdeckung der Konflikte, noch nicht wissen können und war deshalb noch ganz von der falschen Idee fasziniert, die Chakrastörung selbst sei das eigentliche Problem. Doch hinter der Chakrastörung – die man mit einer defekten elektrischen Sicherung vergleichen kann, nachdem ein elektrisches Gerät an anderer Stelle einen Ausfall hervorrief – verbergen sich die Konflikte als eigentliche Krankheitsursache.

[13] H. W. Schimmel hat sich im weiteren Verlauf seiner Forschung auf Viren und intrazellulär abgelagerte Toxine fokussiert. Meiner Einschätzung nach sind Vireninformationen energetisch häufig mit psychoenergetischen Konflikten identisch. Möglicherweise gilt dies auch für intrazelluläre Toxine – siehe dazu die Erfahrungen über Miasmen in einem späteren Kapitel. Ob man nun durch energetische Viren- und Toxinlöschung – wie Schimmel dies tut – Konflikte löscht (was im logischen Umkehrschluß denkbar erscheint), wage ich stark zu bezweifeln, da ich bei mehreren solcherart vorbehandelten Patienten nach wie vor große Konflikte feststellen konnte.

Erst die energetische Löschung der Konflikte ermöglicht dauerhafte Heilung

Mit der Entdeckung und Entwicklung der Emotionalmittel konnte ich in den Jahren 1993 bis 1995 den Faktor X entschlüsseln und den wahren Grund dafür finden, daß Patienten zuvor nicht gesund wurden und der Drehtür-Effekt nicht aufhörte. Endlich war der unterschwellige und zuvor verborgene Grund für die Therapieblockaden gefunden, der den Universalschlüssel für den Heilungsprozeß darstellte! An diesem Punkt angelangt, glaubte ich fälschlicherweise, mich zurücklehnen und wie im Märchen von den Heinzelmännchen den homöopathischen Komplexmitteln die Heilungsarbeit überlassen zu können.

Das Rätsel war aber noch nicht in seiner ganzen Dimension gelöst, denn es gab in der Realität nicht nur einen einzigen Konflikt, sondern ganze Heerscharen unterschiedlichster Konflikte – angeführt von einem „**Zentralkonflikt**", der als „Hauptübeltäter" angesehen werden muß. Zuerst muß man einen Konflikt nach dem anderen abarbeiten, was sich bei Menschen mit neurotischer Persönlichkeit und chronischen körperlichen Krankheiten manchmal recht mühselig gestaltet, weil dort gleich drei, vier oder mehr Konflikte aufzulösen sind. Sie sind ineinander verschachtelt wie die Schalen oder Schichten einer Zwiebel.

Wie die Büchse der Pandora hält das Unbewußte aber noch mehr Überraschungen bereit. Wie erwähnt ist häufig ein sogenannter „Zentralkonflikt" im Verborgenen aktiv und wirkt als seelischer Störfaktor, der Menschen in unguten emotionalen Situationen verharren läßt. Der Zentralkonflikt wirkt als der unterschwellige Energieräuber, der bei chronischen Krankheiten oft entscheidend mitbeteiligt ist. So ist bei Krebs der Sitz des Primärtumors oder der Ort starker Metastasierung häufig mit dem Sitz des Zentralkonflikts identisch. Der Zentralkonflikt ist gewissermaßen die härteste und dickste Zwiebelschale, die man pellen muß, um an den gesunden Kern zu gelangen. Solange man den Zentralkonflikt nicht geheilt hat, kann man nicht wirklich gesund werden.

Die ganze Bedeutung des Zentralkonflikts habe ich erst nach der Behandlung Hunderter von Patienten erkannt. Das ist auch logisch, weil man beim „Zwiebelschälen" nicht gleich an die besonders tief liegende, ganz dicke Schale kommt. Genauso muß man bei vielen Patienten zunächst kleinere Konflikte aus dem Weg räumen, um an den Zentralkonflikt zu gelangen. Die gesamte Problematik liegt also nicht von Anfang an offen zutage, sondern enthüllt sich erst nach und nach. In einigen Fällen ist der Zentralkonflikt von sich aus aktiv und muß nicht erst mühsam freigelegt zu werden. Aber auch in solchen Fällen war mir die Bedeutung des Zentralkonflikts zunächst nicht klar, weil ich nicht begriffen hatte, was sich da abspielte.

Was kann man sich nun unter dem Zentralkonflikt konkret vorstellen – dem größten Konflikt, der unsere Körper-Seele-Dynamik zentral stört? Bei der Untersuchung vieler Patienten mit aktivem (das heißt spontan testbarem) Zentralkonflikt begriff ich mit der Zeit, daß Menschen mit demselben Zentralkonflikt einander charakterlich überraschend ähnlich sind. Offenbar wird der Charakter durch den Zentralkonflikt bestimmt – eine Erkenntnis, die ich im Grundlagenwerk *Durch Energieheilung zu neuem Leben* in aller Ausführlichkeit dargestellt habe.

Prinzipiell kann man vier Charaktertypen unterscheiden, die in der Tiefenpsychologie erstmals von Fritz Riemann ausführlich beschrieben wurden:

- der schizoide Typ, der den Zentralkonflikt im ersten oder siebten Chakra hat;
- der hysterische Typ, der einen Zentralkonflikt im zweiten oder sechsten Chakra aufweist;
- der depressive Typ mit dem Sitz seines Zentralkonflikts im dritten Chakra;
- der zwanghafte Typ mit dem Zentralkonflikt im fünften Chakra.

Die nachfolgende Abbildung veranschaulicht die Zuordnung des Zentralkonflikts zu den Chakren bei den verschiedenen Charaktertypen (wobei das Herzchakra eine Ausnahme darstellt, weil dort Anteile aller Charaktertypen vorkommen[14]):

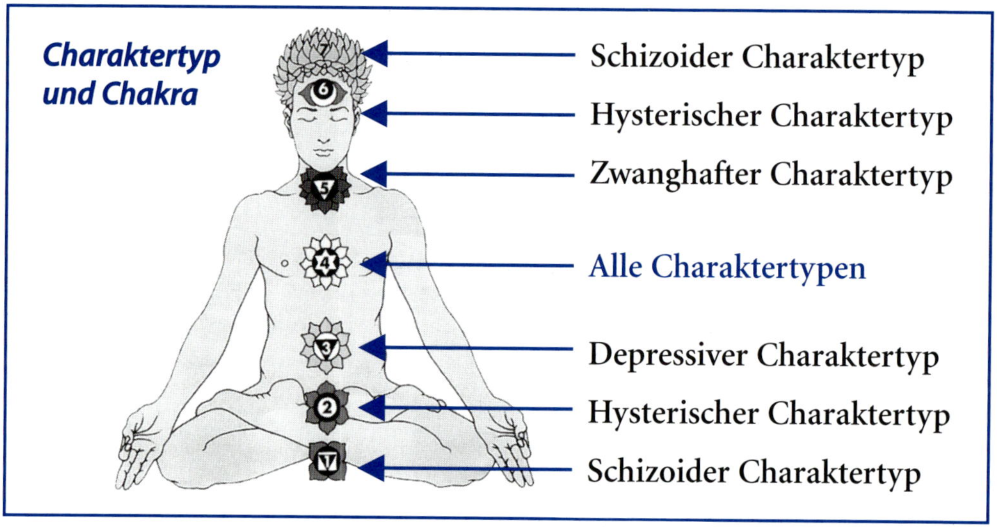

[14] Die Zentralkonflikte im Herzchakra haben folgende Zuordnung zu den vier Charaktertypen: Nr. 12 depressiv, Nr. 13 schizoid, Nr. 14 zwanghaft, Nr. 15 depressiv, Nr. 16 hysterisch. Da dieser Zuordnung bisher nur eine kleine Patientengruppe zugrundeliegt, bitte ich die Einteilung mit Vorbehalt zu betrachten. Der aktive Zentralkonflikt im Herzchakra scheint erst aufzutauchen, wenn der eigentliche Zentralkonflikt (der in einem anderen Chakra sitzt) abgearbeitet worden ist und solche hochschwingenden Menschen dann an ihre letzte und schwerste Seelenaufgabe kommen, nämlich die Auflösung des Zentralkonflikts im Herzchakra (dazu an anderer Stelle mehr).

Grundsätzlich kann ich nach jahrelanger Testung des Zentralkonflikts mit großer Sicherheit behaupten, daß ich das Wesen eines mir unbekannten Menschen sehr präzise beschreiben kann, sobald ich seinen Zentralkonflikt und damit seinen Charaktertyp kenne. Skeptiker werden argwöhnen, daß ein versierter Therapeut mit nahezu dreißigjähriger Berufserfahrung in jedem Fall ein gewisses Maß an Menschenkenntnis entwickelt hat, das ihm diese Sache leicht macht. Dieses Argument hält aber nicht stand, weil ich beispielsweise bei Kindern mit wenig ausgeprägter Persönlichkeit oder bei Ausländern, deren Charakter normalerweise nur sehr schwer abgeschätzt werden kann, zu dem gleichen treffsicheren Urteil gelange, das mir nahestehende Personen wie Eltern oder Ehepartner nahezu ausnahmslos bestätigen – ein tiefes Wissen über das Wesen eines Menschen, das mir ohne Zuhilfenahme der Testmöglichkeit sonst nicht zur Verfügung stünde und das man für gewöhnlich nur nach intimer Kenntnis der betreffenden Person entwickeln kann.

Die Kenntnis des Charaktertyps hat weitreichende Bedeutung in der Lebensberatung von Patienten. Mit der Kenntnis des Charaktertyps kann ich den Patienten über seine verborgenen Stärken und unbewußten Schattenseiten aufklären, das heißt ihm zu tieferer Selbsterkenntnis verhelfen. So sind schizoide Charaktere *in der Regel* viel selbstbewußter und festgefügter in ihren Ansichten, als sie nach außen hin eingestehen wollen, wo sie zur Tarnung oft linkisch, unsicher und in ihren Ansichten verschwommen bis liberal wirken möchten („mir egal"). Schizoide haben wegen uralter seelischer Verletzungen eine regelrechte Aversion gegen alles (falsch) Emotionale aufgebaut, etwa genauso, wie wenn ein Hausstauballergiker beim Bettenmachen rote Augen und eine Fließnase bekommt. Die fehlende Seelenmitte findet der Schizoide jedoch gerade in der ehrlichen Emotionalität, weshalb er sein Herz öffnen und auf andere Menschen zugehen sollte.

Der Charaktertyp sollte auch die Erziehungsmethoden bestimmen, die man einem Kind gegenüber anwendet, ebenso wie die spätere Berufswahl, Lebensgestaltung und Partnerwahl des Erwachsenen. Meiner Einschätzung nach kann man viel menschliches Leid verhüten, wenn man sich stimmig zu seinem eigenen Charaktertyp verhält (was natürlich voraussetzt, daß man den eigenen Charaktertyp kennt). Ein schizoides Kind etwa fühlt sich unbewußt anderen überlegen und verträgt deshalb keinen direktiven Erziehungsstil, sondern eher eine indirekte Pädagogik wie die Montessori-Erziehung. Schizoide Kinder sind häufig hochtalentiert, haben es aber aus ihrer Sensibilität und tiefen Verletztheit schwer, im Leben Tritt zu fassen, weshalb sie viel Zuwendung und Anerkennung brauchen.

Einem erwachsenen Schizoiden wird man eher abraten von Berufen, die eine expressive Emotionalität fordern (wie zum Beispiel Handelsvertreter oder Reisebegleiter, zwei typische Berufe für den hysterischen Charaktertyp, der dem Schizoiden polar gegenübersteht). Demgegenüber wird ein Schizoider als Pilot eine gute Figur machen oder als Manager einer weitgehend automatisierten Fabrik, wo er mangelnde Einfühlsamkeit durch souveräne Klarsicht ersetzen kann. Schizoide sollten um die „Hysterika“ und die „Zwanghafte“ als Partnerin möglichst einen großen Bogen machen, weil diese beiden Charaktere ganz und gar nicht zu Schizoiden passen.

Eine weitere Folge des Zentralkonflikts ist seine tiefgreifende Wirkung auf den Stoffwechsel und das Milieu. An dieser Stelle kommen nun die „Erbgifte“ ins Spiel. Bereits Hahnemann erkannte, daß manche chronisch kranken Patienten trotz richtig gewählter Homöopathika partout nicht gesund werden können – als wäre eine geheime Sabotage am Werk. Hahnemann wußte nichts von unbewußten Konflikten und fand die vermeintliche Ursache der Sabotage in den sogenannten „Erbgiften“ (Miasmen), die sich angeblich von Generation zu Generation weitervererben und aus den Giften der Tuberkulose, der Syphilis, der Gonorrhoe und der Krätze bestehen sollen.

Was Hahnemann richtig durchschaute war, daß es bestimmte, deutlich voneinander abgrenzbare Milieutypen gibt, die unterschiedliche Wesenseigentümlichkeiten und Stoffwechselstörungen haben. Aber sie haben nach meiner Meinung nichts mit ominösen Erbgiften zu tun, wie Hahnemann irrtümlich annahm, sondern können vollkommen logisch und auf leicht verstehbare Weise auf den Zentralkonflikt zurückgeführt werden. Man kann das daran erkennen, daß die Abheilung des Zentralkonflikts regelmäßig dazu führt, daß die Miasmen nicht mehr testbar sind.

Einen weiteren Beleg für meine Hypothese liefert die Beobachtung, daß Miasma und Zentralkonflikt von allen denkbaren Ursachen am tiefgreifendsten das Seelische und die gesamte stoffwechselmäßige Gestimmtheit eines Menschen beeinflussen. Nichts führt in der Homöopathie zu derart starken Umstimmungen wie die Behandlung der Miasmen. Auf vergleichbare Weise, aber noch eine Dimension stärker, wirkt die Behandlung des Zentralkonflikts. Aller Wahrscheinlichkeit nach beziehen sich Miasmen und Zentralkonflikt deshalb auf das gleiche psychoenergetische Problem.[15]

Um die Entdeckung der Psychosomatischen Energetik für den Leser nachvollziehbar darzustellen, möchte ich noch kurz auf die *Geschichte des Reba-Testgerätes* zu sprechen kommen. Wie viele Therapeuten war ich zunächst ein Gegner von Apparaten – ein Gegner, der zwar in der täglichen Praxis mit dem Vega-Testgerät arbeitete, der in der privaten Forschung aber ganz auf sein preiswertes Pendel und seine

[15] Ich möchte folgende Zuordnung der vier Miasmen zu den vier Charaktertypen vorschlagen: hysterisch = Medorrhinum, schizoid = Luesinum, zwanghaft = Tuberkulinum und depressiv = Psorinum. Weitere Forschungen müssen aber erst bestätigen, ob diese Zuordnungen tatsächlich zutreffen.

Intuition vertraute. Mit Hilfe eines radionischen Gerätes zur Erzeugung homöopathischer Hochpotenzen, das mit einem drehbaren Magnet arbeitet, stellte ich erstmals um 1990 bei meinen Patienten fest, daß bestimmte Potenzhöhen mit der Ladung der Aura zusammenhängen. Eine entsprechende Skizze aus dieser Zeit ist in der Abbildung auf Seite 22 dargestellt. Ich konnte mit der Kenntnis der Potenzhöhe feststellen, wie stark die Aura eines Patienten zum Zeitpunkt der Testung gerade geladen war. Das Arbeiten mit der „Potenziermaschine" war nicht nur ein großer Schritt in Richtung einer verbesserten Testpräzision, sondern auch viel weniger ermüdend, weil das Gerät dem Therapeuten einen Teil der Konzentration und energetischen Mitarbeit abnahm.

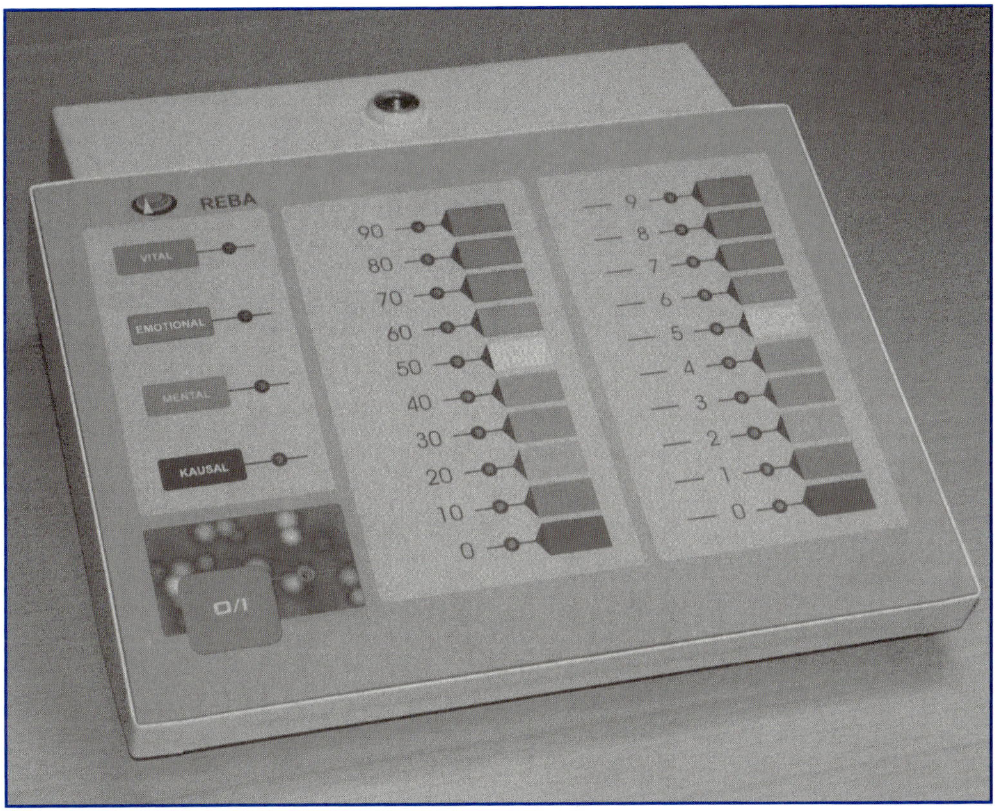

Reba-Testgerät mit Einschaltknopf (unten links), vier Vorwahlschaltern für die Energie-Ebene und zwei Skalen zum Messen – in der Mitte mit Zehner-Schritten von 0 bis 90 und rechts mit Einer- Schritten von 0 bis 9. Werte von 99 bedeuten der Einfachheit halber 100 Prozent.

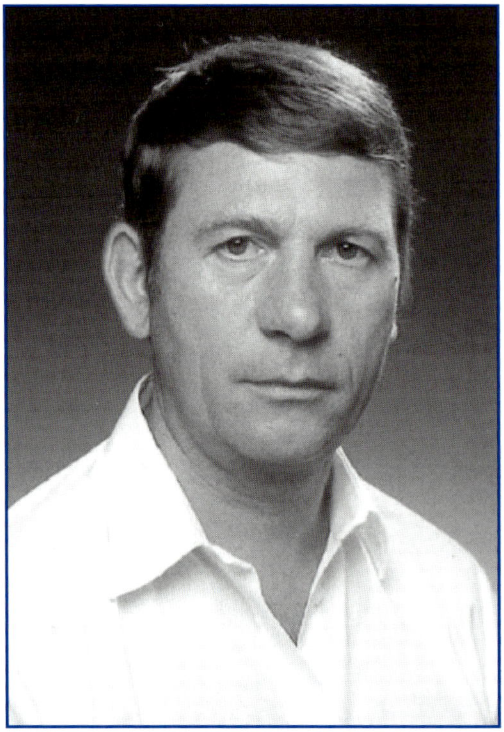

Dieter Jossner

Einige Jahre später (1998) hat dann auf meine Anregung hin der Biophysiker Dieter Jossner das Reba-Testgerät gebaut. (Die Abkürzung „Reba" setzt sich aus den jeweils ersten beiden Buchstaben meines Vor- und Nachnamens zusammen.) Mit diesem Gerät war die Testung noch viel leichter durchzuführen, und innerhalb weniger Minuten kann man damit sehr zuverlässig die Auraladung messen. Gegenüber der ursprünglichen Potenziermaschine waren die Testergebnisse noch viel genauer, weil das Testsignal sehr präzise und das Gerät mit den Tippschaltern ausgesprochen leicht zu bedienen ist. Unterschiedliche Tester kommen nach meinen Erfahrungen zu nahezu identischen Ergebnissen (die maximal um fünf bis zehn Prozent schwanken).

Was wird nun konkret gemessen? Unter der „Auraladung" des Patienten kann man sich ein ähnliches Phänomen wie die Batterieladung vorstellen. Ist unsere Aura voll geladen, fühlen wir uns voller Leben und bleiben gesund. Je mehr die Auraladung absinkt, umso anfälliger werden wir für Krankheiten und umso erschöpfter und mutloser fühlen wir uns. Die Auraladung entspricht beim Hellsichtigen der Wahrnehmung des Leuchtens der Aura und ist der Menge an Lebensenergie proportional, die durch einen Menschen hindurchfließt. Der sogenannte „Reaktionsabstand (RA)" entspricht der Ausdehnung der Aura, ist starken Schwankungen unterworfen und kann in Sekundenschnelle wechseln. Die Auraladung ist gegenüber kurzfristigen Einflüssen dagegen recht robust und ergibt sehr zuverlässige Werte.

Es gibt vier feinstoffliche Ebenen, und da sie resonanzmäßig (mit einer genialen Konstruktion von Dieter Jossner) an die Physiologie der Hirnfrequenzen angekoppelt sind, kann man die Auraladung auf dem Weg über die Messung der Hirnfrequenzen feststellen. (Diese resonanzmäßige Ankoppelung an die Physiologie der Hirnfrequenzen macht die Testung erst richtig stabil.)

Aura-Ebenen, ihre Bedeutung und das EEG-Spektrum

Auraebene	Vital	Emotional	Mental	Kausal
Bedeutung	Lebensenergie, Vitalität	Gefühle, Stimmung	Bewußtsein, Ich-Gefühl	Tiefes Unbewußtes, Intuition
EEG	Delta	Theta	Alpha	Beta
Spektrum (Khz)	0–3	3–7	7–13	13–30

Das Reba-Testgerät sendet ein sogenanntes „Polyfrequenz-Spektrum" aus (Rauschen innerhalb eines Frequenzbereiches[16]), das mit einem Magnet verstärkt und als schwaches elektromagnetisches Feld im Bereich von circa 50 bis 100 cm rund um das Gerät wahrnehmbar ist (weshalb das Gerät prinzipiell auch ohne Elektrode

Polyfrequenzspektrum des Reba-Testgerätes

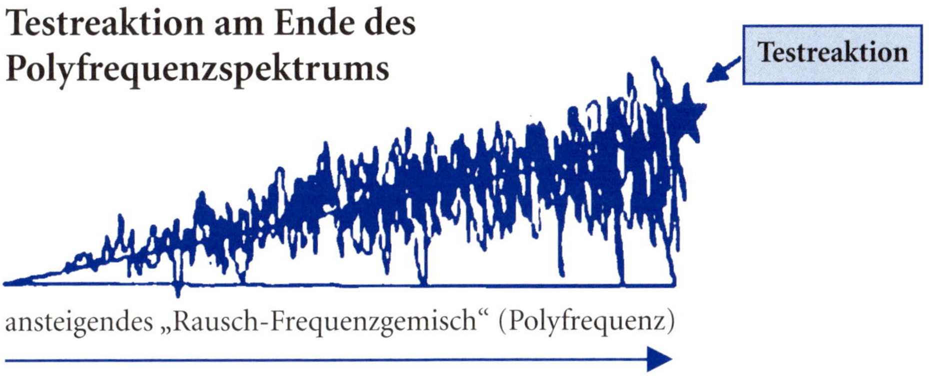

Das Reba-Gerät sendet bei der Schalterstellung 0 Prozent ein ganz schmales Frequenzband aus und bei 100 Prozent das gesamte Spektrum. Je mehr der Patient vom Streß des Polyfrequenzspektrums aushält, das heißt je höher seine Reba-Testwerte sind, als desto gesünder kann er gelten.

[16] Das Reba-Testgerät sendet Signale im Kilohertz-Bereich, die mit den Hirnwellen-Bereichen in der numerischen Größe übereinstimmen, das heißt 0–3 Kilohertz entspricht den Deltawellen von 0–3 Hertz. Wie beim Schlüssel-Schloß-Prinzip scheint der Signalcharakter das Entscheidende für die Wirksamkeit zu sein, so daß meiner Einschätzung nach trotz der 1000-fachen Verstärkung das Hirn mit seinen Wellen als primäres Resonanzorgan angesehen werden kann.

funktioniert, wenn sich der Patient nahe genug am Gerät befindet). Damit er das Signal des Gerätes besser aufnehmen kann, wird der Patient über eine Handelektrode mit dem pultförmigen Gerät verbunden. Das Meßsignal entspricht Skalarwellen (eine physikalisch bislang wenig erforschte Energieform, die vermutlich eine zentrale Rolle bei der Zellkommunikation spielt). Skalarwellen haben wie Schallwellen eine horizontale Ausrichtung und benötigen deshalb nicht wie elektrischer Strom eine zweite Elektrode zum Durchleiten. Ein weiterer Vorteil der Skalarwellen ist ihre Unschädlichkeit; so kann jeder Patient unabhängig von seiner Grunderkrankung mit dem Gerät getestet werden.

Mit dem Reba-Testgerät liegen mittlerweile mehrjährige Erfahrungen an Tausenden von Patienten vor. Das Gerät bewährt sich als „energetisches Blutdruck-Meßgerät", mit dem in wenigen Minuten unter Zuhilfenahme einer energetischen Testmethode (Kinesiologie, EAV, RAC, Einhandrute) der Energiezustand des Patienten ermittelt werden kann. Die Werte sind, wie erwähnt, reproduzierbar und entsprechen in logisch nachvollziehbarer Weise dem Gesamtzustand des Patienten, das heißt ein Depressiver hat nahezu regelhaft emotionale Energiewerte unter 20 Prozent. Ein Psychotiker hat so gut wie immer niedrige Mentalwerte unter 20 Prozent. Bei einem Menschen mit hohen Kausalwerten kann man mit großer Sicherheit davon ausgehen, es mit einem besonders intuitiven und hochschwingenden Zeitgenossen zu tun zu haben.

Kapitel 2

Das feinstoffliche Kraftfeld – die Aura

In der Psychosomatischen Energetik haben wir ein Leitmotiv bei unserer diagnostischen Suche nach den primären und wichtigen Ursachen der Krankheit – dieses leitende Motiv ist der Energiestau oder das dunkle Loch, das die Energie des Patienten blockiert und ihm die Kraft entzieht (wie die „schwarzen Löcher“ im Weltraum, die Materie und Licht aufsaugen). Diese Blockade hindert die Lebensenergie am vollen Fließen, wie wenn man einer Pflanze Licht und Wasser entzieht. Man kann auch von „Energieräuberei“ sprechen, weil eine dunkle Macht dem Patienten etwas wegnimmt. Beseitigen wir den Energieblock, so verschwinden die meisten Krankheiten, und der Patient fühlt sich wieder wohl. Natürlich gibt es andere Ursachen für Krankheiten, die nichts mit Energieblockaden zu tun haben. Grob vereinfacht kann man beispielsweise Krankheiten in der Dritten Welt wie Infektionen, Mangelernährung sowie Verletzungen dazu rechnen.

Kein Mensch mit klarem Verstand würde einem Hungernden homöopathische Mittel geben, sondern etwas zu essen. Genauso wird man einen Knochenbruch mit Gips schienen, anstatt das Energiefeld zu behandeln. Und gegen bestimmte Infekte wie Anthrax oder Syphilis muß man Antibiotika geben, damit die Kranken gesund werden. Impfkampagnen haben bedrohliche Seuchen nahezu vollständig ausgerottet, und die wenigen Polioopfer rekrutieren sich beispielsweise in Holland aus einer Sekte, die Impfungen ablehnt. Grundsätzlich haben sich die meisten wissenschaftlich begründeten Maßnahmen der modernen Medizin als segensreich herausgestellt. Erst die großartigen Errungenschaften der modernen Medizin erlauben es vielen Menschen, ein lebenswertes Leben zu führen, denkt man an künstliche Hüften bei fortgeschrittenen Coxarthrosen und an Herztransplantationen bei Vitien. Man sollte die naturwissenschaftliche Medizin also nicht geringschätzen, sondern sollte nur ihre Begrenztheit begreifen, die bei der Behandlung des Milieus und des Feinstofflichen an ihre Grenzen stößt. Selbstverständlich gibt es in der sogenannten „Schulmedizin“ auch viele Irrtümer und Fehlentwicklungen. Im späteren Kapitel über Therapien komme ich auf dieses Thema zurück.

Es gibt andere Krankheitsursachen, die kaum oder gar nicht zu Energieblockaden führen und deshalb auf anderem Weg aufgespürt und geheilt werden müssen. Dazu rechne ich viele Risikofaktoren der Hochzivilisation wie hohen Blutdruck oder erhöhte Blutfette. Man kann solche Störungen mit Energietests nicht messen und braucht ein Blutdruckmessgerät oder Laborwerte, um das festzustellen. „Dr. Banis, haben Sie meinen Diabetes Typ II bei Ihrer letzten Testung festgestellt?", fragte mich ein pyknischer Patient mit der typischen geröteten Fazies des Diabetikers. Von der Antlitzdiagnostik her wäre der Diabetes klar zu erkennen gewesen, wenn ich aufmerksamer gewesen wäre, aber im Energietest war davon nichts festzustellen. Ich mußte dem Patienten mitteilen, daß ich vom Diabetes nichts gemerkt hatte und Energietests hier leider einen blinden Fleck haben.

Weitere blinde Flecke von Energietestungen sind häufig mechanische Störungen wie ein Bandscheibenvorfall oder eine Hüftluxation. Man sollte das wissen, um nicht in Fehler und Mißerfolge hineinzurennen. Um *solche* Störungen der grobstofflichen „Karosserie" festzustellen, muß man die Patienten auf der *mechanischen* Ebene untersuchen. Besonders tragisch ist der blinde Fleck der Energietestungen natürlich bei Karzinomen. Früher habe ich einige Patienten bitter enttäuscht, die regelmäßig zu mir zur Energietestung kamen und mir dann böse waren, daß ich beispielsweise bei der Ehefrau das beginnende Mammakarzinom nicht erkannt hatte. Der Grund dafür ist, daß sich Karzinome nicht nur vor der körpereigenen Abwehr mit allerhand immunologischen Tricks verstecken, sondern auch vor dem Entdecktwerden bei Energietests.

Alle diese leidvollen Erfahrungen haben für mich zu Konsequenzen geführt, die ich heute jedem Patienten mitteile bzw. zumindest stillschweigend in mein Kalkül mit einbeziehe:

- *Man sollte Energietests niemals als einzige und primäre Diagnoseform anwenden,* sondern immer als Ergänzung der üblichen Diagnostik. Mein wichtiges Fazit für den Alltag: Patienten sollten darauf aufmerksam gemacht werden, daß sie Krebsfrüherkennung, Untersuchungen beim Facharzt wegen Hochdruckeinstellung usw. weiterhin durchführen lassen sollten. Diagnosen, die man statt mit Energietests auf andere, objektiv leichter nachprüfbare Weise stellen kann, sollte man anders durchführen – nämlich mit klinischer Untersuchung, Labor, Röntgen usw.
- Ganz anders sieht die Sache therapeutisch aus: Viele Hochdruckeinstellungen gelingen viel besser mit der Energietestung, da gut testende Hochdruckmittel meist subjektiv gut vertragen werden und dazu auch noch objektiv optimal den Blutdruck senken. Viele Chemotherapeutika können erst energetisch in ihrer Dosierung individuell angepaßt werden usw. (Gut gewählte Chemotherapeutika

können sehr gut helfen und gut vertragen werden.) Kurzum: *Die Feinanpassung der Therapie kann geradezu als die Domäne der Energietestung aufgefaßt werden!* Trotzdem ersetzt das nicht die rationale Nachprüfung durch Laborwerte usw.

- *Gerade bei hochschwingenden Menschen ist der Energietest nicht repräsentativ für den Zustand des Somatischen,* weil Aura und Zellen sich teilweise entkoppeln. Ein Beleg für meine These sind Krebskrankheiten bei hochstehenden spirituellen Führern. So soll Rudolf Steiner, der Begründer der Anthroposophie und einer der höchstschwingenden Menschen des vorigen Jahrhunderts, an einem Karzinom verstorben sein. Wenn ich Meditationslehrer und ähnliche Menschen vor mir habe, die ihr Energiesystem beeinflussen können, bin ich demzufolge besonders vorsichtig.
- *Energetisches Testergebnis und objektivierbare Krankheit müssen nicht deckungsgleich sein.* Die Carcinominum-Ampulle kann beispielsweise bei Geopathien (Krebsschwingung), Kettenrauchern (krebserzeugende Stoffe) usw. ansprechen, ebenso wie die Nosode Amalgam nicht zwangsläufig auf eine Quecksilberbelastung hindeutet, sondern auch bei emotionalen Problemen oder bei homöopathischem Quecksilbertyp ansprechen kann. Bestimmte Testampullen sind also vieldeutig; das muß man wissen, damit man nicht einer Fata Morgana nachjagt.

Je länger ich Energietestungen durchführe, umso bescheidener werde ich in meinen Voraussagen. Warum sollte ich auch eine „große Lippe riskieren", da doch die täglichen Erfolge in aller Deutlichkeit für meine Methode sprechen? Meine Position im Konzert der medizinischen Helfer erläutere ich dem Patienten gegenüber als jemand, der eine Ergänzung zum traditionellen Medizinsystem darstellt und zusätzliche Hilfen anbietet, wo andere wegen der Begrenzung auf das Sicht- und Meßbare nicht weiter wissen. Oft spreche ich scherzhaft von meiner Funktion als „Müllmann", der die Energieblockaden der Patienten wie Sperrmüll wegräumt, damit die Lebensenergie wieder frei fließen kann.

Unter „**Lebensenergie**" (*vis vitalis*, Äther, *Chí, Prana,* Orgon usw.) verstehe ich eine universell vorhandene, geistartige und deshalb bis heute nicht meßbare Energie, die jedes Lebewesen durchströmt und unverzichtbar notwendig für das Leben selbst ist. Im Grunde sind Leben und Lebensenergie das gleiche, und meiner persönlichen Auffassung nach lautet die fröhliche Botschaft des Christentums (und natürlich jeder anderen Hochreligion), daß das Leben ewig währe. Weil wir selbst als unsterbliche Seele Teil des Lebendigen sind, ist der Tod in Wahrheit eine Illusion, der nur das Sterben unserer zeitlich begrenzten Individualität bedeutet. Unsere zeitlose Seele und der Kern unserer Persönlichkeit leben dagegen ewig.

Warum mache ich eine solche Aussage in einem medizinischen Fachbuch? Meiner festen Überzeugung nach deshalb, weil wir als Therapeuten dem Patienten nicht nur unser persönliches Weltbild kommunizieren (ob wir wollen oder nicht!), sondern darüber hinaus von unserer Aufgabe her „Fackelträger“ der Hoffnung sind. Früher waren Arzt und Priester in *einer* Person vereint, und heute erlebe ich in meiner täglichen Sprechstunde als Naturheiler, daß ich immer mehr als Lebensberater, menschlicher Weggefährte und Priester in Anspruch genommen werde. Wenn mich Patienten fragen: „Sind Sie gläubig?“, so kann ich mit Ja antworten, auch wenn ich keiner festen Religionsgemeinschaft angehöre.

Wie kann ich als moderner Arzt der „Post-Aufklärung“ diese schwierige Aufgabe erfüllen? Meiner Überzeugung nach nur dadurch, daß ich als Therapeut mich darum bemühe, eine spirituelle, wahrhaftige Haltung einzunehmen.

In der täglichen Arbeit haben mir die Bücher der Sterbeforscherin Elisabeth Kübler-Ross weitergeholfen, wenn es beispielsweise darum ging, Eltern über den Tod ihres Kindes hinwegzuhelfen. Je intensiver ich mich mit der Idee der Reinkarnation[17] beschäftigte (hier sind die Bücher von Roger Woolger sehr lohnend), umso deutlicher wurde mir, daß es sich bei dem Phänomen der Wiedergeburt höchstwahrscheinlich um eine Realität handelt. Das Wissen um ein ewiges Leben macht die Ausübung der Heilkunde für alle Beteiligten viel leichter. Wenn ich als Arzt einen Krebskranken im Finalstadium vor mir habe, wird sich mein Optimismus (auf ein ewiges Leben bezogen) in unsichtbarer, aber spürbarer Weise auf den Todkranken übertragen. Ich bin der festen Überzeugung, daß ich einem Sterbenden dadurch viel Hoffnung vermittle. Aber auch bei weniger dramatischen Fällen sind wir als Therapeuten immer Heilsbringer und Seelsorger, die für das Prinzip Hoffnung und das Gute im Leben stehen.

Damit möchte ich auf die Lebensenergie als Hauptthema dieses Kapitels zurückkommen. Sie wird von hochsensiblen Menschen als bläulich schimmernde, leuchtende und vibrierend-fließende Kraft wahrgenommen. Mit dem vermehrten und ungehinderten Fließen der Lebensenergie sind Lust und Glücksgefühle verbunden, während Energieleere und Stauung zu Schmerzen und einem Gefühl von Leere, Starre und Bedrückung führen. Der Begründer der Elektroakupunktur, Reinhard

[17] Vorsorglich möchte ich betonen, daß ich mir der Tatsache bewußt bin, daß der Glaube an die Existenz von Reinkarnationen keineswegs von allen Lesern geteilt werden wird. Es handelt sich um meine persönliche Meinung, die keinen Ausschließlichkeitscharakter beansprucht. Ich verbinde damit auch keinerlei sektiererische oder ideologische Beweggründe, sondern sehe das Thema überwiegend unter dem Aspekt der tiefenpsychologischen Erklärungsnotwendigkeit. Denn die Wiedergeburtslehre macht viele Ungereimtheiten viel verständlicher, ganz abgesehen von der seelisch beruhigenden Perspektive eines ewigen Lebens, die damit einhergeht (und eine religiöse Haltung mit sich bringt, die das Tiefenpsychologische transzendiert). Gleichwohl handelt es sich um eine wissenschaftlich nicht beweisbare Spekulation, und ich nehme niemandem übel, wenn er nicht an Wiedergeburt glaubt. Wer der Wiedergeburtslehre – sei es als Patient oder Therapeut – ablehnend gegenübersteht, kann trotzdem erfolgreich mit der Psychosomatischen Energetik arbeiten oder damit geheilt werden.

Voll sagte mit Recht: „Schmerz ist der Schrei des Gewebes nach Energie." Die Durchblutung scheint direkt mit dem Fließen der Lebensenergie verbunden zu sein, weshalb kalte Extremitäten und zyanotische Partien erfahrungsgemäß häufig auf eine Energieblockade hinweisen. Wer etwa eine Blockade des ersten Chakras aufweist, dessen Becken und Beine sind energetisch schlechter versorgt, weshalb man bei solchen Patienten überzufällig häufig Durchblutungsstörungen der Beine vorfindet. Ebenso sind funktionelle Formen von Impotenz häufig auf Energiemangelzustände im Becken zurückzuführen, ebenso wie Hämorrhoiden. In all diesen Fällen gestörter Durchblutung verbirgt sich dahinter sehr häufig eine energetische Mangelsituation, ohne deren Beseitigung natürlich die Beschwerden des Patienten bestehen bleiben.

Auch das autonome Nervensystem ist direkt mit dem feinstofflichen Energiesystem verkoppelt, so daß ein gestörtes Vegetativum stets auf eine erhebliche Energieblockade hindeutet. Wenn jemand beispielsweise über erhebliche Mißempfindungen im Becken klagt, die mit vegetativ getönten Begleitsymptomen wie Darmkrämpfen, Schwitzen und Herzrasen einhergehen – häufig, ohne daß objektive Ursachen dafür gefunden werden können –, wird vom naturwissenschaftlich orientierten Mediziner berechtigterweise ein gestörtes Vegetativum dafür verantwortlich gemacht (was den Patienten – am Rande bemerkt – erfahrungsgemäß häufig kränkt, weil er sich als Simulant hingestellt fühlt[18]). Als eigentliche, der objektiven Diagnostik nicht zugängliche Ursache dafür findet der Energietherapeut so gut wie immer eine erhebliche Störung der Lebensenergie, etwa in Form einer Blockade des ersten Chakras und erheblich erniedrigter Vital- und Emotionalwerte (gemessen mit dem Reba-Testgerät).

Die Kenntnis des feinstofflichen Energiefeldes ist uralt. Hellsichtige weise Männer im alten Indien (die „Rishis") haben vor rund dreitausend Jahren erstmals die Aura als farbig leuchtende Wolke um Menschen, Tiere und Pflanzen wahrgenommen und ihre Beobachtungen schriftlich niedergelegt. Der „Heiligenschein" stellt ein ganz ähnliches Phänomen bei spirituell hochstehenden Wesen dar, deren Lebensenergie violett (indigo), weiß und goldfarben leuchten soll. Beim von seinen Leidenschaften beherrschten Durchschnittsmenschen soll die Aura dagegen rote und bräunliche

[18] Bei Legionen von Krankheiten kann keine objektive Krankheitsursache gefunden werden, was dann zur Annahme einer vegetativen (funktionellen) Krankheitsursache führt, der nach gängiger Regel eine seelische Problematik zugrundeliegt. Von letzterer spürt der Patient jedoch nichts, weil seine Konflikte bekanntlich weitgehend unbewußt sind. Man kann nach meiner Erfahrung sogar so weit gehen zu sagen, daß bei uralten Konflikten – etwa dem Zentralkonflikt mit karmisch bedingten Inhalten – eine Bewußtwerdung kaum möglich ist. Man kann sich ja nicht mit noch so großer Mühe an Irreales zurückerinnern, das in diesem Leben gar nicht stattgefunden hat! Das Einzige, was der Patient dagegen deutlich spürt, ist die Energieleere. Wenn man ihnen diese Energieleere als Diagnose anbietet, fühlen sich die meisten Patienten in ihrem Krankheitsempfinden bestätigt und in ihrem Leiden „angenommen", gewürdigt und verstanden.

Farben aufweisen. Je dunkler und schwächer die Aura leuchtet, umso kränker soll ein Mensch sein (nach übereinstimmender Aussage vieler Hellsichtiger wie etwa Rudolf Steiner und C. W. Leadbeater). Man begreift, wieso Hellsichtige Krankheiten im voraus erkennen können, und ebenso, wie man durch die Aura viel über das Wesen eines Menschen erfährt.

Grundsätzlich gibt es 4 deutlich voneinander unterscheidbare **Aura-Schichten**, die in Abstufungen immer feiner vibrieren, sich immer weiter um den materiellen Körper ausdehnen und immer komplexere Funktionen beinhalten:

1. Die **Vitalebene** – die pure Lebensenergie, die ein Gefühl von Lebendigkeit und Kraft vermittelt;
2. die **Emotionalebene** – beherbergt die Gefühle und Instinkte, entspricht der vorherrschenden Stimmungslage;
3. die **Mentalebene** – Sitz des Alltagsbewußtseins und des Ich-Gefühls, dazu auch Sitz des Gedächtnisses;
4. die **Kausalebene** – das tiefe Unbewußte, das höhere Fähigkeiten wie Intuition usw. beherbergt.

Bevor ich später darauf eingehe, wie man die Lebensenergie messen kann, möchte ich die vier Aura-Ebenen der Reihe nach beschreiben. Dem Patienten gegenüber spreche ich statt von „Aura“ (was für manche Ohren esoterisch klingt) oft von feinstofflichem Energiefeld oder den Hüllen der Lebensenergie, die den Körper mit lebendiger Energie versorgen und sein gutes Funktionieren steuern und überwachen. Auch das Bild der Pflanze, das durch die Lebensenergie mit Licht und Wasser versorgt wird, kann für das Begreifen des Patienten sehr hilfreich sein.

Die **Vitalität** als die mit der niedrigsten Frequenz schwingende Ebene der Aura sollte, mit dem Reba-Testgerät gemessen, Werte über 80 Prozent bis optimal 100 Prozent haben. (Auf den konkreten Meßvorgang mit dem Reba-Testgerät gehe ich später ein.) Zur Wiederholung möchte ich an dieser Stelle daran erinnern, daß man mit dem Reba-Testgerät die Ladung jeder der vier Energie-Ebenen messen kann. Je stärkere Frequenzgemische des Testgerätes der Patient „aushalten“ kann, umso gesünder und stärker geladen ist der auf der jeweiligen Ebene. Bei hohen Werten von 80 bis 100 Prozent fühlt sich der betreffende Mensch frisch, energiegeladen („fit“) und voll lustbetonten Tatendrangs. Bei niedrigen Werten von 40 bis 70 Prozent fühlen sich die meisten Menschen urlaubsreif und leicht erschöpfbar (– was bei langjähriger Gewohnheit nachläßt und zum vermeintlichen Normalzustand mutiert: „So fühle ich mich mein Leben lang!"). Beispielsweise gehen solche Leute gerne früh ins Bett, weil jede Initiative erlahmt, oder betäuben ihre Ausgelaugtheit abends mit Alkohol und Fernsehen.

Bei Vitalwerten unter 30 Prozent kommt es zu dauernder Erschöpfung. Energetisch ganz gedrückte Menschen ähneln depressiven Patienten und zeigen typischerweise Werte von 10 bis 20 Prozent. Solche Menschen fühlen sich nicht unbedingt gemütsmäßig depressiv, sondern nur leer und antriebslos (wie „Zombies"). Bei der *echten* Depression bekommt die Leere dagegen etwas ganz und gar Negatives, schwer zu Ertragendes (ein klinisch wertvolles Differenzierungsmerkmal zur Aufdeckung echter Depressionen). Noch niedrigere Vitalwerte kommen auch ab und zu vor, etwa bei schweren Geopathien und riesenhaften Konflikten. Wenn mir bei einem Patienten mit 0 Prozent Vitalenergie die Bemerkung herausrutscht: „Sie haben Vitalwerte wie ein Toter!", höre ich als Antwort: „Genauso fühle ich mich auch!"

Kinder haben in der Regel hohe Vitalwerte und legen deshalb eine unermüdliche Leidenschaft an den Tag, wenn es darum geht, Spaß in vollen Zügen auszukosten. So sagen Vierjährige etwa, wenn man sie zum Schlafengehen oder Essen bewegen möchte: „Bin nicht müde, hab' keinen Hunger ..." usw. Beim Erwachsenen mit seiner antrainierten, dosierten Triebsteuerung führen hohe Vitalwerte weniger zum Über-die-Stränge-Schlagen wie in der Kindheit und als Jugendlicher, sondern eher zu einem Gefühl von Wohlbefinden, Selbstvertrauen und allgemeiner Interessiertheit. Gesunde und springlebendige, vor Kraft strotzende Menschen haben oft bis ins hohe Alter hohe Vitalwerte. Das beste „Anti-Aging" stellt deshalb ein hoher Vitalwert dar. Weil die Vitalenergie zwar in allen Lebewesen vorkommt, bei Pflanzen aber die vorherrschende Energieform darstellt, wird diese Ebene symbolisch oft grün dargestellt (so auch im Logo der Psychosomatischen Energetik).

Die Vitalität kommt in zwei Formen vor:

- als **dynamische Vitalität**, die der alltäglichen Erscheinungsform der Lebensenergie entspricht, und
- als eine versteckte „**statische Vitalität**", die im normalen Leben keine Rolle spielt. Unter der statischen Vitalität ist das gleiche zu verstehen wie die „Erb-Energie" in der chinesischen Akupunktur, das heißt eine angeborene und mit den Genen gekoppelte Form der Lebensenergie, die den angeborenen Kraftreserven entspricht.

Mit dem Reba-Test wird die *dynamische* Vitalität gemessen. Bei kräftezehrenden Krankheiten kommt es zum schleichenden Verbrauch der „Notbatterie" in Form der statischen Vitalität. Um hier einen Überblick über den Krankheitsverlauf und dessen Schweregrad zu bekommen, beispielsweise um die aktuelle Überlebensprognose eines Krebskranken mit fortgeschrittener Metastasierung zu überprüfen, wenn er einen Urlaub antreten möchte und die Frage im Raum steht, ob die Kräfte dazu ausreichen werden, kann die statische Vitalität mit folgenden Ampullen gemessen werden (im Reba-Testkasten enthalten):

Testanleitung:

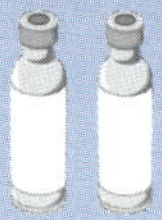

Sulfur D1, D30, D60, D200, LM 6 (D1 vitalitätsarm , D30 schwach, D60 mittel, D200 gut, LM 6 sehr vital)

Bei der **Emotionalität** handelt es sich um den „Gefühlskörper“, der alle unsere Emotionen, gefühlten Instinkte (wie sexuelles Verlangen, Verteidigung des eigenen Reviers, persönlichen Stolz usw.) und unsere Stimmungen beherbergt. Symbolisch wird die Emotionalebene rot dargestellt, und der „Rotlicht-Distrikt“ zeigt auch dem betrunkensten Mannsbild, wohin sein Weg führen soll – nämlich in die Arme des Erotischen. Sexualität stellt für viele Menschen die einzige Möglichkeit dar, ihre Lebensenergie in ungebremster Weise auszuleben. Lustgefühle und Erotik sind ganz eng mit der Lebensenergie und dem Emotionalkörper verbunden, wobei Sigmund Freud die Libido als sexuelles Verlangen nach meiner Auffassung zu stark in den Vordergrund geschoben hat.

Emotionalität bedeutet aber noch mehr als pure Sexualität, denn Lebensenergie und Lust sind Ausdruck einer allgemeinmenschlichen Fähigkeit, ein glückliches, selbstbestimmtes und selbstreguliertes Leben zu führen, weshalb auch Kinder, im Zölibat lebende Priester oder Querschnittsgelähmte eine gute Emotionalität haben können. Entscheidend scheint mir dabei die Konfliktfreiheit, auf die ich später zu sprechen komme. Konflikte spielen bei der Blockade des Emotionalkörpers eine zentrale Rolle.

Bei Werten des Emotionalkörpers über 80 bis 100 Prozent fühlen wir uns wohl und haben gute Laune. Menschen mit hohen Emotionalwerten können aber auch intensiv todtraurig oder anderweitig „schlecht drauf“ sein. Die Depression entsteht erst durch das innerliche Erstarren und Nicht-mehr-Fühlen, wenn die Emotionalwerte unter 20 Prozent absinken (wobei dann auch immer Konflikte beteiligt sind – klinisch spricht man dabei von „verzögerter Trauerreaktion“). Gefühle positiver wie negativer Art in voller Stärke wahrzunehmen und echte Empathie[19] zu zeigen („mitzufühlen“) bedeutet, einen gesunden, frei schwingenden Emotionalkörper ohne Blockierung durch Konflikte zu haben. Natürlich zeigt ein gesunder Mensch mit einem frei schwingenden Emotionalkörper auf Dauer eher gute Laune, statt negative Emotionen zu haben. Aber kurzfristig darf man auch mal schlecht gelaunt sein, obwohl der Emotionalkörper völlig offen ist. Ein freier Emotionalkörper bedeutet ja nichts anderes als unblockiert fühlen zu können, egal, ob Positives oder Negatives.

Emotionalwerte von 30 bis –70 Prozent führen zu Zuständen neurotischen Unglücklichseins. Neurose bedeutet *per definitionem*, sich selbst das Leben schwer zu machen (etwa durch Minderwertigkeitskomplexe, Streitlust oder Ängste), und mit solch einem Dauerzustand von Frustration gehen stets niedrige Emotionalwerte einher. Natürlich hängt es von der Charakterstruktur und der persönlichen Disziplin ab (die weitgehend durch die Erziehung vermittelt wird), wie weit man andere Menschen an seinem frustrierten Zustand teilhaben läßt, indem man zum „Ekel“ oder in abgeschwächter Form zum „Langweiler“ und frustrierten Neurotiker wird. Manche Menschen sind nach außen hin liebenswürdig und gutgelaunt, während sich ihr niedriger Emotionalwert verkörperlicht („somatisiert“) hat, etwa in Form von Kopfschmerzen, Kreuzweh oder lästigen Nackenverspannungen. Wenn man solche Patienten fragt: „Wie fühlen Sie sich?“, bekommt man als Antwort: „Ziemlich bescheiden und mies, um ganz ehrlich zu sein.“ So fühlt sich niemand richtig wohl, wenn er niedrige Emotionalwerte hat, selbst wenn er es andere nicht spüren läßt.

Wegen der engen Verkoppelung der Emotionen mit der Immunabwehr haben immunologische Störungen häufig etwas mit niedrigen Emotionalwerten zu tun. Am bekanntesten in der Psychosomatik ist das Beispiel der Neurodermitis, bei der die oft dominante Mutter durch ihren Emotionalstreß (etwa mit dem Befehl „Kratz nicht!“) die Juckreizattacken beim Kind auslösen soll. Nachdem das Kind etwa in eine Klinik eingeliefert worden und die Mutter verschwunden ist, hören auch die Juckreizattacken auf (wobei ich zur Ehrenrettung der Mütter anfügen möchte, daß hinter diesem Phänomen natürlich genauso eine Geopathie stecken kann).

In der modernen Psychoneuroimmunologie gibt es noch zahlreiche andere Beispiele, die zeigen, daß Psyche und Abwehr eng miteinander gekoppelt sind. Bei meinen Untersuchungen mit dem Dunkelfeld-Mikroskop erlebe ich immer wieder, daß vorher unbewegliche Leukozyten bei Gesundung der Emotionalwerte wieder lebendige

[19] Die natürliche Empathie bei freiem, nicht durch Konflikte blockiertem Emotionalkörper stellt meines Erachtens die wichtigste Quelle natürlicher Moralempfindung dar. Mitleid und Hilfsbereitschaft sind deshalb natürliche Eigenschaften des Emotionalkörpers. Die Frage, ob der Mensch von Natur aus gut sei, kann deshalb mit Ja beantwortet werden, so lange der Mensch konfliktfrei bleibt. Erst Konflikte hemmen die natürliche Empathie und lassen negative, zerstörerische Leidenschaften entstehen. (Weitere Ausführungen dazu finden sich in meinem Buch *Durch Energieheilung zu neuem Leben.*)

Bewegungen zeigen. Auch das gesamte Abwehrsystem bessert sich bei ansteigenden Emotionalwerten, und Allergien verlaufen weniger heftig bzw. lösen sich auf.

Kinder mit niedrigen Vital- und Emotionalwerten zeigen im Unterschied zum Erwachsenen keine Symptome von Erschöpfung und Depressivität! Kinder werden bekanntlich niemals müde und haben immer gute Laune, was damit zusammenhängt, daß Kinder normalerweise hohe Vital- und Emotionalwerte haben (offenbar ein Schutz für das wachsende Ich). Gehen nun durch große Konflikte, Geopathien oder andere Faktoren die Vital- und Emotionalwerte doch einmal nach unten, zeigen Kinder Symptome von Reizbarkeit, Unkonzentriertheit und asozialem Verhalten. Der Zappelphilipp oder das hyperkinetische (ADS) und „ungezogene" Kind sind so gut wie immer mit niedrigen Vital- und/oder Emotionalwerten behaftet. Verbessert man die Energielage, verschwinden auch alle Symptome von Zappeligkeit, Fahrigkeit, mürrischem und streitsüchtigem Wesen und sofort.

Die Emotionalebene steuert nicht nur beim Menschen, sondern auch beim Tier Empfinden und Verhalten. Dabei spielen beim Menschen und beim Haustier seelische Konflikte eine Rolle, die das Energiesystem herunterdrosseln und das Verhalten neurotisch machen. Beim Wildtier führt dagegen die Konfliktfreiheit zu einem ungebremsten Riesenvorrat an Lebensenergie, was man an Phänomenen wie dem Vogelflug und tagelanger Wanderung von wildlebenden Herdentieren sehen kann.

Je mehr ein Mensch seine Konflikte löst, umso mehr erhält er an ursprünglicher Lebensenergie zurück. Das gilt im übrigen nicht nur für Sportler, die nach Beobachtungen von Trainern einen gewaltigen Leistungszuwachs erleben, wenn sie ihre Konflikte auflösen, sondern auch für Tiere. Von Trainern von Rennpferden hörte ich, daß die Psychosomatische Energetik als Wunderwaffe zur Leistungssteigerung eingesetzt wird. Durch die Konfliktfreiheit wird das Tier dabei nicht künstlich manipuliert, wie man vorschnell argwöhnt, sondern kommt wieder in Kontakt mit seinem ursprünglichen Vorrat an Lebensenergie.

Bei der **Mentalebene** handelt es sich um den Bereich des Alltagsbewußtseins, der ebenso wie die Kausalebene nur beim Menschen vorkommt, nicht dagegen bei Tier oder Pflanze. Tiere haben eine emotionale Intelligenz, die dem abstrakten Denken bekanntlich in mancherlei Hinsicht überlegen sein kann. Die Mentalebene gibt es dagegen nur beim Menschen. Sie spiegelt in grober Annäherung die Intelligenz einer Person, so daß ein Minderbegabter meist Mentalwerte um 70 Prozent oder darunter zeigt. Durchschnittlich intelligente Menschen haben dagegen ebenso wie hochintelligente allesamt Mentalwerte um 100 Prozent. Man kann deshalb anhand niedriger Mentalwerte nur besonders minderbegabte Menschen erkennen, aber anhand der Normalwerte von 100 Prozent nicht die unterschiedliche *Intelligenz* verschiedener Personen ablesen.

Symbolisch wird die Mentalebene häufig blau dargestellt. Inhaltlich entspricht sie dem Gefühl, ein Ich zu sein und die kontrollierte Herrschaft über seine eigene Person auszuüben. Dazu gehört auch das Gedächtnis als Teil der Ich-Funktion. Dieses Gefühl geht bei Menschen mit schweren Geopathien und/oder extrem großen Konflikten verloren, so daß solche unglücklichen Leute dann über Kopfleere, Unfähigkeit zu denken und schlechtes Gedächtnis klagen. Ein alleinlebender alter Herr mit einem Mentalwert von 20 Prozent beklagte sich: „Das Denken macht mir so viel Mühe, daß es sogar richtig weh tut!“ Er lag auf einer schweren Geopathie und hatte einen aktiven riesenhaften Zentralkonflikt im siebten Chakra (Großhirn), was ihn auf der Mentalebene fast völlig blockierte. Der vom Hausarzt zugezogene Neurologe sprach von einer beginnenden Altersdemenz, die sich vollständig in Wohlgefallen auflöste, nachdem der Konflikt und die Geopathie beseitigt waren. Danach wurden auch die Mentalwerte wieder normal.

Eine andere Ursache für niedrige Mentalwerte können unerträglich starke Schmerzen sein. Solche Patienten wirken eigenartig zerfahren und in ihrer Persönlichkeit blaß und abwesend, als wäre ein größerer Teil ihres Wesens irgendwo versteckt und vor dem Schmerz auf der Flucht. Die wichtigste Ursache für niedrige Mentalwerte sind jedoch Psychosen. Das betrifft nicht nur die klassische Schizophrenie, sondern auch Teilpsychosen in Form des Verfolgungswahns. Solche Menschen sind nicht mehr Herr ihrer selbst, sondern teilweise oder fast ganz zu Marionetten ihrer Wahngedanken geworden. Fast immer finden sich riesenhafte Konflikte, die ein Eigenleben bekommen haben und dieses mit allerlei Tricks verteidigen. Solche Patienten sagen mir dann: „Die Tropfen zur Auflösung der Konflikte machen mich ganz unruhig und wirr!“ Man muß solche Äußerungen als Widerstand des Konflikts durchschauen, der sich seiner Auflösung entgegenstemmt und den Patienten beunruhigt und mit Mißtrauen infiziert. Schafft man es, den Patienten zum Durchhalten zu ermuntern und dazu, daß er die Emotionalmittel geduldig weiternimmt, so schmilzt der Konflikt weiter ab und die Beschwerden werden immer geringer, bis sie schließlich ganz verschwinden. Gleichzeitig steigen dabei die Mentalwerte, und der Patient verliert zunehmend seine Psychose[20].

Zuletzt möchte ich auf die **Kausalebene** zu sprechen kommen. Sie enthält die höchsten Schwingungen aller Energie-Ebenen und wird symbolisch durch die Farbe

[20] Eine wichtige Rolle bei der Ich-Stabilisierung von Schizophreniekranken nach der Konfliktauflösung kann bekanntermaßen eine intakte, seelisch supportive und ins gewöhnliche Alltagsleben integrierte Sozialgemeinschaft spielen. Die direkten Familienangehörigen von Psychotikern zeigen dagegen oft ein ungünstiges Verhaltensmuster, das unter anderem als *double bind* bekannt ist. (Darunter versteht man das Aussenden doppelter emotionaler Botschaften, die den Kranken verunsichern.) Psychotiker gehören deshalb im Einzelfall häufig zu der kleinen Gruppe von Kranken (ebenso wie ausgeprägte Neurotiker), die oftmals durch eine bloße energetische Konfliktauflösung nicht zurechtkommen, sondern zusätzliche psychotherapeutische und soziale Hilfen benötigen.

Violett dargestellt. Die Kausalebene leitet ihren Namen vom lateinischen Begriff *causa* (Ursache) ab und hat nach der spirituellen Tradition mit dem Gesetz von Ursache und Wirkung („Karma“) zu tun. Man spricht auch vom tiefen Unbewußten, in dem die Archetypen (universelle Symbole und kollektive Inhalte des Unbewußten der gesamten Menschheit wie zum Beispiel Kreuz, Friedenstaube, Rad, Sonne, Pyramide) und natürlich ebenso die tiefen Glaubenssätze des Einzelmenschen zu finden sind. Die Kausalebene hat daher sowohl individuelle wie überindividuelle Anteile und entspricht bildlich dem „Fenster zum lieben Gott“ oder der Präsenz des höheren Selbst (des „Schutzengels“) in uns.

Die Kausalebene zeigt beim Durchschnittsmenschen normalerweise relativ niedrige Werte von 40 Prozent. Höhere Werte über 70 Prozent gehen einher mit vermehrter Intuition, Kreativität und Dynamik. Menschen mit sehr hohen Kausalwerten (über 90 Prozent) sind in der Regel starke Persönlichkeiten und ungewöhnlich sensible Menschen, die meist für parapsychologische Phänomene offen sind und selbst schon Erlebnisse mit Hellsichtigkeit, Telepathie und Präkognition gehabt haben. Menschen mit hohen Kausalwerten sind meist auch als Heiler begabt, einfach weil eine wesentlich vermehrte Menge Lebensenergie durch sie hindurchfließt. Hohe Kausalwerte erwirbt man für mein Empfinden durch viele Inkarnationen hindurch, in denen die Seele durch zahlreiche schmerzhafte Erfahrungen gelitten hat und daran gereift ist. Normalerweise kann man im Lauf eines einzigen Lebens seinen Kausalwert nur um wenige Prozent steigern.

Hochschwingende Kinder mit hohen Kausalwerten (sogenannte „Indigokinder“) wie sie in letzter Zeit in gehäufter Zahl auf die Welt kommen, können solche hohen Kausalwerte unmöglich in diesem Leben erworben haben, sondern bringen sie aus früheren Inkarnationen mit. Man denke an Wunderkinder wie Mozart, bei denen das überragende Talent für jedermann offen zutage liegt. Kinder und Jugendliche mit hohen Kausalwerten haben es oft nicht leicht, sich im Leben zurechtzufinden, vermutlich weil sie unbewußt etwas von der großen Persönlichkeit ahnen, die sie in früheren Inkarnationen einmal gewesen sind. Es fällt ihnen dann vermutlich schwer, in diesem Leben nochmals von vorne anzufangen. Ich vergleiche sie Eltern gegenüber bildhaft auch mit PS-Boliden wie Ferraris, die sich im normalen Straßenverkehr verständlicherweise schwer tun und Neid auf sich ziehen. Begreiflicherweise werden solche hochbegabten Kinder oft falsch eingeschätzt (als bockig und eigensinnig, schüchtern, arrogant usw.).

Für gewöhnlich ist es von Vorteil, hohe Kausalwerte zu haben. Der beste Weg zu höheren Kausalwerten hat mit dem Auflösen der inneren Konflikte zu tun. Keine Meditationsform und keine spirituelle Schulung kann in ihrer Wirkung damit verglichen werden, einfach weil der Durchfluß der Lebensenergie am stärksten durch

Konflikte gehemmt wird und die stärker fließende Lebensenergie („Kundalini“) uns am leichtesten mit dem Göttlichen verbindet. Öffnet man aber durch Atemübungen, Meditation und dergleichen zu früh die Schleusen des Unbewußten, ohne zuvor die Konflikte aufgelöst zu haben, kann das begreiflicherweise zu großen Gefahren führen.

Spirituelle Lehrer warnen vor Wahnsinn und schweren körperlichen Krankheiten, wenn man die Lebensenergie voll fließen läßt, ohne sich zuvor gereinigt zu haben und persönlich reif genug zu sein. Nach meiner Erfahrung zeigt uns die Weisheit des Organismus bei der Energietestung sehr genau, welche Konflikte gerade aktiv sind und aufgelöst werden dürfen. Heilt man solche Konflikte, dann öffnet sich das Unbewußte nach meiner Erfahrung genau so weit, wie es dem Entwicklungsstand der betreffenden Person entspricht. Dadurch kommt es zu großartigen Entwicklungssprüngen, die mit einer deutlichen Erhöhung der Kausalwerte einhergehen. So beginnt eine ganz natürliche Seelenentwicklung, die wegen ihrer Selbstregulierung auch keine Gefahren mit sich bringt.

Die sieben Chakren

Die sieben Energiezentren (*Sanskrit: çakra*) des Menschen haben in der Energiemedizin eine überragende Bedeutung. Sie lassen uns das eigentliche Wesen einer Krankheit viel leichter verstehen und werden dadurch zum wichtigen Dechiffrierschlüssel bei dem Bemühen, Krankheiten und seelische Mißstimmigkeiten ebenso wie charakterliche Eigenarten zu begreifen. Weil jedes Chakra eine bestimmte Eigenschaft und symbolhafte Bedeutung hat, erschließt sich dadurch der eigentliche Grund vieler Störungen leichter. Darüber hinaus begreift man auch die Dynamik und psychosomatische Entstehung vieler Störungen besser, wenn man die Chakren entsprechend einem ganzheitlichen Ansatz in sein Kalkül einbezieht. Wer als Therapeut die Sprache der Chakren beherrscht, wird nach einiger Zeit eine neue und faszinierende Methode kennenlernen, die seine diagnostischen Einsichten bereichert und seine therapeutischen Möglichkeiten wesentlich erweitert.

Die sieben Chakren

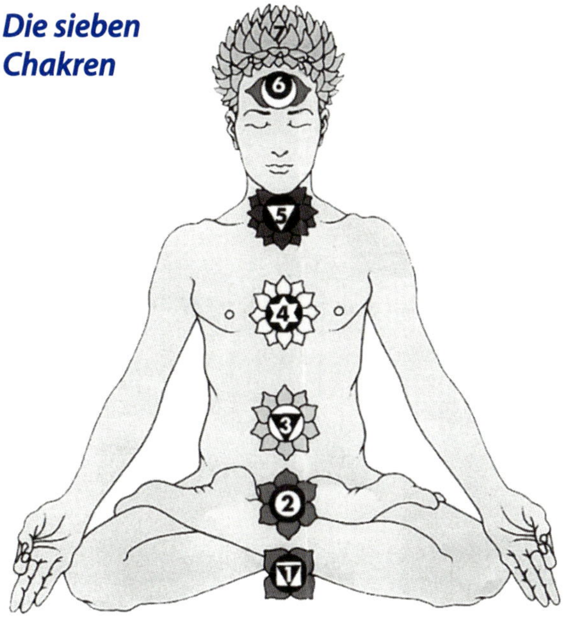

Die sieben Chakren in traditioneller indischer Darstellung als Blütenblätter (mit den tausend Blättern des Kronenchakra als Zeichen der Erleuchtung)

Das Sanskrit-Wort *çakra* bedeutet Rad oder Speiche. Diese Bezeichnung rührt daher, daß hellsichtige weise Männer im alten Indien (die erwähnten *Rishis*) in der Aura napfartige Räder oder Speichen gesehen haben, die vom Becken bis zum Kopf entlang der Mittellinie aufgereiht sind. Nach der spirituellen Überlieferung sind die Chakren Relais und energetische Transmitter für das universelle *Prana* (= Lebensenergie; indische Bezeichnung, die im Yoga verwandt wird) oder das „Fluidum" (Wortschöpfung des Hypnotiseurs Anton Messmer). In der westlichen Mythologie wird der Merkurstab, den wir als ärztliches Standessymbol in Form der gegenläufig aufgerichteten Schlangen kennen, mit den Chakren und der in ihnen fließenden Lebensenergie (indisch „Kundalini", symbolisch als Schlange dargestellt) in Beziehung gesetzt.

Insgesamt gibt es sieben Chakren, die energetisch eine ähnliche Funktion haben wie im Haushalt die Stromverteiler- und Sicherungskästen. Offenbar haben die Chakren eine übergeordnete Energieverteilungs- und Schutzfunktion; deshalb werden dort auch die schädlichen Konflikte festgehalten und, so gut es geht, neutralisiert.

Darüberhinaus haben die Chakren eine enge Beziehung zu den autonomen Nervengeflechten und zu den wichtigsten Hormondrüsen. Überall im Organismus, wo übergeordnete *energetische* „Schaltzentralen" zu finden sind, finden sich im Somatischen die gleichen Funktionen (gemäß dem alten hermeneutischen Spruch „wie innen, so außen"):

Die Chakren und ihre Zuordnung zu Hormondrüsen und Nervengeflechten

Chakra	Nervengewebe	Hormondrüse	Übergeordnete Funktion
1. Chakra	Plexus pelvinus	Ovar / Testes	Fortpflanzungssystem
2. Chakra	Plexus lumbalis	Glandula suprarenalis	„Negatives Ernährungssystem"
3. Chakra	Plexus coeliacus	Pankreas	„Positives Ernährungssystem"
4. Chakra	Plexus cardiacus	Thymus	Kreislaufsystem
5. Chakra	Ganglion cervicale	Thyreoidea	Atmungssystem
6. Chakra	Hypothalamus	Hypophyse	Unwillkürliches Nervensystem
7. Chakra	Cerebrum	Epiphyse	Willkürliches Nervensystem

(Aus Banis, R.: „Die Chakren und ihre Bedeutung in der energetischen Medizin", *Zeitschrift für Erfahrungsheilkunde* 11/86)

Die Bedeutung der Chakren geht aber noch darüber hinaus, weil ihre Größe in einer unmittelbaren Beziehung zur Bewußtseinsentwicklung des Einzelnen steht. Ein Hellsichtiger wird sagen: „Laß mich deine Chakren anschauen, und ich sage dir, wie seelisch fortgeschritten und reif du bist!" Ganz allgemein spiegeln die Chakren die Persönlichkeitsreife eines Menschen. Große Chakren bedeuten mehr Energieaufnahme, dadurch wird auch die Aura größer und leuchtender. Menschen mit einer stark leuchtenden Aura und großen Chakren haben hohe Meßwerte bei der Energietestung mit dem Reba-Test – Hellsichtige haben mir das immer wieder bestätigt.

Die Chakren haben aber auch noch eine wesentlich subtilere, ins Spirituelle reichende Bedeutung. Denn hinter dem hierarchischen Prinzip der sieben Chakren wird ein evolutionäres Prinzip deutlich. (Ich habe es in meinem Buch *Durch Energieheilung zu neuem Leben* ausführlich dargestellt und möchte hier nur auf die entsprechenden Kapitel verweisen.)

Bereits bei der Entdeckung der Chakren war den heiligen Männern des alten Indien (den erwähnten Rishis) aufgefallen, daß jedem Chakra bestimmte Eigenschaften zugeordnet werden können. Diese Eigenschaften scheinen universell gültigen Charakter zu haben und sind nach wie vor gültig. Die wichtigsten „Themen" der einzelnen Chakren möchte ich kurz beschreiben, wobei ich hier vor allem auf wichtige Funktionsstörungen und Krankheiten eingehe, die uns Therapeuten interessieren.

So steht ...

- das erste Chakra für Wille, Macht, Durchsetzungskraft, Erdung;
- das zweite Chakra hat mit Selbstbeherrschung, Kraft und Ruhe zu tun;
- das dritte mit sozialer Interaktion, mit Interesse am Einverleiben, mit Zufriedenheit, mit dem Gefühl des *Flow* – des harmonischen Fließens;
- das vierte Chakra versinnbildlicht das Schwingen und die Identität mit sich und der Welt, das Gefühl des Bei-sich-Seins;
- im fünften Chakra werden Gefühle und Gedanken in Gleichklang gebracht, gleichzeitig ist es der energetische Sitz des Denkens;
- im sechsten Chakra werden das Ich und seine Beziehung zur eigenen Innenwelt wie zur fremden Außenwelt gesteuert, dazu wird noch das Tor zur Innenwelt aufgestoßen (sechstes Auge);
- das siebte Chakra arbeitet in ähnlicher Weise, wobei es darüber hinaus Weltbilder erstellt, also die Sinn- und Ordnungsfragen des Lebens beantwortet.

Die Energie des **ersten Chakra (Beckenchakra)** dient der Erdung („mit beiden Beinen auf dem Boden der Tatsachen stehen"), der Lust zum Leben, zum Tanzen und zur Bewegung. Es hat die engste Beziehung zur Sexualität, zum genetischen Code und zum Überlebenswillen; seine Energie drückt sich aus im Überlebenskampf ebenso wie in der Sexualität. Im Bereich des Damms und des Plexus rectalis soll sich auch eine besonders große Ansammlung hochverdichteter Lebensenergie (Kundalini) befinden[21]. Hämorrhoiden und andere Rektalerkrankungen haben nach meiner Erfahrung sehr häufig nicht nur mit einer gestörten Durchblutung (wie bereits erwähnt) zu tun, sondern auch etwas mit einer gestörten Darmflora. Die Darmflora wiederum scheint mir ganz unmittelbar mit dem ersten Chakra und der dort gespeicherten Lebensenergie zusammenzuhängen, worauf ich wegen seiner Bedeutung für die tägliche Praxis besonders hinweisen möchte.

Ein gut *funktionierendes* erstes Chakra repräsentiert seelisch ein stabiles Selbstbewußtsein und das, was die Psychologie gesunden „Narzißmus" nennt, das heißt: sich selbst wertzuschätzen und zu lieben. Ohne ein gewisses Maß an Eigenliebe kann man bekanntlich keinen anderen Menschen lieben. Das *gestörte* erste Chakra hat jedoch nur an der Oberfläche mit zu geringer Eigenliebe in Form von Schüchternheit, Rückzugstendenzen usw. zu tun, aber in der seelischen Tiefe mit einem Eingemauertsein, hinter dessen Verteidigungsbastion ein sehr selbstbewußtes und stolzes Ich verborgen ist. Das gilt insbesondere dann, wenn es sich um einen Zentralkonflikt im ersten Chakra handelt. Man sollte solchen Patienten mit einem gestörten ersten Chakra und einem dort angesiedelten Zentralkonflikt Mut machen, ihre inneren Mauern zu sprengen und aus ihrem Schneckenhaus herauszukriechen, anstatt ihre fehlende Eigenliebe zu bedauern (was im Kern völlig am eigentlichen Problem vorbeizielt). Man sollte zu solchen Patienten sagen: „Hör auf, dich vor dem Leben zu verstecken, und zeige endlich deine wahren Potentiale!"

Zum ersten Chakra gehört energetisch die Mehrzahl aller Prostata- und Uteruserkrankungen. Krankheiten des Urogenitalsystems und der äußeren Geschlechtsorgane (Penis, Hoden, Vulva) haben dagegen eher eine Beziehung zum zweiten Chakra. Dem ersten Chakra zuzurechnen sind vor allem auch die Beine und ganz generell das untere Becken. Menschen mit einem gestörten ersten Chakra haben oft entweder sehr dünne „Storchenbeine" oder regelrechte „Kartoffelstampfer". Wenn jemand also Krampfadern, Knöchel- und Knieschmerzen oder Hüftprobleme hat und im Energietest spricht das erste Chakra an, dann kann man wegen der engen energeti-

[21] Erleuchtung und Aufsteigen der im Becken gespeicherten Kundalini-Energie hinauf in den Kopf werden von manchen Yogaschulen (Tantriker) gleichgesetzt. Dem scheint jedoch nicht nur eine ausschließlich religiöse Bedeutung zuzukommen. Erstmals hat der Inder Gopi Krishna in seiner Autobiographie beschrieben, daß eine unerwartet „erwachende" Kundalini-Energie körperliche Schmerzzustände, Lähmungen und dergleichen sowie regelrechte seelische Katastrophen – etwa in Form eines Psychose-Schubs – auslösen kann. Dem entspricht die Erfahrung bei Energietestungen von Psychotikern, daß sie häufig energetisch regelrecht „in der Luft" hängen und hohe Kausalwerte haben, die Kundalini gewissermaßen zu einer Teil-Erleuchtung geführt hat, jedoch die Erdung in Form der drei anderen Energie-Ebenen fehlt (was sich in niedrigen Werten der Vital- , Emotional- und Mentalebenen bestätigt).

schen Beziehung die Hoffnung hegen, daß bei Harmonisierung des ersten Chakras auch die Beinprobleme sich wesentlich verbessern oder ausheilen werden. Oft verändert sich mit der Zeit auch die Beinform und erhält zunehmend harmonische Proportionen – die Beine wirken dann nicht mehr wie Fremdkörper, sondern authentisch und präsent (– grundsätzlich ein allgemeingültiges Merkmal jeder guten energetischen Funktion).

Auch viele Sexualprobleme haben ihre Ursache in Energieblockaden des ersten Chakra. In solchen Fällen sollte man mit dem Organtestsatz (Fa. Rubimed) nachprüfen, ob beim Mann Prostata- bzw. bei der Frau Uterus- und Adnexerkrankungen vorliegen, die dann entsprechend behandelt werden sollten (vgl. das spätere Kapitel über den Organtestsatz). Das kindliche Bettnässen ist sehr häufig mit einer Blockade des ersten Chakras verbunden, und oft verschwindet es bereits in der ersten Nacht, nachdem der zugehörige Konflikt aufgelöst wurde. (Oft sind es die Konflikte „hilflos“ oder „nicht gut genug“.)

Das **zweite Chakra (Nierenchakra)** hat entwicklungsgeschichtlich mit der frühen Jugend zu tun, während das erste Chakra noch der Kleinkindphase entspricht. Im Alter zwischen dem 7. und 14. Lebensjahr bekommt die Nebenniere eine große Bedeutung. Die Nebenniere als Streßorgan *par excellence* hat eine kommunikative Funktion, weil Cortisol und Adrenalin auf der hormonellen Ebene unsere Auseinandersetzung mit der Umwelt ermöglichen (in Form von Streß, Aggressionen usw.). Das zweite Chakra hat darüber hinaus weitere seelische Funktionen, indem man lernt, seine Aggressionen zu dosieren, sich mit dem Mitmenschen auseinanderzusetzen und in einer hierarchischen Sozialordnung zu etablieren. Wenn man die sieben Chakren als Durchgangsstationen des individuellen Lebensweges deutet, wie dies (in einem Sieben-Jahre-Rhythmus) Rudolf Steiner vorgeschlagen hat, so gehört es zur Aufgabe des zweiten Chakra, um seinen Platz in der Gesellschaft zu kämpfen. In Analogie zur individuellen Reifung einer Einzelperson kann man auch die Entwicklung der gesamten Menschheit mit den Chakren in Beziehung setzen. In primitiven Gesellschaften finden am Ende dieser Entwicklungszeit Mannbarkeitsrituale und Initiationsriten statt – alles Vorgänge, die psychoenergetisch mit dem zweiten Chakra zu tun haben, wo es um Aggressionen und elementare Sozialordnungen geht (im Sinne von Macht und Hierarchien).

Eine *Störung* im zweiten Chakra führt oft zu einem permanenten Dauerstreß, der bereits von der Haltung her am vorgewölbten Bauch und am Hohlrücken erkennbar ist. Störungen des Ileosakralgelenks und die „Wetterecke“ um das Bandscheiben-Areal L4/L5 gehören ebenso zum zweiten Chakra wie die Nieren. Menschen mit einer chronischen Nierenkrankheit haben nach meinen Erfahrungen überzufällig häufig ein gestörtes zweites Chakra. Wenn der Zerstörungsprozeß der Nieren zu weit fortgeschritten ist, kann man natürlich keine Wunder bewirken, aber zumindest so etwas wie die unangenehme Übelkeit nach der Dialysesitzung lindern. Zum zweiten (ebenso wie zum ersten und dritten) Chakra gehören im übrigen aus der energetischen Betrachtungsweise pathophysiologisch alle Darmflorastörungen und zahlreiche Darmkrankheiten.

Das **dritte Chakra (Oberbauchchakra)** hat mit der Lust zu tun, sich Dinge und Energien einzuverleiben und Vertrauen in die mütterlich nährende Eigenschaft der Umwelt zu entwickeln. Vom dritten Chakra werden auf energetischer Ebene nicht nur körperlicher Hunger und das später folgende befriedigende Sättigungsgefühl vermittelt, sondern auch der seelisch-emotionale Hunger und seine Befriedigung. Sattsein als physischer Zustand nach dem Essen und Sattsein als Gefühl von Wohlbehagen sind psychoenergetisch das gleiche! Deshalb versteht man auch, warum aus psychoenergetischem Frust häufig Eßprobleme entstehen. Frustration und seelisches Unbefriedigtsein führen bekanntermaßen oft zu Süchten, zu Übergewicht oder zur Magersucht als Abwehrhaltung. Bei Frauen mehr noch als bei Männern verstärkt die Abnahme der körperlichen Attraktivität durch Adipositas natürlich den Zustand der seelischen Frustration. Häufig stecken solche Menschen in einem Teufelskreis von Zorn auf sich selbst, Depression, Bockigkeit und vermehrtem Essen.

Aber nicht nur die orale Sucht, sondern jede Jagd nach mehr Besitz kann etwas mit einem gestörten dritten Chakra zu tun haben – etwa die lebenslange Suche nach einem spirituellen Guru bei einer hochschwingenden Frau. Das Unersättliche und dabei chronisch Unzufriedene kann als Hauptmerkmal aller Störungen des dritten Chakras angesehen werden. Dazu haben viele Menschen mit einem gestörten Chakra Oberbauchprobleme in Form von Verstopfung (Colon elongatum und Divertikel), Galleflußstörungen und Magenbeschwerden. Viele sogenannte „Koryphäen-Killer“ (Patienten, denen selbst hochrangige Spezialisten nicht helfen können) mit ihrem unheilbaren Kranksein sind Menschen mit einem tiefen inneren Dauerfrust und einem gestörten dritten Chakra. Steigerungen in Form des Münchhausen-Syndroms (Leute, die sich künstlich krank machen) sehe ich dagegen eher bei Hysterikern mit einem gestörten zweiten oder sechsten Chakra.

Das **vierte Chakra (Herzchakra)** entspricht energetisch der Mitte des Menschen, wenn man sich die Chakren wie Zwiebelschalen vorstellt:

Die Beziehung der Chakren untereinander

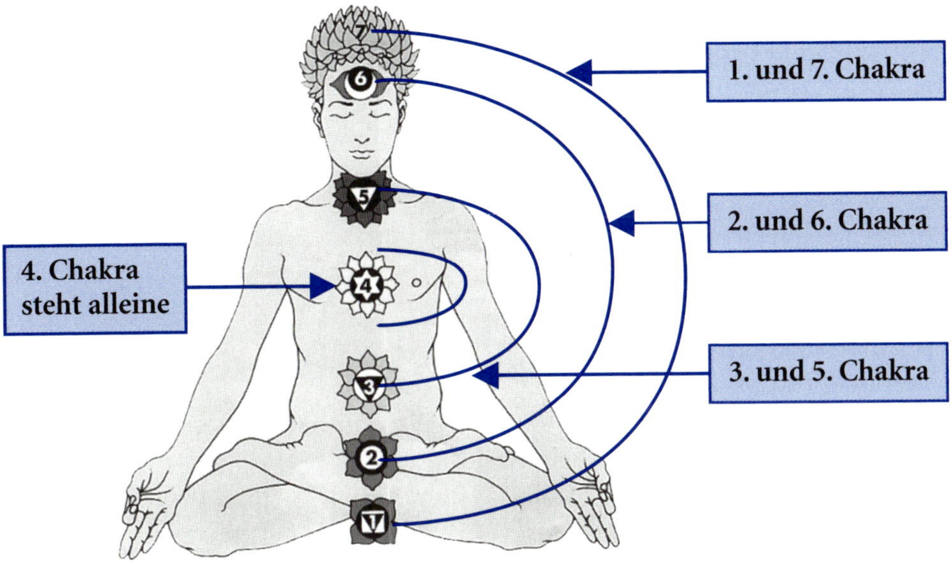

Die zentrale Stellung des vierten Chakra im Energiesystem findet organische Äquivalente in den lebenswichtigen Organen Herz, Thymus und Lunge. Wenn das Herz zu schlagen aufhört oder die Atmung aussetzt, müssen wir innerhalb kurzer Zeit sterben. Deshalb sind alle Formen von Ängsten unmittelbar mit dem vierten Chakra verknüpft. Neben dieser direkt erfahrbaren, oberflächlichen Ebene besitzt das Herzzentrum aber noch eine besondere Tiefendimension. Das Herzchakra stellt nämlich vor allem das Zentrum unseres Selbst dar. Was uns zu Herzen geht, berührt uns im tiefsten Kern unseres Wesens. Später – bei der Besprechung des Zentralkonflikts – komme ich noch eingehender auf diese tiefenpsychologische Ebene zurück, die mit unserem „inneren Kind" und dem „höheren Selbst" zu tun hat.

Etliche Lungen- und Herzkrankheiten können mit Störungen des vierten Chakras zusammenhängen (aber natürlich nicht alle solche Krankheiten, da auch andere Chakrastörungen dafür verantwortlich sein können). Der Patient hat „Glück im Unglück", wenn wir eine Herzchakra-Störung finden und er auf der körperlichen Ebene eine Herz- oder Lungenkrankheit zeigt. Denn mit der Harmonisierung der

Chakrastörung verschwinden häufig auch die segmentalen Körperkrankheiten – etwa ein Asthma bronchiale oder Herzrhythmusstörungen. Auch Krankheiten der weiblichen Brust sind häufig mit Herzchakra-Störungen verbunden. Darüber hinaus führen Herzchakra-Störungen oft zu einer ganz eigentümlichen Mißbefindlichkeit mit ausgeprägter Erschöpfung, die mit der zentralen Stellung des Herzchakras zu tun hat und sich als seelische Ruhelosigkeit, tiefe Mutlosigkeit oder als lähmende Schwäche äußern kann.

Das **fünfte Chakra (Halschakra)** als emotionales Tor hat eine Schleusenfunktion, weil sich an dieser Stelle das aufsteigende Gefühl und der kontrollierende Verstand gegenüberstehen. Wenn man nicht weinen will, unterdrückt man das aufsteigende Gefühl im Halsbereich und bekommt daraufhin prompt einen Kloß oder Würgegefühle. Man verspannt auf ähnliche Weise seine Nackenmuskeln und bekommt einen steifen Hals. Das fünfte Chakra als Kontrollposten, der Verstand und Gefühl balanciert, wird dadurch zu einer wichtigen psychosomatischen Problemzone – weil diese Kontrolle, wie das angeführte Beispiel mit dem unterdrückten Weinen zeigt, oft nur mühsam aufrechterhalten wird und die daraus entstandene psychoenergetische Spannung diverse Störungen wie Globusgefühle, HWS-Beschwerden, Kieferverspannungen usw. zur Folge haben kann. Neben dem Hals gibt es noch andere Körpersegmente, die übergeordnete psychosomatische Kontrollfunktionen besitzen und die ich an dieser Stelle aufzählen möchte.

Körpersegmente mit Kontrollfunktion sind:

1. das Becken – Chakra 1 und 2 („Gesäßbacken zusammenkneifen“ mit Störungen wie Anorgasmie, Dyspareunie, Minderwertigkeitsgefühlen usw.),
2. das Zwerchfell – Chakra 3 und 4 („Atem anhalten“ mit Asthma, sensiblem Bronchialsystem, Hypotonie und Orthostase, Ängstlichkeit) sowie
3. der Hals- und Kieferbereich – Chakra 5 und 6 („Zähne zusammenbeißen“ mit Bruxismus, Spannungskopfschmerz, Nackenverspannungen, Tinnitus, Halsstarrigkeit, Ärger hinunterschlucken usw.) und
4. die Schläfen- und Stirnpartie – Chakra 6 und 7 („Das kriege ich nicht in meinen Kopf hinein, Brett vor dem Kopf“ mit Migräne, Denk- und Konzentrationsstörungen, sich dumm stellen usw.).

Das fünfte Chakra hat mit allen Halserkrankungen wie Angina oder Heiserkeit zu tun sowie mit dem Nacken, der Schilddrüse und dem Unterkiefer. Menschen mit einem Zentralkonflikt im fünften Chakra sind überstreng und kontrolliert. Sie neigen zu disziplinierter Pflichterfüllung und blocken die anarchischen, wilden Emotionen und Triebe weitgehend ab, die nach oben drängen. Das fünfte Chakra kann auch als das energetische Zentrum der Intellektualität, der Mitteilungsfreude und der Konstanz von Moral, Vorschriften und Gesetzen betrachtet werden.

Menschen mit einem zu stark gestörten fünften Chakra (das heißt die sogenannten „zwanghaften" Charaktertypen, Näheres dazu später) sollten lernen, sich selbst nicht zu stark zu kontrollieren und die fröhliche Unbeschwertheit und Spontaneität des Lebens auszukosten. Diese Schwierigkeiten zusammen mit der ärgerlichen Unfähigkeit, Kontrollzwänge aufzugeben, sind jedem vom Nicht-einschlafen-Können vertraut. Je mehr man Schäfchen zählt (im Grunde ein Trick, um durch überstarke Kontrolle den Kontrollzwang zu überspielen, das heißt eine paradoxe Intervention), umso nervöser und wacher wird man, weil das Schäfchenzählen als zu plumper Trick daherkommt. Auch der Mensch mit einem gestörten fünften Chakra hat es aus diesem Grund nicht leicht, seine quälenden Zwänge und seine zu große Strenge aufzugeben. Die Aufforderung „Seien Sie doch endlich mal spontan!" kann als ein Widerspruch in sich aufgefaßt werden, denn man kann nicht willkürlich etwas Unwillkürliches herbeiführen.

Das **sechste Chakra (Stirnchakra)** wird symbolisch als drittes Auge dargestellt. Von alters her wird das dritte Auge mit Intuition, sechstem Sinn und dem Erwachen der Erkenntnis vom göttlichen Urgrund der Welt zusammengebracht – gewissermaßen allesamt bereits Vorstufen der Erleuchtung, die dann im siebten Chakra stattfindet. In Indien wird bis zum heutigen Tag zwischen den Augenbrauen ein farbiger Punkt gemalt, der das erwachte „dritte Auge der Weisheit" symbolisieren soll. Anatomisch-funktionell entspricht das dritte Auge dem autonomen Nervensystem und der Hormonsteuerung durch den Hypothalamus und das hypophysär-limbische System. Dort werden integrative Steuerungen des Gesamtorganismus überwacht, die einer eigenständigen, willentlich nicht beeinflußbaren höheren Intelligenz gehorchen.

So wie das Ganze mehr ist die Summe der Teile, haben Menschen mit einem gestörten sechsten Chakra auch mehr Störungen, als man zunächst annehmen möchte. Man wird an ein Chamäleon erinnert, das den Therapeuten mit ständig variierenden Beschwerden auf Trab hält. Somatoforme Störungen respektive vegetative Dysfunktionen sind typische Störungen des sechsten Chakra, von Störungen des Schlaf-Wach-Rhythmus, der Sexualität bis zu Allergien und funktionellen Magen-Darm-Störungen. Auch Herzkrämpfe oder Atembeschwerden, zahlreiche Formen von

Kopfschmerz und Kieferbeschwerden, Verspannungen der oberen Halswirbelsäule sowie Hormonstörungen (klimakterische Beschwerden, PMS, Menstruationsstörungen usw.) gehen mit einem gestörten sechsten Chakra einher. Zum Stirnchakra gehören auch der Oberkiefer, die Nase mitsamt den Nebenhöhlen, die Ohren, das Gleichgewichtsorgan sowie Teile der äußeren Augen (Conjunctiven, Augenlider), so daß entsprechende Krankheiten häufig auf Störungen des Stirnchakras zurückgeführt werden können.

Das **siebte Chakra (Kronenchakra)** hat mit dem Alltagsbewußtsein, dem Ich-Gefühl und der normalen Verstandestätigkeit zu tun. Wenn das siebte Chakra psychoenergetisch zu erwachen beginnt, wie man das bei Erleuchtungsvorgängen beobachten kann, wird es in der spirituellen Überlieferung mit der vollen Entfaltung aller menschlichen Möglichkeiten gleichgesetzt (mit der Erleuchtung, indisch „Samadhi"). Dabei erlebt sich die vorher getrennte Individualseele wieder als vereint mit dem Göttlichen, was große Glücksgefühle und eine tiefe Erkenntnis vermitteln soll. Der tausendblättrige Lotus symbolisiert das voll erwachte siebte Chakra. Meiner Einschätzung nach ist der Erleuchtungsvorgang damit jedoch nur eingeleitet und er findet seine Vollendung im vollständigen Erwachen des Herzchakras, welches alle menschlichen Potentiale in sich vereint[22].

In alten Zeiten war der König derjenige mit dem höchstentwickelten siebten Chakra (Kopf- oder Kronenchakra). Diese Sonderstellung wurde durch die Königskrone ausgedrückt und sollte jedermann im Volk klar machen, daß der König mit seinem hohen Bewußtsein am besten im Stammesinteresse entscheiden konnte. Das siebte Chakra versinnbildlicht die Überwindung des persönlichen Ego und ist dadurch ein Garant für gerechte Entscheidungen und gerechte Machtausübung. Ähnliches finden wir übrigens in der Gestaltung des Heiligenscheins, der indianischen Häuptlingsfedern oder der Dornenkrone Jesu.

Nun haben wir es in unserer täglichen Praxis selten mit Erleuchteten zu tun, und wer sich für erleuchtet hält, signalisiert uns Ärzten damit, daß er höchstwahrscheinlich unter einer Psychose leidet (bzw. viel häufiger: daß er ein Prä-Psychotiker ist). Psychotiker erkennt man beim Energietest an niedrigen Mentalwerten, während ein

[22] Es ist also eigentlich ein Irrglaube, das Kronenchakra als höchstes Chakra anzusehen. Ich vermute, daß der Entwicklungsschritt vom Buddhismus zum Christentum dem Schritt vom Kronen- zum Herzchakra entspricht. Buddha hat nach mehreren Kommentatoren Christus vorhergesehen und sich im übrigen stets als Brücke oder Wegweiser empfunden. Wir können dieses „Herz-Prinzip" auch als Herz eines Boddhisattva, von Allah, Mutter Maria oder wem auch immer sehen: Es handelt sich immer um Chiffren, die eine bestimmte andere Wirklichkeit umschreiben. Wenn wir das Herz als höchstes Chakra realisieren, wird auch die Unsinnigkeit einer egoistischen, monomanen Erleuchtungssuche klar. Ich kann nicht rein intellektuell und rational etwas suchen, was mit Herzlichkeit und Mitmenschlichkeit zu tun hat.

echter Erleuchteter sowohl hohe Mental- wie vor allem hohe Kausalwerte besitzt (– das ist gewissermaßen der Lackmustest). Mir sind in meiner gesamten Laufbahn ungefähr ein Dutzend Menschen begegnet, die auf allen vier Energie-Ebenen Meßwerte von 100 Prozent hatten. Jeder dieser Leute hätte mich für verrückt erklärt, wenn ich bei ihm von „Erleuchtung" gesprochen hätte. Ihr gemeinsames Kennzeichen ist eine tiefe Menschlichkeit, ehrliche Bescheidenheit, seelische Größe (Weisheit, Klugheit) und die Fähigkeit zu spontaner und warmer Empathie. Alle diese hochschwingenden Menschen haben übrigens einen großen Teil ihrer Konflikte überwunden, was natürlich nicht verwundert: Die Konflikte sind die stärksten Energieräuber und trennen uns von unserem wahren Selbst.

Dem siebten Chakra entspricht anatomisch gesehen das Großhirn sowie der obere Teil des Schädels mit den Augen (als vorgewölbter Hirnteil). Viele Hirntumoren ebenso wie viele Formen von Epilepsie, Absèncen und Hirnleistungsstörungen sind oft Ausdruck von Störungen des siebten Chakra. Auf der seelischen Ebene findet man des öfteren Verkennungen der Realität in Form eingebildeter, irrealer Wunschgebilde und des uneingestandenen Schmerzes, daß die Welt viel schlechter sei, als man je gedacht habe. Im Grunde glauben solche Menschen im tiefsten Inneren, besser als die anderen zu sein. Besitzgier und Mißtrauen sind ebenfalls typische Emotionen des siebten Chakras: Man stellt die Fassade des Besitzes über die Realität, rennt im Grunde der Fassade hinterher statt der sinnlich faßbaren Realität und wittert grundsätzlich bei jedermann das Schlechte. Stets sind bei Störungen des siebten Chakra innere und äußere Realität falsch gewichtet, so daß Illusionen über das Reale die Überhand gewinnen.

Zum Abschluß möchte ich noch auf die Beziehung der Chakren untereinander zu sprechen kommen (s. Abbildung Seite 57). Am Anfang meiner energetischen Forschung stand die verwirrende Beobachtung, daß Männer mit einem Schlaganfall häufig eine Chakra 1-Blockade haben, die sich beispielsweise als eine energetisch schwer störende Prostata zeigt. Oder eine Frau mit gestörtem drittem Chakra klagt über lästige Nackenverspannungen, die jeder Therapie trotzen. Des Rätsels Lösung liegt darin, daß die Chakren untereinander feste Beziehungen haben. Jemand mit einem gestörten zweiten Chakra hat zwangsläufig ein gestörtes sechstes Chakra, so daß sein beständiges Kopfweh oder seine Nebenhöhlenentzündung vom zweiten Chakra herrühren können. *Wenn ich Patienten ihre Heilungsaussichten erkläre, versäume ich deshalb nie, auf die Beziehung der Chakren einzugehen!* Denn der Patient will von mir als Therapeut am Ende der Konsultation möglichst viel Heilungsversprechen mit nach Hause nehmen, um mehr Hoffnung schöpfen zu können.

Nicht versäumen möchte ich, auf die energetische Fülle *vor* und *in* einem gestörten Chakra hinzuweisen (wenn man sich den Energiefluß aufsteigend vorstellt: Die

Lebensenergie strömt von unten nach oben). Genauso gibt es eine Leere *nach* der Energieblockade. Jemand mit einem gestörten dritten Chakra klagt beispielsweise oft über Gefühle von Druck oder Schwere im Oberbauch, während das vierte Chakra ihm ganz leer und geschwächt vorkommt. Medizinisch sprechen wir in solch einem Fall vom „Römheld-Syndrom“, und der Röntgenologe findet gestaute Darmschlingen voller Luft, die über ein hochgedrücktes Zwerchfell Herzbeschwerden auslösen. Energetisch gesehen staut sich in einem solchen Fall die Lebensenergie auf ihrem Weg nach oben im Bereich des Oberbauchs, weshalb im darauffolgenden Herzchakra eine energetische Leere entsteht. Sinngemäß gilt das Gesagte natürlich auch für alle anderen Chakren.

Das autonome Nervensystem und die Therapie der Chakren

Bevor ich die Bedeutung der Konflikte erkannte, habe ich über ein Jahrzehnt mit gutem Erfolg das autonome Nervensystem und die Chakren therapiert. Sobald ich verstanden hatte, daß unbewußte Konflikte die eigentliche Ursache sind, wurde dieses Vorgehen immer unwichtiger. Doch nach wie vor greife ich bei der Diagnostik auf diesen wertvollen Wissensschatz zurück, weil ich den Patienten (und mir selbst) dadurch besser begreiflich machen kann, wie es zu bestimmten Störungen kommt. Weil das autonome Nervensystem sehr viel mit dem Fühlen und mit allen subjektiv empfundenen Beschwerden zu tun hat, erklärt dieser Zugang die Beschwerden eines Patienten viel besser als ein bloß morphologischer Befund.

Als erstes muß man sich darüber klar werden, daß das autonome oder vegetative Nervensystem energetisch sehr eng mit dem Vital- und dem Emotionalkörper verkoppelt ist. Wie kraftvoll (fit) und emotional lebendig man sich fühlt, hängt unmittelbar vom Vegetativum ab. Wer dafür praktische Beispiele haben möchte, braucht nur seekrank zu werden oder durch eine Geopathie längere Zeit Schlafstörungen zu bekommen. Störungen wie Seekrankheit oder chronische Schlafstörungen zerrütten das autonome Nervensystem, deshalb kann es sein, daß man danach leichter schwitzt bzw. friert, daß einem übel und schwindelig wird und man sich müde und schlecht gelaunt fühlt. Wenn vegetative Mißbefindlichkeiten längere Zeit anhalten, sinken die Vital- und Emotionalwerte ab und bestimmte charakteristische Beschwerden und diagnostische Zeichen tauchen auf. Durch die Verkrampfung der Kapillaren (der sich in der Dunkelfeld-Mikroskopie[23] als „Geldrollenbildung" zeigt)

[23] Unter der „Dunkelfeld-Mikroskopie" versteht man in der naturheilkundlichen Diagnostik eine spezielle mikroskopische Darstellung des frisch entnommenen, unbehandelten Blutstropfens. Die Bestandteile des Blutes leuchten vor dunklem Hintergrund auf, so daß man an einen Sternenhimmel erinnert wird. Dadurch werden die asymmetrischen Membranen und ringförmige bzw. blaß schimmernde Einschlüsse der Erythrozyten, die Verklumpungstendenz (Geldrollenbildung) und andere Phänomene wie Fibrinbildung sichtbar, die bei saurem Stoffwechselmilieu üblicherweise auftreten. Es gibt kaum ein besseres Diagnostikum des Milieus. Bei modernen Dunkelfeld-Mikroskopen kann der Patient darüber hinaus das Geschehen an einem Fernsehmonitor mitverfolgen und seine Blutbefunde erklärt bekommen, was die Kooperationsbereitschaft und das Verständnis für das Krankheitsgeschehen enorm fördert.

sieht man blaß und schlecht aus, und man bekommt eine schlechte Durchblutung, die sich entweder in gestauten *heißen* Extremitäten äußert (durch kompensatorische Kapillarstase) oder in *kalten* Händen und Füßen, in Orthostaseneigung oder in (kompensatorischer) Hypertonie zeigt. Man wird infektanfälliger und bekommt Störungen der Darmperistaltik, die nach kurzer Zeit zu Darmflorastörungen führen können (welche wiederum das Immunsystem schwächen). In der Dunkelfeld-Mikroskopie sieht man bei Darmdysbiose und saurem Stoffwechsel weniger feine tanzende Eiweißmoleküle (durch die Brownsche Molekularbewegung ausgelöst), statt dessen mehr grobe, unverdauliche Eiweißklumpen und Fibrinfäden – lauter Zeichen der Verschlackung.

Es ist leicht nachvollziehbar, daß man durch Störungen des autonomen Nervensystems auf die Dauer krank werden kann. Viele Jahrzehnte überschätzte man in der Medizin jedoch die Bedeutung des Vegetativums und rechnete beispielsweise allergische Krankheiten wie Asthma bronchiale oder Neurodermitis zu den sogenannten psychosomatischen Krankheiten. Heute weiß man, daß bei Asthma und Neurodermitis eine angeborene allergische Überempfindlichkeit (Atopie) die Hauptrolle spielt. Allergische Erkrankungen gewinnen in unserer modernen Gesellschaft immer mehr an Bedeutung.

Rund ein Fünftel aller Erwachsenen und bereits ein Drittel aller Kinder haben Allergien, und an der steigenden Zahl kranker Kinder kann man unschwer ablesen, daß die Zahl der Allergiker ständig zunimmt. Umweltbewußte Kritiker machen dafür die zunehmende Verbreitung von Giften verantwortlich. Tatsächlich konnte man in Japan nachweisen, daß die Zahl der Allergien an vielbefahrenen Straßen höher war als in ländlichen Wohngebieten. Des Rätsels Lösung fand sich in Rußpartikeln, die sich an Pollen anheften, wodurch die allergischen Reaktionen heftiger ablaufen.

Ein weiterer Beweis für die Hypothese der Umweltbedingtheit wird darin gesehen, daß Allergien in primitiven Gesellschaften anscheinend nahezu unbekannt sind. Je mehr die Zivilisation voranschreitet, desto mehr Allergien treten auf. Viele ökologisch denkende Menschen machen *allein* Umweltgifte für Allergien verantwortlich, doch würde ich das nicht so verabsolutieren. Die Hauptursache für die steigende Zahl der Allergien liegt meines Erachtens nicht bei den Umweltgiften, sondern im Fehlen von Schmutz in unserer modernen Welt, mit dem sich das menschliche Abwehrsystem in primitiven Gesellschaften auseinandersetzen muß. Beispielsweise haben die Amazonas-Indianer fast alle den Darm voller Parasiten; dies beschäftigt das Abwehrsystem dermaßen, daß es für das Entwickeln von Allergien sozusagen keine Zeit mehr hat. Auf eine Kurzformel gebracht heißt dies:

Allergien entstehen nicht durch zu viele Gifte, sondern vor allem durch zu wenig Schmutz!

Ein japanischer Forscher hat sich aus Neugier mit Würmern infiziert – zugegebenermaßen eine ekelerregende Verfahrensweise, die aber von Erfolg gekrönt war, denn er verlor durch die Eingeweidewürmer prompt seine starke Allergie.

Heutzutage empfehlen Experten den Müttern von Babys, die allergiegefährdet sind, weil einer der Elternteile oder gar beide Allergiker sind, das Kind möglichst lange zu stillen – genauso wie das in primitiven Gesellschaften der Fall ist. Das Stillen versorgt das heranreifende kindliche Abwehrsystem mit mütterlichen Schutzstoffen, die vor Allergien schützen. Zusätzlich empfiehlt man, das Kind ohne Bedenken auch mal einem gewissen Maß an Schmutz auszusetzen und sich mit hygienischen Maßnahmen zurückzuhalten, sobald es zu krabbeln beginnt. Optimal wäre das Heranwachsen auf einem Bauernhof, insbesondere für Kinder, die besonders allergiegefährdet sind. Und ideal wäre natürlich, Allergien gleich im Keim zu ersticken, indem man Baby und Mutter bereits präventiv behandelt. Eine einfache Möglichkeit dazu sind Impfungen des Neugeborenen mit Eubionten[24] (zum Beispiel Mutaflor® Suspension – nach meiner Erfahrung das beste Mittel – für einige Wochen täglich auf die Zunge, dazu Bifidusbakterien, Symbioflor® I und II oder Colibiogen®). Zusätzlich sollte man frühzeitig die bei Allergien immer vorhandenen psychoenergetischen Blockaden löschen. Damit kann der Ausbruch einer Allergie in vielen Fällen verhindert werden.

Zu den vermeintlich psychosomatischen Krankheiten gehört auch das Ulcus duodeni, das heute unzweifelhaft auf eine Helicobacter-pylori-Infektion zurückgeführt werden kann. Häufig haben Ulcuskranke natürlich trotzdem ein gestörtes drittes Chakra, dessen Behandlung durch Konfliktauflösung die Restbeschwerden beseitigt, die viele Patienten nach der Beseitigung des Helicobacter immer noch plagen (ausgelöst etwa durch Gallereflux und eine Hiatushernie).

---

[24] Gerade in der Impfung des Neugeborenen mit Eubionten (innerhalb der ersten Lebenswochen und Monate) liegt eine große therapeutische Chance, das kindliche Immunsystem in gute Bahnen zu lenken und Allergien vorzubeugen. Wenn man sich klar macht, daß das Kind in dieser Phase von den direkten Kontaktpersonen wie Mutter, Vater, Verwandten usw. mit deren Darmflora sukzessive infiziert wird, wobei diese Angehörige sehr oft einen dysbiotischen Darm haben (der in unserer Hochzivilisation weit verbreitet ist), begreift man sofort die große Chance, die sich da bietet. Hat man nämlich erst einmal „den Dreck der Verwandtschaft" im Darm, kann das Darmmilieu später nur sehr viel schwerer saniert werden, weil ein großer Teil der bakteriellen Darmbewohner dort dauerhaft „ortsansässig" geworden sind. Haben sie sich einmal eingenistet, wird man sie kaum mehr los!

Nur für Therapeuten:

In unserer Praxis verwenden wir einen Helicobacter-Schnelltest und testen daraufhin, welches Triple-Schema (von Antibiotika) die besten Resultate liefert[25]. Im Gegensatz zum traditionellen Gastroenterologen, der sich bei Gabe von Antibiotika nicht um die Darmflora kümmert, empfehle ich viel Bioghurt während der Therapie und nach der Kur eine kurzfristige zehntägige, aber hochwirksame symbiotische Therapie, zum Beispiel wie folgt:

Mutaflor® Ardeypharm 100 Kps. N1, S. 2 Kps täglich unzerkaut
Hylak forte® 100.0 Merckle, S. 10 ml täglich (unmittelbar vor der Mutaflor-Einnahme)

Es gibt kaum dankbarere Patienten als jene, die ihr Leben lang vom Helicobacter mit Bauchweh geplagt wurden (häufig bereits als Kinder) und dann zum ersten Mal völlig schmerzfrei leben können. Ergänzen möchte ich, daß ich außer von Wismut (mit dem nur 20–30 Prozent Eradikation bei hoher Toxizität gelingt) nur wenige gute Ergebnisse von anderen Therapien gesehen habe. Der Goldstandard der geglückten Eradikation ist bekanntlich das Negativwerden des Helicobacter-Tests bei entsprechender Beschwerdefreiheit.

Wenn in der wissenschaftlichen Medizin psychosomatische Krankheiten immer mehr zu verschwinden scheinen (und etwa als Diagnosen bei Entlassung aus dem Krankenhaus immer seltener auftauchen), ist das natürlich keineswegs als Zeichen dafür zu werten, daß Krankheiten keine psychischen Hintergründe haben. Man kann es eher als Zeichen dafür werten, daß die herkömmlichen Diagnose- und Therapiemethoden bislang schlichtweg versagt haben. Man hat meines Erachtens zu kurz gedacht, weil die meisten Krankheiten viel stärkere genetische Ursachen haben (wie im Fall von Allergien), als man vorher angenommen hat, oder man hat andere

[25] Skeptiker argwöhnen beim Medikamententest oft, daß Unwissenschaftlichkeit im Spiel sei, wobei sie die grandiosen Möglichkeiten im Sinne einer therapeutischen Feinabstimmung übersehen. Dafür möchte ich ein prägnantes Beispiel aus meiner eigenen Testtätigkeit anführen. So habe ich in meiner Praxis mehrere Jahre lang den Helicobacter pylori mit einem vorher ausgetesteten Triple-Schema (Metronidazol, Clarithromycin und dazu ein H2-Blocker wie Ranitidin) behandelt, ein Therapieregime, das damals völlig unsinnig erschien und bei Kollegen Kopfschütteln hervorrief, aber einige Jahre später in internationalen Vergleichsstudien die besten Ergebnisse brachte und als „italienisches Schema“ berühmt wurde. Meine Testungen hatten den Vorteil dieses Schemas lange vor dessen offizieller Propagierung gezeigt.

Faktoren wie Magenbakterien nicht in Betracht gezogen. Gleichwohl sind meines Erachtens auch bei solchen nicht psychisch anmutenden Krankheiten (wie durch Helicobacter bedingten Magengeschwüren) seelische Faktoren beteiligt, auf die ich später im Kapitel über den Zentralkonflikt näher eingehe. Erst wenn wir den Zentralkonflikt und seine karmischen Gesetzmäßigkeiten begreifen, können wir die ganze Vielschichtigkeit solcher Krankheitsprozesse verstehen .

Das Zurückdrängen psychosomatischer Krankheitsmodelle hat aber noch eine weitere Ursache, die damit zusammenhängt, daß in der wissenschaftlichen Medizin bis heute keine zuverlässigen Diagnoseverfahren zur Verfügung stehen, mit denen man autonome Fehlregulationen erkennen kann. Das Einzige, was der Arzt einsetzen kann, sind seine fünf Sinne – wenn ihm nämlich bei der klinischen Untersuchung Einzelsymptome wie Schwitzen, Zittern, kalte Hände oder verkrampfte Muskeln auffallen. Doch es gibt bis heute in der Schulmedizin keine quantifizierbaren Meßwerte für Sympathikotonie oder Parasympathikotonie, und noch viel weniger eine logische Therapie, die auf dem gewonnenen diagnostischen Wissen aufbaut. Daß man diese Fehlregulationen des vegetativen Nervensystems trotzdem zuverlässig erkennen und energetisch testen und darüber hinaus rational und mit gutem Erfolg behandeln kann (man spricht in der Naturheilkunde von „Umstimmung"), habe ich über viele Jahre bei unzähligen Patienten erlebt.

Als erste Hinweise für eine autonome Fehlregulation können alle Arten von Mißbefindlichkeiten gelten. Wer sich wohlfühlt, hat meist – so der Umkehrschluß – keine autonome Fehlregulation (oder – falls man doch eine Fehlsteuerung testet – er ist unsensibel und hat sich über die Jahre einfach daran gewöhnt, was jedoch eher selten vorkommt).

Grundsätzlich sprechen für eine **Parasympathikotonie**:

- Spasmen aller Art (Bronchien, Galle, Darm und andere glattmuskuläre Hohlorgane)
- Miosis und eine
- eher trockene Haut,
- ein müder und verkrampft wirkender Gesichtsausdruck,
- Obstipation,
- Hypotonie und
- Bradykardie.

Parasympathikotonie in der Körpersprache ist jeder intensive Entspannungs- und Ruhezustand, der bei längerem Bestehen in Krämpfe und lähmende Müdigkeit übergeht. Alles funktioniert im Schongang und arbeitet auf niedrigem Niveau: „Ihr Körper ist so erschöpft, daß sich alles verkrampft und wie ein braungewordenes

Blatt dahinwelkt“, erkläre ich dem parasympathikotonen Patienten, der allgemein Anregung und Kraftzufuhr benötigt. Früher gab man solchen Kranken Jod und kräftigende Kost und verordnete roborierende Maßnahmen (wie Bewegung, Reizklima usw.), was im Prinzip immer noch seine Gültigkeit hat. Der berühmte Humoralpathologe Bernhard Aschner verordnete in solchen Fällen mit gutem Erfolg kräftig gewürzte und eisenbildende Kost, Kaffee und Magen-Darm-Tonika. Sehr wertvoll ist das von mir entwickelte homöopathische Komplexmittel Paravita® (Rubimed), das die vegetative Schieflage innerhalb kurzer Zeit behebt.

Beim **Sympathikotoniker** fällt dagegen auf:

- das Nervöse und Angespannte,
- mangelndes Schlafbedürfnis,
- Neigung zu Diarrhoe,
- Hypertonie,
- Tachykardie,
- weite Pupillen (Mydriasis) sowie
- feuchte Haut.

Sympathikotonie bedeutet in der atavistischen Sprache des Körpers ein ständiges Auf-der-Flucht-Sein, vergleichbar einem gejagten und geängstigten Tier, das nirgendwo Ruhe findet. Daß solche gepeinigten Wesen sich irgendwann erschöpft fühlen, liegt auf der Hand. „Ihr permanenter innerer Streßzustand hat Sie erschöpft“, erkläre ich deshalb dem sympathikotonen Patienten. Der Sympathikotoniker profitiert von Ruhe und kräfteentziehenden Maßnahmen wie Purgation (Aderlaß, Abführen, Schwitzen), Darmfloratherapie und allgemeiner Entschlackung (früher mit dem quecksilberhaltigen Calomel oder mit Schwefel durchgeführt). Ich verordne in der Anfangsphase Simvita® (Rubimed) – ein homöopathisches Komplexmittel zur Harmonisierung des aufgeputschten Vegetativums.

Die Behandlung der autonomen Fehlregulation führt zur Umstimmung, Entgiftung und dem bekannten Kureffekt, der mit vermehrtem Schlafbedürfnis, Ausscheidungsreaktionen (wie Durchfall, stinkende Schweiße, Schnupfen usw.) und nach einiger Zeit mit vermehrtem Wohlbefinden einhergeht. Jede gute naturheilkundliche Therapie setzt deshalb am autonomen Nervensystem und dem sogenannten *milieu intérieur* an (dem „Pischinger-Raum“ des intrazellulären Bindegewebes). Im Kapitel über den Organtestsatz komme ich auf die Behandlung des Milieus zurück.

Bei der Einschätzung der autonomen Fehlregulation sollte man als Therapeut drei wichtige Eckpunkte berücksichtigen, um die sich die ganze Diagnostik und Therapie dreht. Dem Patienten gegenüber gebrauche ich dabei eine bildreiche Sprache, die ihm verständlich machen soll, um was es geht:

1. Die Sinnhaftigkeit des Vegetativums

Der erste Gesichtspunkt betrifft die Sinnhaftigkeit des Vegetativums – „wozu es nütze ist". Denn *wir müssen erst einmal begreifen, wozu das Vegetativum dient* – eine hermeneutische Betrachtungsweise, die in der Naturheilkunde außerordentlich gute Dienste leistet. Denn wir fragen als ganzheitliche Behandler: „Was bezweckt der Körper mit dem Hautausschlag?", und unterstützen folglich die Ausscheidungsbemühungen. Hermeneutik kann deshalb – richtig und nicht überzogen angewandt – ein außerordentlich wertvolles Instrument der Heilung sein. Überzogen bedeutet: jemanden schwitzen zu lassen, der bereits über 41° C Fieber hat. Hermeneutik hat also da ihre Grenzen, wo die Selbststeuerungsmechanismen versagen und wo sinnvollerweise starke Gegenmittel und Allopathika eingesetzt werden müssen.

Das autonome Nervensystem kann von seiner hermeneutischen Sinnhaftigkeit her mit einer polaren Automatik verglichen werden, die beschleunigt, aufheizt und „Druck macht" oder im Gegenteil bremst und dämpft. Beschleunigung bedeutet Sympathikotonie, schneller Herzschlag usw., während Bremsung zu Parasympathikotonie (Vagotonie) mit langsamem Herzschlag usw. führt. Als Autofahrer sollten wir wissen, was die Bremse und was das Gaspedal bedeuten – genauso verhält es sich mit dem autonomen Nervensystem.

Der Normalbereich des Vegetativums („nicht zu viel und nicht zu wenig") bedeutet Gesundheit und Wohlbefinden. Dem Patienten erkläre ich: „Ihr Körper wird durch eine Automatik im Gehirn – den Hypothalamus – gesteuert, die wie eine Heizung funktioniert und Ihren ganzen Körper steuert, ohne daß Sie ständig daran denken

Das autonome Nervensystem und seine Fehlsteuerung

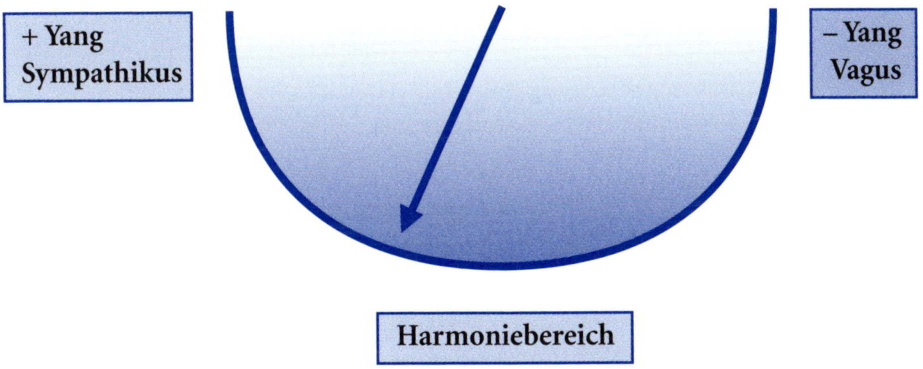

müssen. Eine defekte Heizung führt zu unangenehmen Zuständen wie Überhitzung oder zu starkem Abkühlen, und man fühlt sich dann nicht mehr wohl. Genauso ergeht es Ihnen mit ihrem gestörten vegetativen Nervensystem. Das Pendel Ihrer Heizung hängt fest, und die Selbststeuerung der Heizung funktioniert nicht mehr."

An dieser Stelle möchte ich für erfahrene Leser bereits auf die Möglichkeit hinweisen, das gestörte Vegetativum mit geeigneten homöopathischen Ampullen zu testen. Anstatt also wie der rein klinisch tätige Arzt auf Vermutungen angewiesen zu sein, bekommt man dadurch eine wertvolle Hilfe, wie die Beschwerden des Patienten einzuordnen sind und in welche Richtung die spätere Therapie zu gehen hat. Mit den Ampullen Adrenalinum und Acetylcholinum (enthalten im Reba-Testkasten) erhält man die entscheidenden Testresultate:

Testanleitung:

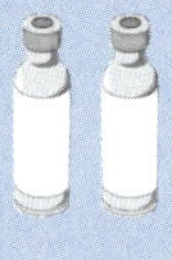

Adrenalinum D60, D30, D15, D8 (D60 starke Sympathikotonie++++, D30 +++ , D15 ++, D8 schwach +)

Acetylcholinum D60, D30, D15, D8 (D60 stark Vagotonie ++++, D30 +++ , D15 ++, D8 schwach)

Spricht keine der genannten Ampullen an, befindet sich das autonome Nervensystem im Normbereich und kann somit als ungestört gelten. Extreme Werte findet man bei Menschen mit großen Konflikten, die seelisch ruhelos wirken oder im Gegenteil verträumt und „daneben" erscheinen sowie häufig dissoziale Verhaltensweisen zeigen und sich körperlich mißgestimmt und unwohl fühlen. Solche extrem vegetativ Verspannten versuchen sich gelegentlich durch gesellschaftlich sanktionierte Wege wie Alkohol oder Sex künstlich zu harmonisieren, was natürlich an der verhängnisvollen Problematik scheitert, daß die Ursache der Fehlsteuerung meist seelischer Natur ist und dadurch nicht verschwindet. Nägelbeißen und Jactatio capitis ebenso wie andere selbstschädigende Verhaltensweisen (selbstzugefügte Verletzungen usw.) sind sehr häufig Ausdruck einer erheblichen vegetativen Daueranspannung.

Manchmal ist es bei solchen Extremzuständen sinnvoll, zunächst das autonome Nervensystem zu beruhigen (durch Simvita® oder Paravita® bzw. bei starker nervlicher Daueranspannung Neurovita®, Dosierung stündlich 6 Tropfen und bei Besserung 3 x 5 Tropfen auf die Zunge bzw. in Wasser verdünnt). Manchmal steckt auch eine Angsterkrankung dahinter, die mit Anxiovita® sehr gut behandelt werden kann. Natürlich gibt es auch psychiatrische Erkrankungen wie Depressionen mit Suizidtendenzen oder körperliche Krankheiten wie Hirntumoren, Stoffwechselstörungen und cerebrale Borreliosen usw., die allesamt hinter einer erheblichen autonomen Fehlregulation verborgen sein können. Eine gründliche Diagnostik ist deshalb bei längeren Verläufen sinnvoll, wie folgender Fall aus meiner Praxis zeigt (der Fall liegt circa zehn Jahre zurück und wurde damals noch ohne die Psychosomatische Energetik diagnostiziert, statt dessen mit dem Vega-Test):

Herr M. leidet seit mehreren Jahren an extremen Erschöpfungszuständen, die zur dauernden Arbeitsunfähigkeit geführt haben. Sämtliche konventionellen Untersuchungen verliefen ergebnislos, und eine empfohlene Psychotherapie lehnt der Patient ab, weil er sich seelisch völlig normal fühlt. Bei der Energietestung werden zunächst eine Geopathie und eine gestörte Darmflora diagnostiziert. Nach Beseitigung dieser Faktoren geht es dem Patienten zeitweise besser, bis wieder sein alter Erschöpfungszustand einsetzt. *Auffällig* testet als einzige übriggebliebene Organampulle „Cerebrum" – sie läßt sich verdächtigerweise durch keine einzige der zahllosen Therapieampullen kompensieren, die ich nacheinander ausprobiere. Im Labor lasse ich deshalb ein Screening auf alle neurotoxischen Erreger durchführen und werde durch extrem hohe Borrelienwerte überrascht. Nach *lege artis* durchgeführter Antibiotika-Infusion und Aufbau des Hirns mit Lezithin, B-Komplex und Hirn-Trockenfrischzellen fühlt sich der Patient wieder topfit. Eine Kontrolluntersuchung mit Kernspintomographie und EEG beim Neurologen ergibt einen Normalbefund, und die Borrelienwerte sinken mit der Zeit auf Normalwerte ab.

An diesem Fall kann man mehrere Dinge eindrucksvoll erkennen: erstens, daß eine *lege artis* durchgeführte Energietestung mit dem objektiven klinischen Befund völlig konform geht. Zweitens sieht man, daß sich die Weisheit des Körpers sehr deutlich auszudrücken pflegt und man als Therapeut nur aufmerksam genug sein muß, um die ausgesandten Signale der Krankheit zu empfangen. Drittens lernt man aus diesem Beispiel, daß nur eine kausale Behandlung zu dauerhaftem Erfolg führt (was schulmedizinisches Denken unbedingt einschließt!) – es ist ein oft gemachter Fehler naturheilkundlicher Vorbehandler, rein symptomatisch zu behandeln, den ich bedauerlicherweise bei vielen meiner Patienten feststellen muß. Dazu gehört beispielsweise der extrem häufige Fehler, die Geopathie-Symptome des Krebskranken resonanzmäßig durch Mistelinjektionen zu unterdrücken, anstatt die Geopathie ursächlich – durch Verschieben des Bettes – zu beseitigen.

Um auf das vegetative Nervensystem zurückzukommen: Es ist schon viel gewonnen, wenn man die Beschwerden seines Patienten als vegetativ diagnostiziert hat und dabei weiß, in welches Extrem das vegetative Pendel ausschlägt – in die Sympathikotonie oder Vagotonie. Denn damit hat man bereits einen entscheidenden Schlüssel zur richtigen Therapie.

2. Der Hauptsitz der Störung kann an der Körperperipherie liegen

Das gestörte Vegetativum kann jedoch nicht nur zentral im Hypothalamus gestört sein, sondern ebenso *auf dem Niveau der untergeordneten Plexus disharmonisch reagieren.* Solche Patienten fühlen sich dann insgesamt normal, weil ihre Zentrale im Hypothalamus nicht von der Störung betroffen scheint, denn der Hauptsitz der Störung liegt an der Körperperipherie – erkennbar etwa durch Sodbrennen bei vagotoner Fehlsteuerung des Oberbauch-Plexus. Natürlich liegt trotzdem eine allgemeine vegetative Dysfunktion vor, die auch die Zentrale im Hypothalamus mit einschließt, was sich aber symptomatisch kaum auswirkt. Solchen Patienten erkläre ich: „Ihre Fehlsteuerung liegt nicht im Zentrum – dem Hypothalamus – als Heizungszentrale, sondern es sind vor allem untergeordnete Teile ihres Körpers – vergleichbar fehlgesteuerten Heizkörpern –, die falsch reagieren."

Wozu ist die Unterscheidung in zentrale und periphere autonome Fehlsteuerungen überhaupt wichtig? Erst einmal sollte der Patient dadurch mitgeteilt bekommen, daß es sich um eine Fehlsteuerung handelt, die nicht direkt mit seinem Lebensstil oder seiner aktuellen seelischen Gestimmtheit zu tun hat, sondern mehr mit einer Art von mechanischer Regelstörung, die man als Patient selbst kaum beeinflussen kann. Als Therapeut weiß ich bei peripheren Fehlsteuerungen, daß erstens zentral angreifende Psychopharmaka meist wirkungslos sind und daß zweitens solche Störungen den Kern all der Störungen ausmachen, die man als „somatisiert" bezeichnen kann. Mit meinem heutigen Wissen um die Bedeutung der Konflikte würde ich sagen, daß es sich um Frühstufen der Konfliktaktivierung handelt. Dahinter verbergen sich aktive Konflikte, die vom Gesamtorganismus noch gut kompensiert werden.

Die erwähnten untergeordneten Plexus sind mit den Chakren identisch und zeigen bestimmte regelhaft auftretende Symptome. Man kann deshalb aus den geschilderten Symptomen bereits sehr oft auf die dahinter liegende Chakrastörung schließen.

Die beste Bestätigung liefern dem Energietester[26] jedoch bestimmte Testergebnisse. In der untenstehenden Tabelle sind die dafür notwendigen Testampullen zur Feststellung der jeweiligen Störung (aus dem Reba-Testkasten) und einige energetische und phytotherapeutische Therapievorschläge eingearbeitet, die häufig positiv ansprechen und gute Wirkungen gezeigt haben:

Über- und Unterfunktionen der Chakren

Chakra	Symptomatologie	Testsubstanz	Therapievorschläge[27]
Chakra 1 +	sexuelles Übererregbarkeit, Analkrämpfe, Symptome der chron. Prostatis u. Adnexitis, Reizblase, Völlegefühl im unteren Becken	Plexus pelvinus D30	Chavita 1, Simvita Cimicifuga Ø–D2 Frauen, Populus[28] Ø–D2 Männer
Chakra 1 –	sexuelles Desinteresse, Lumbago und Sacroiliacalbeschwerden degenerativer Art, Hämorrhoiden, Analsphinkterschwäche, Blasenschwäche, Leeregefühl im kleinen Becken	Plexus pelvinus D3	Chavita 1, Paravita Damiana Ø–D2
Chakra 2 +	konstanter Streß mit angespannt-erregtem Gefühl (Nebenniere), Nierensteine, Nierenkoliken, Colitis, spastische Obstipation, chronische Diarrhoe	Plexus lumbalis D30	Chavita 2, Simvita Sanguinaria Ø–D2

Ø = Urtinktur

Fortsetzung der Tabelle nächste Seite

[26] Für in Energietesten bisher unerfahrene Leser gebe ich an dieser Stelle den Rat, solche Stellen mit Testempfehlungen erneut nachzulesen, nachdem man das weiter unten folgende Kapitel über Energietestung gelesen und eigene praktische Testerfahrungen gesammelt hat. Erst dann wird man die hier gegebenen Testempfehlungen mit Gewinn umsetzen können..

[27] Bei den angegebenen Therapieempfehlungen handelt es sich um bloße Hinweise. Empfehlenswert ist die Anschaffung mehrerer Testkästen biologischer Firmen wie Heel, Pascoe, Sanum, Horvi, Madaus usw., sowie zusätzlich das Abfüllen häufig gebrauchter Medikamente in Teströhrchen (bei der Rubimed AG erhältlich), damit man das passende Rezept individuell austesten kann. Als nützlich haben sich auch die LM-Potenzen der wichtigsten Homöopathika erwiesen (u. a. von der DHU bzw. von Omida).

[28] Die genannten Urtinkturen von Pflanzen können entweder als reine Pflanzenauszüge verschrieben werden (z.B. von Ceres) oder als Fertigpräparate, in denen entweder der genannte Bestandteil alleine oder in Mischung mit anderen Heilmitteln vorkommt.

Chakra	Symptomatologie	Testsubstanz	Therapievorschläge
Chakra 2 –	konstanter Streß mit erschöpftem Gefühl (Nebenniere), Schrumpfniere, Colon irritabile, Colon elongatum, atonische Obstipation	Plexus lumbalis D3	Chavita 2, Paravita Sabina Ø–D2
Chakra 3 +	chronische Gastritis (Völlegefühl mit Appetit), Ulcera duodeni/ventriculi, Gallenblasensteine, chronische Pankreatitis und Hepatitis	Plexus coeliacus D30	Chavita 3, Simvita Colocynthis Ø–D2
Chakra 3 –	chronische Gastritis (Leeregefühl ohne Appetit), Senkmagen, degenerative Pankreas- und Lebererkrankungen (exkretorische Pankreasinsuffizienz, Leberzirrhose)	Plexus coeliacus D3	Chavita 3 Paravita Chelidonium Ø–D2
Chakra 4 +	Druck- und Ringgefühl um die Brust, Atemnot (*blue bloater*), Refluxösophagitis, Brustspannen und Druckgefühl in der Brust	Plexus cardiacus D30	Chavita 4, Simvita Veratrum album Ø–D2
Chakra 4 –	koronare Herzkrankheit, Atemnot (*pink puffer*), Leere- und Kältegefühl in der Brust, Mastopathie mit schmerzlosen Knoten oder Zysten	Plexus cardiacus D3	Chavita 4, Paravita Drosera D2
Chakra 5 +	Globus hystericus, Hals-Engegefühl, Kältegefühl in der Brust, chronische Rachenkatarrhe	Ganglion cervicale D30	Chavita 5, Simvita Lycopus virginicus Ø–D2
Chakra 5 –	Stimmlosigkeit, Leere- und Kältegefühl im Hals, degenerative HWS-Beschwerden	Ganglion cervicale D3	Chavita 5, Paravita Fucus vesiculosus Ø–D2

Ø = Urtinktur

Fortsetzung der Tabelle nächste Seite

Chakra	Symptomatologie	Testsubstanz	Therapievorschläge
Chakra 6 +	Spannungskopfschmerzen mit Ringgefühl, Migräne, Druckgefühl im Ohr, Zungenbrennen, Nebenhöhlen-Druckgefühl, Hyp- und Anosmie, Geschmack abgeschwächt oder fehlend	Hypothalamus D30	Chavita 6, Simvita Cocculus Ø–D2
Chakra 6 –	Licht- und Geräuschempfindlichkeit, Leeregefühl im Kopf, Kälteempfindlichkeit der Kopfhaut, Zunge pelzig, Geruchs- und Geschmacksempfindlichkeit	Hypothalamus D3	Chavita 6, Paravita Agnus castus Ø–D2
Chakra 7 +	Nervosität, Schlaflosigkeit durch Gedankendrang und Übererregbarkeit, Drehschwindel	Cerebrum D30	Chavita 7 Simvita Lupulus Ø–D2
Chakra 7 –	Interesselosigkeit, dauernde Müdigkeit, Konzentrationsmangel, Schwank- und Lagerungsschwindel	Cerebrum D30	Chavita 7, Paravita Hypericum Ø–D2

Ø = Urtinktur

Die genannten Testampullen für Über- und Unterfunktion können dazu dienen, den Verlauf einer Krankheit zu überwachen und Heilungsfortschritte zu erkennen. Verschwindet beispielsweise das Sodbrennen bei einer Unterfunktion des dritten Chakras (als Vagotonie mit Histaminausschüttung und dadurch ausgelöster vermehrter Magensäure-Produktion bemerkbar), so ist häufig auch die entsprechende Testampulle nicht mehr nachweisbar. Man kann den Patienten beruhigen, daß die autonome Fehlsteuerung als Ursache seiner Magenkrankheit aufgehört hat. Die dahinter verborgene Ursache ist natürlich sehr häufig in einem Konflikt zu suchen, der sich am dritten Chakra festgemacht hat. Dieser Konflikt als wahre Ursache des gesamten Krankheitsbildes sollte aufgelöst werden, damit dauerhafte Heilung eintreten kann.

Am einfachsten kann man die genannten Chakrastörungen mit den sogenannten Chakramitteln (Chavita®) behandeln. Es handelt sich dabei um sieben homöopathische Komplexmittel, die ich entwickelt habe und die eine generell harmonisierende Wirkung auf gestörte Energiezentren entfalten. (Details dazu siehe Chakra-Kapitel) Um zu testen, welches der sieben Chakren gestört ist, benutze ich in der

Praxis einen Basis-Testkasten (Fa. Rubimed), der die Testampullen der sieben Chakramittel (Chavita 1-7) enthält. Meist spricht beim Energietest nur ein einziges Chakra an. Die Verordnung des entsprechenden Chakramittels beseitigt dann meist auch die jeweilige Chakrastörung. Natürlich kann man Über- oder Unterfunktionen gesondert mit Phytotherapeutika beseitigen, wie ich das in der vorherigen Tabelle aufgeführt und vor der Entdeckung der Chakramittel regelmäßig getan habe. Bedauerlicherweise tendiert das Vegetativum jedoch dazu, in Extreme zu verfallen und von der Sympathikotonie in die Parasympathikotonie zu kippen – offenbar ein reflektorisches Muster, das beispielsweise nach der sympathikotonen Anfangsphase einer Erkältung (mit hochrotem Kopf, schnellem Puls) dafür sorgt, daß das Vegetativum in die Parasympathikotonie umschlägt (mit blassem Gesicht und Erschöpfung). Mit den Chakramitteln kann solch ein Umschlagen ins gegenteilige Extrem dagegen nicht auftreten.

3. Bei den meisten Menschen ist das Vegetativum nicht ausgeglichen

Ein weiterer wichtiger Aspekt bei der Einschätzung der autonomen Fehlregulation ist die *angeborene Schieflage des Vegetativums*, die bei den meisten Menschen vorliegt. In der chinesischen Medizin spricht man von Yin-Typen (Parasympathikotonie), Yang-Typen (Sympathikotonie) sowie von Harmonie-Typen. Yin-Typen reagieren positiv auf das Metall Silber sowie auf Paravita®, während Yang-Typen positiv auf das Metall Gold und auf Simvita® ansprechen. Harmonie-Typen reagieren dagegen weder auf Gold noch auf Silber, oder sie sprechen umgekehrt auf beide positiv an, was auf dasselbe hinausläuft (meist, weil sie von Geburt an nur noch einen relativ kleinen, wenig störenden Zentralkonflikt haben). Nach meiner Erfahrung sind rund 90 Prozent aller Menschen Yin- oder Yang-Typen und nur 10 Prozent Harmonietypen. Die Yin-Yang-Typologie ist in dreierlei Hinsicht von Bedeutung:

a) Zum ersten *sollten Ehepaare möglichst auf Yin und Yang gepolt sein* (weil dann aufgrund der Differenz mehr Energie fließt). Wenn beide Partner hingegen die gleiche Polarität haben, treten oftmals Unfruchtbarkeit und mangelndes sexuelles Interesse auf. Der Erdstrahlenforscher Ernst Hartmann war meines Wissens derjenige, der dies erstmalig mit umfassender Klarheit erkannt hat. (Vgl. sein interessantes Büchlein *Yin- und Yang-Typologien*, s. Literaturverzeichnis) Natürlich ist es oft unerfreulich, als Therapeut in die Partnerwahl hineingezogen zu werden, weil starke Emotionen im Spiel sind. Ich hege jedoch die Hoffnung, daß irgendwann aufgeklärte Menschen zum Therapeuten gehen werden und prophylaktisch testen lassen, ob ihre Charaktertypen und autonomen Polaritäten gut zueinander passen werden (was in meiner Praxis erstaunlicherweise bereits ab und zu geschieht). Man kann durch ein solches Vorgehen ein partnerschaftliches Glück anbahnen, das ohne solche Maßnahmen bekanntlich einzig dem Zufall unterliegt und dessen Ausbleiben in vielen Fällen (nämlich in den *nicht* passenden!) zur Scheidung führt.

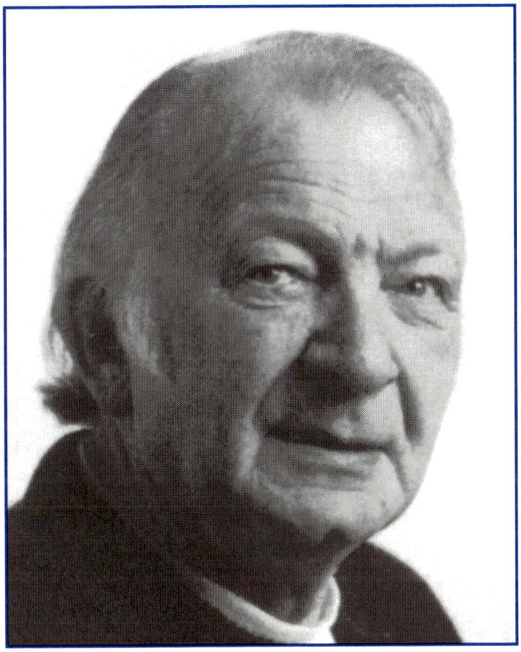

Der große Pionier der Erdstrahlenforschung, der Arzt Ernst Hartmann

b) Zum zweiten *kann der Therapeut durch die falsche Einschätzung der Polarität in die Irre geführt werden*, wenn eine Yin- oder Yang-Polarität partout nicht verschwinden will. Ein wenig Polarität ist nun einmal bei der Mehrzahl aller Menschen der Normalzustand, und trotz dieser leichten vegetativen Schieflage fühlen sich solche Menschen wohl. Man fragt sich natürlich, wodurch die Schieflage des autonomen Nervensystems verursacht wird. Meiner Erfahrung nach durch den Zentralkonflikt: Je nach der Art ihres Zentralkonflikts lassen sich die Menschen in vier Charaktertypen mit unterschiedlicher Polarität einteilen. An dieser Stelle möchte ich bereits ein universelles Ordnungssystem vorstellen, das über die Yin-Yang-Polarität weit hinausgeht und bei der Besprechung der Charaktertypen (in einem Folgekapitel) von großer Bedeutung sein wird:

Polarität, Charaktertyp und seelische Grundstimmung

Polarität	**YANG**		**YIN**	
Vegetativ	Sympathikus		Parasympathikus	
Elektrizität	plus		minus	
Seelisch/energetisch-polares Geschlecht	männlich		weiblich	
Charaktertyp	schizoid	zwanghaft	depressiv	hysterisch
Chakra, an dem der Zentralkonflikt sitzt	Chakra 1 und 7	Chakra 5	Chakra 3	Chakra 2 und 6
Seelische Stimmung und Kompensation	„weiche Schale, harter Kern" verstandsorientiert, nüchtern		„harte Schale, weicher Kern" emotional, empfindend, empathisch	
Klassische Berufswahl, prototypische Eigenschaften und politische Gesinnung	Einzelgänger Pilot, Wissenschaftler, Anarchist, Aristokrat Einzelgänger	Beamter, Archivar, Pedant, gehorsamer Untertan, Wertkonservativer	Gemütsmensch, Krankenschwester, Sozialarbeiter, Mitläufer, Liberaler	Ekstatischer Mensch, Verkäufer, Schauspieler, Demagoge, Freiheitskämpfer

Im Kapitel über den Zentralkonflikt gehe ich auf die seelische und psychoenergetische Bedeutung der Charaktertypen näher ein. An dieser Stelle möchte ich den Lesern einen ersten Vorgeschmack davon vermitteln und mich alleine auf die Yin-Yang-Polarität konzentrieren. Wie der Elektriker mit Plus und Minus umgeht, fokussieren wir uns in der Psychoenergetik auf Yin und Yang und dazu auf den dritten Aggregatzustand, der als Harmoniebereich bezeichnet wird. Menschen im Harmoniebereich sind entweder sehr „verpuppte" Menschen, bei denen die Konflikte noch im Dornröschenschlaf schlummern, oder im Gegenteil sehr weit fortgeschrittene Menschen mit stark abgeschmolzenen Konflikten. Das gemeinsame Kennzeichen harmonischer Menschen ist ihre freundliche, eben harmonische Wesensart.

c) Zum dritten *hat die Yin-Yang-Polarität eine Bedeutung bei der Geschlechtszugehörigkeit*. Diese Polarität legt wie erwähnt von Geburt an fest, wie wir uns seelisch fühlen, das heißt mehr weiblich-emotional (als Yin-Typ) oder mehr männlich-rational (als Yang-Typ). Nun sind biologisches und seelisches Geschlecht bei rund der Hälfte aller Menschen nicht deckungsgleich. Wenn man zu den bevorzugten Menschen gehört, bei denen biologisches und seelisches Geschlecht zusammenfallen (– das bedeutet, als Yang-Mann einen schizoiden oder zwanghaften Charakter zu haben bzw. als Yin-Frau dem depressiven oder hysterischen Charaktertyp anzugehören), hat man es im Leben in gewisser Weise leichter. Man empfindet dann sowohl biologisch wie seelisch durchgehend männlich oder weiblich.

Bei Menschen mit entweder äußerlicher Dissonanz von biologischem und seelischem Geschlecht (von unwissenden, bornierten Mitmenschen gerne als „weibische Männer" oder „Mannweiber" verhöhnt) oder innerer Dissonanz (in Form von Neurosen oder von Bi- oder Homosexualität) gestaltet sich die Ausgangssituation von Hause aus viel komplizierter. Solche Menschen haben es von Anfang an viel schwerer, eine instinktsichere Sexualität aufzubauen. Wenn wir als Therapeuten das Problem erkennen und den Patienten Gelegenheit geben, über ihre Probleme zu sprechen, die um die schwierige Geschlechtsidentität kreisen, ist schon viel gewonnen. Bekanntlich hadern solche Menschen unbewußt mit sich (es sei ihre eigene Schuld, daß sie homosexuell oder emotional labil seien), anstatt zu realisieren, daß sie es mit unumstößlichen Fakten zu tun haben. Als Therapeuten können wir solchen Menschen helfen, neues Selbstvertrauen aufzubauen, indem wir auf die Faktizität der angeborenen Polarität hinweisen.

Kapitel 5

Sofortwirkungen der psychoenergetischen Therapie

Feinstofflichen und naturheilkundlichen Therapien wird oft nachgesagt, daß sie bis zum erfolgreichen Wirkungseintritt lange Zeit brauchten und dem Patienten bis dahin viel Geduld abverlangten. Oder Skeptiker argwöhnen, daß feinstoffliche Therapien kaum etwas oder gar nichts brächten („Placebo"). Es gibt jedoch Sofortwirkungen, die sich entweder in rasch eintretender subjektiver Erleichterung zeigen („Schmerz läßt nach, man fühlt sich plötzlich leichter und besser" usw.) oder die – noch beeindruckender – in sofortigen, deutlich sichtbaren Veränderungen des Bewegungsapparates sichtbar werden.

Der Grund dafür liegt vor allem in der übergeordneten Steuerungsfunktion des psychoenergetischen Kraftfeldes, daneben aber auch in der direkten Beziehung zum autonomen System und zu dessen somatischer Projektion in der Vertikalen, der Wirbelsäule. Die *Wirbelsäule* reagiert wie eine Leinwand auf die vegetativen Filmvorführungen der zugehörigen Plexus bzw. (um es mit einem anderen Bild zu sagen) wie eine Marionette auf die psychoenergetischen Blockaden der Chakren.

siehe Tabelle Seite 82

Der *Atlas* scheint dabei eine übergeordnete Bedeutung zu haben, weil er bei praktisch allen psychoenergetischen Blockaden gleich welcher Art disloziert gefunden wird und sich bei Harmonisierung des Kraftfeldes sofort spontan reponiert. Legt man dem Patienten das richtige Chakra-/Emotionalmittel in sein Kraftfeld (indem man die Testampullen dem Patienten in den Bereich unterhalb des Nabels legt, wo energetisch ein Yin-Bereich mit sofortiger resorptiver Funktion vorliegt – „so, als hätte es der Patient bereits eingenommen" –, ist der Atlas augenblicklich in seiner richtigen Stellung und bleibt es auch weiterhin, wenn der Patient die Mittel ständig einnimmt.

Mit der Atlas-Blockade sind zahlreiche Folgewirkungen verknüpft (von Spannungskopfschmerzen bis hin zu Schwindel oder seelischen Störungen und verschiedenen

Wirbelsäule und Chakren

Gestörte energetische Ebene	**Vital-Ebene**	**Emotional-Ebene**
1. Chakra	L 1 – L 4	Os coxygeum, Sacrum, L 4–5
2. Chakra	Th 10 – 12	L 3 – Th 10
3. Chakra	Th 4 – 9	Th 4 – 9
4. Chakra	Th 1 – 3	Th 1 – 3
5. Chakra	C 5 – C 7	C 5 – C 7
6. Chakra	C 1, C 3, L 5, ISG	C 3, C 1
7. Chakra	C 2, C 4, Os coxygeum, C 2, C 4	Sacrum

körperlichen Krankheiten), die von der „Atlaslogie“ durch Reponierungen des Atlas-Axis-Gelenks behandelt werden. Mit der psychoenergetischen Behandlung geht das viel schneller, dauerhafter und natürlich ohne jede Manipulation (die bei jeder osteopathischen Technik ein zwar seltenes, aber nicht unerhebliches Nebenwirkungsrisiko birgt).

Sofortwirkungen der energetischen Therapie beobachte ich besonders häufig bei rheumatischen Beschwerden. Ganz allgemein gehören rheumatische Erkrankungen zu den Stiefkindern der modernen Medizin, weil die Heilungsmöglichkeiten häufig dürftig sind. Ob es sich um hartnäckige Kreuzschmerzen oder ein Schulter-Arm-Syndrom handelt – die Behandlungszeiten sind meist lang und die Erfolgsquote ist oft unbefriedigend (kaum dauerhafte und vollständige Heilungen). Patienten mit rheumatischen Erkrankungen suchen deshalb verständlicherweise Hilfe beim Naturheilkundler. Im Folgenden berichte ich über meine Erfahrungen mit arthrotischen und weichteilrheumatischen Erkrankungen – den häufigsten Krankheiten in der täglichen Praxis.

Die Heilungsmöglichkeiten der Naturheilkunde sind erfahrungsgemäß viel größer als die der konventionellen Schulmedizin, wobei ich gleich drei wichtige Ausnahmen erwähnen möchte: Heftige akute Schmerzzustände kommen manchmal nicht ohne allopathische Medikamente aus (!, wobei sich Ibuprofen und die Neuraltherapie sehr bewährt haben). Zweitens muß man bei zunächst von den Selbstheilungskräften her irreparablen und rein mechanischen Schäden operativ vorgehen. Das klingt banal, wird aber öfter nicht beachtet, was dann zu unnötigen Leidenswegen führt. Wenn am Knie zum Beispiel deutliche Zeichen einer Meniskusschädigung vorliegen, ist es sinnvoll, mit einer laparoskopischen Entfernung schnell weitergehende Knieschäden zu vermeiden[29], anstatt auf eine kaum eintretende Selbstheilung zu warten. Zur dritten Ausnahme rechne ich schwere entzündlich-rheumatische Krankheiten, die ohne Allopathika oftmals nicht beherrscht werden können.

Eine wichtige Ursache für rheumatische Beschwerden stellen geopathische Belastungen dar. Jeder kennt Bilder von der gekrümmt gehenden alten Frau – im Märchen oft als Hexe dargestellt, die eine Katze auf dem Buckel trägt. Katzen lieben geopathische Zonen sowie Menschen, die durch Erdstrahlen energetisch „verseucht" sind. Als zweites Geopathiezeichen erkennt man im Bild von der krummen Hexe den Buckel. Nun sind osteoporotische Vorgänge, die zur Buckelbildung führen, nach meinen Erfahrungen bei Geopathien häufiger – ganz einfach durch die stoffwechselmäßige Übersäuerung. Der Körper verliert bei Geopathien mehr Calcium und andere wertvolle Mineralien, und dadurch setzt die Buckelbildung ein, wozu noch Verspannungen und später muskuläre Schwächen hinzukommen. Natürlich gibt es neben der Osteoporose zahllose andere rheumatische Beschwerden, die geopathisch bedingt sein können, angefangen vom „Hexenschuß" bis zu hartnäckigen Nackenverspannungen.

Die Suche nach der Erdstrahlen-Belastung sollte deshalb am Anfang jeder ganzheitlichen Rheumatherapie stehen. Ich verwende dazu die Geovita®-Ampulle (Fa. Rubimed). Zeigt der Patient auf die Geovita®-Ampulle eine Testreaktion (entweder in der Medikamentenwabe des Reba-Testgeräts oder wenn er die Geovita®-Testampulle in der Hand hält), liegt mit großer Wahrscheinlichkeit eine Erdstrahlenbelastung vor. Ein guter Rutengänger sollte dann vor Ort den Schlafplatz überprüfen. Probeweise kann der Patient das Bett auch an einen anderen Platz stellen. Ungefähr jedes fünfte Bett steht nämlich nach übereinstimmender Erfahrung zahlreicher Therapeuten und Erdstrahlkundiger an einem ungünstigen Platz. Daß der Patient mit dem Umstellen einen guten Platz findet, hat also eine Wahrscheinlichkeit von rund 70 bis 80 Prozent. Diese Möglichkeit sollte zunächst immer genutzt werden, soweit sie gegeben ist. (Auf diese einfache, aber oftmals sehr hilfreiche Maßnahme hat die bekannte österreichische Rutengängerin Käthe Bachler immer wieder hingewiesen.)

---

[29] Mit Schein-Arthroskopien (bei denen nur ein Schnitt gemacht wurde, der eine Arthroskopie vortäuschte) konnte nachgewiesen werden, daß deren Erfolgsquote ähnlich gut war wie eine real durchgeführte „Gelenktoilette". Das scheint für die Gonarthrose und präarthrotische Veränderungen ganz allgemein zu gelten.

Eine weitere Ursache für rheumatische Beschwerden sind Herde. Darunter versteht man chronische Entzündungsvorgänge[30], die häufig in aller Stille ablaufen und deren weitreichende Auswirkungen auf den Gesamtorganismus oft nicht bemerkt werden. Eine bekannte Rheumaursache sind beherdete Zähne – in aller Regel handelt es sich um wurzeltote Zähne mit apikaler Ostitis, gelegentlich auch um tiefe Wurzeltaschen mit Eiterung, impaktierte Zähne und dergleichen. Im Organtestsatz der Fa. Rubimed spricht dann die Testampulle „Zahnkiefer" an und führt beim Medikamententest zu drastischen Erhöhungen der Vitalwerte. Der Zahnarzt sollte konsiliarisch hinzugezogen werden; häufig kann eine chirurgische Intervention nicht umgangen werden. Auch eine chronische Mandelentzündung (fast immer verbunden mit besonders kleinen Mandeln!) sowie chronische Nasennebenhöhlen-Entzündungen sind nicht selten an der Hartnäckigkeit rheumatischer Beschwerden schuld.

Spricht eine bestimmte Testampulle wie zum Beispiel Zahnkiefer oder Tonsille an, ist das ein Hinweis auf ein Herdgeschehen. Man sollte den Herdverdacht durch andere Kontrolluntersuchungen gegenprüfen, etwa durch Reflexdiagnostik und Neuraltherapie. Grundsätzlich sollte man den Patienten darüber aufklären, daß die Beseitigung eines Herdes einen Schritt in Richtung einer umfassenden Heilung darstellt, aber des öfteren nicht die endgültige Heilung bedeutet. Denn oft ist der Herd nicht die eigentliche Ursache des Rheumas, sondern nur die lästige „Dauerbremse" im Hintergrund, die alle Therapiemaßnahmen von vornherein zum Scheitern verurteilt. Auf Dauer kommt man jedoch nicht ohne die Herdsanierung aus, weil der Organismus erst dadurch wieder reaktionsfähig wird.

Eine ganz elementare Ursache für arthrotische und weichteilrheumatische Erkrankungen stellt die Übersäuerung dar (in der Dunkelfeld-Mikroskopie als Geldrollenbildung erkennbar). Die landläufig bekannteste Form der Übersäuerung ist der Muskelkater, bei dem der Sauerstoffmangel im Muskel vorübergehend zur Milchsäurebildung führt. Bei arthrotischen und bei weichteilrheumatischen Krankheiten kommt es dagegen zum „Dauer-Muskelkater", weil der Körper mit den großen Mengen an Säuren und Stoffwechselschlacken nicht mehr fertig wird. Ursächlich ist ein schlechter Stoffwechsel, entweder bedingt durch Geopathien, Herde, Übergewicht mit Bewegungsmangel (metabolisches Syndrom), eine schlechte Darmflora oder eine Mischung von allem. Vergleicht man den Körper (aus der Perspektive abgela-

[30] Von einigen Energiemedizinern werden Narben als Störfelder bezeichnet – insbesondere wenn wichtige Akupunkturmeridiane wie das Konzeptionsgefäß durch Operationsnarben durchschnitten sein sollen. Gelegentlich habe ich in solchen Fällen Elektrolytcremes verordnet (z.B. Creme electrique von Biosun). Narben haben jedoch nach meinen Erfahrungen relativ selten eine weitreichende Bedeutung für ein Krankheitsgeschehen, d.h. sie gehören eher zu den nebensächlicheren Störquellen. Man kann sie behandeln, aber man muß es nicht. Für diese Ansicht spricht auch, daß mir der erfahrene Neuraltherapeut Mathias Dosch im persönlichen Gespräch gestanden hat, durch Narbenunterspritzung kaum je ein Sekundenphänomen (d.h. eine sofort einsetzende Besserung) beobachtet zu haben.

gerter Schlacken) mit einem Mülleimer, so ist der Körper mit dem Müll der Säuren völlig überfüllt.

Die simpelste Form der Entsäuerung gelingt durch die Urformen der Naturheilkunde, nämlich die Anwendung von Licht, Luft, Sonne, Bewegung sowie Wasser und Fasten. Pfarrer Kneipp, Priessnitz, Pfarrer Felke und der Arzt F. X. Mayr haben mit solchen simplen, aber durchgreifenden Reinigungsverfahren wahre Wunder gewirkt. Leider sind die Erfolge der traditionellen Naturheilweisen in den letzten Jahrzehnten immer schlechter geworden, wie mir berufene Fachkollegen verraten haben. Manche vermuten als Ursache die Hochzivilisation mit ihrer Chemie und machen auch die tägliche Informationsflut mitverantwortlich, die den menschlichen Körper abstumpfen und immer reaktionsärmer werden läßt. Nach meinen Erfahrungen sind psychoenergetische Blockaden in den letzten Jahren immer häufiger geworden, und sie führen zu anhaltenden Blockaden des Gesamtorganismus.

Bei Rheuma hat die allgemeine Entsäuerung und Entgiftung die oberste Priorität. Wegen der großen Menge an Säuren, die beim Rheumakranken anfallen, kann die äußere Zufuhr von Basen meist nur ein Notbehelf sein. Eine basenbildende Kost unter weitgehendem Verzicht auf tierisches Eiweiß ist dagegen der viel klügere Weg, ganz abgesehen davon, daß dadurch viele andere Zivilisationskrankheiten verhütet werden können. Eine gute allgemeine Entsäuerung gelingt durch Injektion von homöopathischer Milchsäure (als Sanuvis®, Lactopurum®[31] u. dergl.). Wichtig ist die Sanierung der Darmflora, mit der man die allergrößte Säurequelle des Organismus ausschaltet; im Darm fallen in Form der Bakterientoxine und Stoffwechselschlacken riesige Giftmengen an. Zu weiteren Säurequellen rechne ich Beherdungen und Geopathien, wie bereits erwähnt.

Lokal kann man durch Überwärmung (ABC-Pflaster, Cantharidenpflaster), Schröpfen und Baunscheidtieren eine ganze Menge erreichen, um Entgiftungsvorgänge anzuregen. Sehr hilfreich sind auch Spritzkuren mit lokalen Mistel-Quaddeln – etwa mit Viscum Mali® 2% von Wala, das mit Procain/Xylocain gemischt in der schmerzhaften Region zweimal pro Woche gequaddelt wird. Gelegentlich kann es zu lokalen Rötungen kommen, die als Zeichen für gutes Ansprechen gewertet werden können. Sehr gut wirksam sind auch intracutane Cholin®-Quaddeln (Fa. PGM). Mit Ohrakupunktur (zum Beispiel mit Dauernadeln) habe ich oft ausgezeichnete Erfolge bei ansonsten therapieresistenten Fällen gesehen. Manuelle Techniken sind in vielen Fällen unverzichtbar, etwa die Dorn-Methode und chirotherapeutische Manipulationen. Zum Abschluß der Behandlung hat es sich bewährt, dem Patienten

[31] Lactopurum® Infusion mit 10 Amp. Lactopurum© auf 250 ml isotonische Kochsalzlösung, 1x pro Woche über 20–30 Minuten (nach Hp. Gerlinde Heeren in: *Naturheilpraxis* 03/2002)

bestimmte Verhaltensregeln mitzugeben – etwa schwere Lasten nicht gebeugt, sondern aus der Hocke mit gerader Wirbelsäule hochzuheben.

Meine eigene naturheilkundliche Rheumatherapie folgte viele Jahre den bereits geschilderten und allgemein anerkannten Therapierichtlinien, die mittlerweile in vielen erfolgreichen Naturheilpraxen zum Standard gehören. Deshalb war ich lange Zeit der Meinung, meine naturheilkundliche Rheumatherapie sei gut und umfassend genug. Erst in den letzten Jahren habe ich lernen müssen, daß eine wirklich ursächliche Therapie die psychoenergetischen Faktoren mit einschließt. Denn vielen rheumatischen Erkrankungen liegen psychoenergetische Blockaden zugrunde, meist in Form von Chakrablockaden, die segmental zu einer vegetativen Fehlfunktion mit anschließender Stoffwechselstörung führen (in Form einer segmentalen Übersäuerung mit Verspannungen, Minderdurchblutung usw.).

Solche Chakrablockaden kann man mit den Chavita®-Testampullen (Fa. Rubimed) schnell erkennen. Meist findet man eine Chakrablockade, die perfekt mit dem rheumatischen Beschwerdebild zusammenpaßt – etwa Chakra 4-Blockaden bei Schulter-Arm-Syndrom. Hinter solchen Chakrablockaden verbergen sich wie erwähnt meist unverarbeitete seelische Konflikte. Jeder Mensch trägt solche Konflikte mit sich herum, die aus der frühen Kindheit oder noch früheren Zeiten herrühren. Durch innere Faktoren wie Reifungskrisen oder äußere Belastungen (private Probleme, Mobbing, schockartige seelische Erlebnisse) können solche Konflikte aktiviert werden. Der aktive Konflikt erzeugt eine psychoenergetische Blockade mitsamt einer Chakrastörung, wodurch beispielsweise segmentale rheumatische Erkrankungen entstehen können – etwa tiefsitzende Kreuzschmerzen beim unbewußten Gefühl der Hilflosigkeit (ein Gefühl, das psychoenergetisch zum ersten Chakra gehört).

Skeptiker werden nun einwenden, daß die Aussagen über Zusammenhänge zwischen rheumatischen Krankheiten und seelischen Störungen spekulativer Art seien. Doch man kann bereits mit einem ganz einfachen Manöver nachweisen, daß psychoenergetische Blockaden einen erheblichen Einfluß auf den Bewegungsapparat haben. Legt man dem Patienten die für ihn passende Testampulle des seelischen Konflikts und des zugehörigen Chakras ins Energiefeld (Emvita- und Chavita-Testampulle, die beim Patienten kinesiologisch anspricht), so verschwinden nahezu alle funktionellen Beinlängendifferenzen und Atlasblockierungen in Sekundenschnelle! Bei Hunderten von Fällen habe ich nie das Gegenteil, also einen Mißerfolg erlebt, und selbst Differenzen von 2–3 cm verschwinden in ganz kurzer Zeit (siehe dazu die Fotos von einem Patienten mit jahrelangen Kreuzschmerzen). Natürlich reicht es auf Dauer nicht aus, Testampullen ins Energiefeld zu legen, weil sich der Effekt mit der Zeit abstumpft und die Kreuzschmerzen nach einige Stunden wieder einsetzen, so daß man den Konflikt mit richtigen Medikamenten behandeln und dadurch ausheilen muß.

Sofortige Korrektur einer Beinlängendifferenz

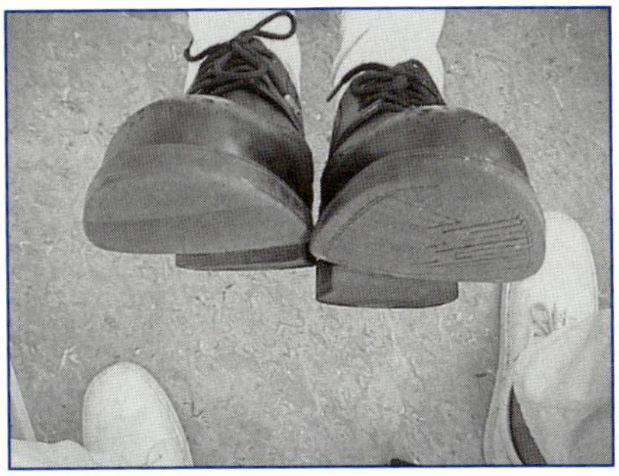

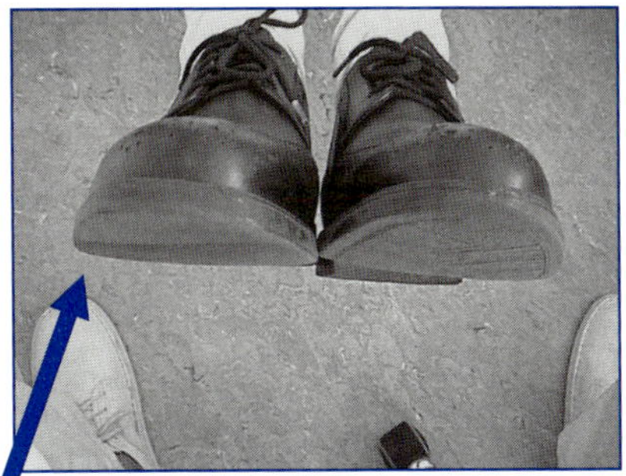

1. Beinlängendifferenz bei chronischen Lumbalgien, sehr verkrampft wirkender Patient

4. Sofort sichtbares Resultat = Beinlängendifferenz nach Auflegen der Testampullen komplett verschwunden!

2. Energiecheck (ohne Abbildung): Chavita 6 und Emvita 22 sprechen bei diesem Patient an (Konfliktthema „unruhig …“)

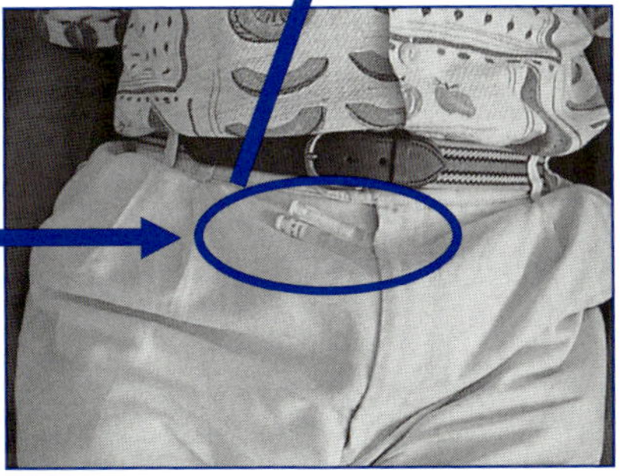

3. Auflegen der beiden Testampullen im Beckenbereich – nämlich derjenigen Ampullen, die im Test bei diesem Patienten angesprochen haben (Chavita 6 und Emvita 22)

Sehr aufschlußreich für den Patient und den Behandler gestaltet sich natürlich die Aufdeckung der unbewußten Zusammenhänge zwischen dem seelischen Konflikt und der rheumatischen Symptomatik. Viele psychosomatische Entsprechungen erschließen sich recht spontan und auf verstehbare Weise, etwa daß hinter vielen chronischen Kreuzschmerzen Depressionen verborgen sind oder daß viele Frauen mit Schulter-Nacken-Verspannungen durch die Doppelbelastung mit Beruf und Familie permanent überfordert sind. Aber es gibt auch erstaunliche, ohne Energietestung kaum durchschaubare Zusammenhänge. Nicht selten habe ich erlebt, daß hinter hartnäckigen Nackenverspannungen in Wahrheit eine generalisierte Angsterkrankung steckte, die dermaßen in der rein körperlichen Symptomatik versteckt war, daß erst die Testung die Wahrheit ans Tageslicht brachte. Ein typischer Fall soll das veranschaulichen:

Frau S., eine siebzigjährige Hausfrau, fühlt sich permanent überlastet. Seit mehreren Jahren leidet sie an tiefsitzenden Kreuzschmerzen und einem Schulter-Arm-Syndrom. Häufig fühlt sie sich zum Umfallen müde, und nachts kann sie vor lauter Gedanken nicht abschalten. Beim Reba-Test zeigt sie niedrige Emotionalwerte von 10 Prozent; zusammen mit der Anamnese liefert dies deutliche Hinweise auf einen depressiven Erschöpfungszustand. Ganz entgegen meiner Vermutung findet sich ein riesiger Konflikt mit dem Thema „Panik". Darauf angesprochen, bestätigt die Patientin, daß sie sich ständig wegen Nichtigkeiten Sorgen mache und eigentlich in einem ständigen Gefühl der Bedrohtheit und Unruhe lebe. Genau das entspricht der Angsterkrankung, die zu einem schweren psychophysischen Erschöpfungszustand geführt hat.

Drei Monate später ist die Patientin nicht wiederzuerkennen: Ihr seelischer Konflikt ist nach der Behandlung mit Chavita 4 und Emvita 16 wesentlich kleiner, und ihr Allgemeinzustand hat sich enorm verbessert. Sie erzählt mir stolz, daß sie sogar schon wieder durchschlafen und richtig entspannen könne, was vorher über viele Jahrzehnte nicht mehr möglich gewesen sei. Ihre rheumatischen Beschwerden sind nahezu vollständig verschwunden und treten nur noch kurzzeitig auf, wenn sie das schwergewichtige Enkelkind hochheben muß, das sie hin und wieder betreut. Die Ängste sind vollständig verschwunden, und sie empfindet das Leben nicht mehr als schwere Last, sondern kann es wieder in vollen Zügen genießen.

Nach den bisherigen Erfahrungen an Hunderten von Rheumapatienten bestätigt sich die Vermutung, daß Rheumakrankheiten häufig als Psychosomatose gedeutet werden können. Viele Patienten ahnen, daß hinter ihrer Krankheit unsichtbare Hintergründe versteckt sind, und wollen vom Naturheiler wissen, woher ihre Krankheit eigentlich komme. „Der Radiologe hat mich mit der Bemerkung geärgert, das Kreuzweh komme vom aufrechten Gang des Menschen! Erstens glaube ich das nicht, und zweitens hilft mir so eine Auskunft auch nicht weiter", sagt mir typischerweise ein von der Schulmedizin frustrierter Patient. Wenn man weiß, daß es auch bei Vierfüßlern wie Hunden Kreuzschmerzen gibt (was der Patient aus eigener Anschauung wusste), kann man die Verärgerung des Patienten nachvollziehen[32].

[32] Ergänzend möchte ich beim Thema „Kreuzschmerz bei Hunden" darauf hinweisen, daß auch bei Haustieren Geopathien vorkommen können (weil Haustiere ihre sicheren Instinkte teilweise verloren haben, die sie sonst vor schädlichen Schlafplätzen schützen). Des weiteren können Haustiere ebenso wie ihre menschlichen Besitzer seelische Konflikte entwickeln, die häufig als eigentliche Ursache ihrer Beschwerden anzusehen sind. Weil Haustier und Besitzer auf psychoenergetische Weise eng zusammenleben, haben Konflikte des Tieres häufig ihre wahre Ursache in Konflikten des Tierhalters (dessen Konflikte man deshalb tunlichst mitbehandeln sollte).

Meine Aufgabe als ganzheitlicher Therapeut ist es, die Stoffwechselblockaden, Herde und Geopathien aufzuspüren, die das Rheuma ausgelöst haben, sowie diejenigen seelischen Faktoren, die solche Patienten unbewußt bedrücken oder ihnen das „Kreuz brechen“. Gerade bei rheumatischen Erkrankungen bewahrheitet sich der Spruch Reinhard Volls, daß „Schmerz der Hungerschrei des Gewebes nach Energie ist“. Sorgen wir dafür, daß die Energie wieder fließen kann, so lösen sich auch die meisten degenerativen und weichteilrheumatischen Rheumakrankheiten in Luft auf.

Als ich bei Anwendung der Psychosomatischen Energetik immer häufiger Sofortwirkungen beobachtete, die von anschließenden dauerhaften Therapieerfolgen gekrönt wurden, war ich zugegebenermaßen anfangs sehr mißtrauisch. Zu solchen Soforteffekten gehört das plötzliche Verschwinden von Schmerzen, wenn man die homöopathischen Testampullen zur Konfliktlöschung in das Energiefeld des Patienten gibt – etwa durch Auflegen der Ampullen auf den Bauch (beim liegenden Patienten) oder indem man die Ampullen dem Patienten in die Hemdtasche steckt. Wichtig ist, daß der Patient mit dem Energiefeld der Testampulle ganz unmittelbar in Kontakt kommt.

Selbst lange Zeit bestehende Schmerzen verschwinden in ungefähr 60 bis 70 Prozent der Fälle innerhalb weniger Sekunden oder weniger Minuten: „Seltsam, Herr Doktor, plötzlich tut meine Schulter nicht mehr weh! Dabei habe ich die Schulterschmerzen seit Jahren praktisch ununterbrochen. Kann das überhaupt sein? Bilde ich mir das nur ein?“ Das sind typische Patientenaussagen, die man zu hören bekommt. Zu den sofort verschwindenden Schmerzen gehören so gut wie alle nur denkbaren Schmerzformen – vom chronischen Kreuzweh bis zum Kopfschmerz. Wie lange die Schmerzen bereits bestanden, scheint bei der Sofortheilung erstaunlicherweise weniger eine Rolle zu spielen als die Schmerzintensität.

Extrem starke Schmerzen zeigen verständlicherweise häufig erst einmal nur eine leichte Linderung und ein Erträglichwerden, aber kein sofortiges Verschwinden. Damit starke Schmerzen – etwa bei Tumoren oder bei Trigeminusneuralgie oder heftiger Migräne – deutlich geringer werden, müssen die zugrundeliegenden seelischen Konflikte einige Wochen bis Monate substantiell mit den Emotionalmitteln (Emvita® der Fa. Rubimed) behandelt werden. Dazu muß der Patient die entsprechenden Mittel selbstverständlich auch einnehmen!

Reines Energieheilen durch Auflegen der Testampullen oder Aufschwingen auf andere Substanzen (auf Alkohol, Testkarten, Übertragen via Testmaschine usw.) genügt nicht, um den Konflikt zu heilen! Auch bei den erwähnten 60 bis 70 Prozent sofort verschwindender Schmerzen reicht es auf Dauer nicht, nur Testampullen in der Tasche zu tragen oder die betreffenden Homöopathika aufzuschwingen.[33] Ganz so einfach ist die Sache denn doch nicht! Nach einigen Stunden der Besserung nämlich treten die Schmerzen allmählich wieder auf. Man hat den Eindruck, daß der Organismus auf die energetische Konfliktlöschung durch die aufgelegten Testampullen zwar mit anfänglicher Schmerzbefreiung reagiert (eine Art von „Aufatmen"), daß jedoch der Konflikt letztlich regelrecht substantiell geheilt werden muß. Dazu muß der Patient die getesteten Homöopathika einnehmen, um dauerhaft von seinem Konflikt – und von seinen Schmerzen – befreit zu werden.

[33] Eigene Versuche mit aufgeschwungenen Substanzen haben gezeigt, daß die Wirkung maximal 2–3 Stunden anhält und danach völlig verschwindet. Hersteller solcher Maschinen behaupten irrigerweise, die Speicherung sei dauerhaft, was aber nicht stimmt. Doch auch sofort nach dem Aufschwingen ist sie bereits schwächer als bei der Ursprungssubstanz! Ergänzen möchte ich, daß lege artis hergestellte Homöopathika durch keine andere Herstellungsmethode zu ersetzen sind. Da Homöopathika auf jedwede stärkere elektromagnetische Quelle äußerst störanfällig reagieren, erscheint im übrigen die Herstellung von Homöopathika durch Elektrogeräte und Computer als Widerspruch in sich (Dazu ein passender Vergleich, den ich Dieter Jossner verdanke: Das Homöopathisieren mittels Computer ähnelt der Aufnahme eines Violinkonzertes in einer lärmenden Maschinenhalle!) Sensible Tester bestätigen deshalb unisono, daß solche Homöopathika therapeutisch als wertlos betrachtet werden müssen und oftmals nur als Störeffekt wirken, der Heilungseffekte vortäuscht, die real niemals eintreten. Sofern solche elektronischen Homöopathiemaschinen trotzdem bei einigen Therapeuten zu wirken scheinen, liegt das nach meiner Einschätzung an Phänomenen wie demjenigen der Fernheilung, die bei Radionik, Gebet (Fürbitte für Kranke aus der Ferne) und ähnlichen Vorgängen eine dominierende Rolle zu spielen scheinen. Der elektronische Homöopathiecomputer wirkt dann als reiner Kanal und symbolischer Verstärker für Fernheilungskräfte (die nach den bisherigen wissenschaftlichen Untersuchungen über Gebete im Vergleich zu anderen Heilungsvorgängen nur schwache und dazu recht unzuverlässige Ergebnisse aufweisen).

Kapitel 6

Die Bedeutung der Konflikte

Die Kernthese der Psychosomatischen Energetik besagt, daß unverarbeitete seelische Konflikte zu bleibenden Energieblockaden führen. Diese Energieblockaden setzen sich energetisch aus denselben Energie-Ebenen zusammen, die auch ihr Träger hat, vergleichbar einem abgeschnürten Stück von einem selbst. Den Patienten gegenüber vergleiche ich den Vorgang mit folgendem Bild: Wenn man einen weichen Luftballon an einer Stelle eng zusammendrückt, bildet sich nebenan eine neue, zweite Blase – sie steht für den Konflikt. Der Konflikt verhält sich in gewisser Weise wie ein abgeschnürtes eigenständiges Lebewesen mit eigenen Lebensfunktionen – wie ein abgetrenntes Stück von uns selbst. Schamanen bestätigen uns in dieser Auffassung, wenn sie von energieräubernden Wesen wie Schlangen, Insekten oder Raubtieren sprechen, die sie in ihren tranceartigen Visionen im Kraftfeld des Kranken wahrnehmen.

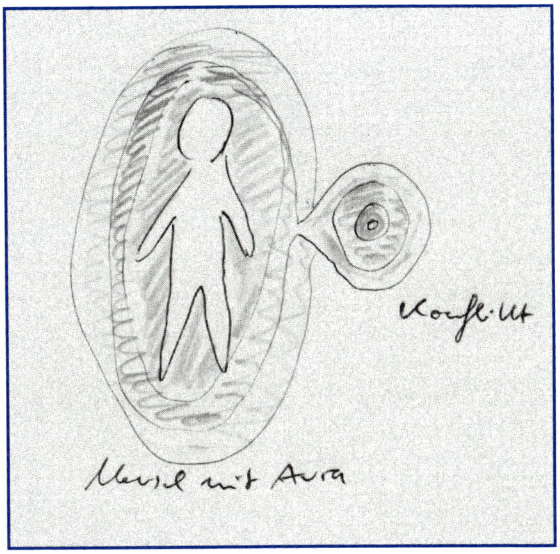

Mit solchen einfachen Skizzen erkläre ich dem Patienten, wie er sich seinen energieraubenden Konflikt vorstellen kann.

Der Konflikt hat einen Teil der Lebensenergie und emotionalen Energie geraubt, die dem Konfliktträger anschließend fehlen. Man kann regelmäßig beobachten, daß sehr erschöpfte und emotional niedergedrückte Menschen häufig einen riesigen Konflikt haben – vergleichbar mit dem „Kuckuck“, der im Nest artfremder Eltern abgelegt wurde und diese bereits nach kurzer Zeit an Größe überragt. Der Konflikt wirkt deshalb wie ein „Energieräuber“, der ständig von der Kraft seines Trägers lebt. Je besser es dem Konflikt geht, umso schlechter geht es seinem Träger.

Darüber hinaus hat der Konflikt Eigenschaften und Verhaltenstendenzen, die es erlauben, ihn mit einer gewissen Berechtigung als ein eigenständiges Lebewesen zu bezeichnen[34]. Natürlich ist der Konflikt als Anhängsel des Menschen kein Einzelwesen, er hat jedoch bestimmte Zeichen von Unabhängigkeit. Dazu gehören bestimmte Überlebensstrategien, die seinem „Willen" zu entspringen scheinen, möglichst lange und möglichst gut zu überleben. Der Konflikt setzt deshalb seiner Auflösung einen Widerstand entgegen, der sich beim Beginn der Behandlung häufig in Erstreaktionen wie Unruhe, Angst, Schmerzen und dergleichen äußern kann. Dadurch versucht der Konflikt seinen Träger auf unbewußte Weise dazu zu bewegen, die Behandlung vorschnell abzubrechen. Erfahrungsgemäß beobachtet man solche Erstreaktionen glücklicherweise nur in rund 10 Prozent der Fälle – man dosiert dann einfach für einige Zeit niedriger (zum Beispiel 2 x 6 Tropfen oder noch weniger) und wartet so lange mit der Normaldosis, bis die geringere Dosis toleriert wird.

Zu den weiteren Merkmalen des Konflikts, die stets vom bewußten Wollen seines Konfliktträgers abweichen, gehören solche Überlebensstrategien, die mit der unterschwelligen Manipulation seines Trägers zu tun haben. Der Konflikt versucht seinen Träger in Situationen hineinzumanövrieren, die das Konfliktthema wiederholen und dadurch den Konflikt mit neuer Kraft versorgen. Rennfahrer und Bergsteiger haben beispielsweise überzufällig häufig Konfliktthemen mit Angst – der Konflikt verführt sie dazu, sich in angstmachende Situationen hineinzubegeben. Oder eine Frau hat ein Konfliktthema mit Wut und gerät immer wieder an Ehemänner, die sie prügeln. Oder ein Geschäftsmann mit dem Konfliktthema „Mehr-haben-Wollen" provoziert durch waghalsige Geschäftspraktiken Situationen, in denen sein Bankkredit auf dem Spiel steht und er den Bankdirektor anbetteln muß, das Kreditlimit zu erhöhen. Der Mann mit dem Thema „hilflos" gerät immer wieder an dominante Ehefrauen, die ihn wie eine Schießbudenfigur lächerlich machen, usw.

Aus den angeführten Beispielen kann man erkennen, daß Menschen durch potentiell schädliche oder selbstzerstörerische Handlungen dazu beitragen, ihre unbewußten Negativprogramme am Leben zu erhalten: „Ich gebe mir ja die größte Mühe, aber dann werde ich doch wieder schwach", erzählt der Übergewichtige mit dem Thema „hungrig" (Emotionalmittel 11). Er hält sich nicht lange mit Rechtfertigungen auf und gesteht als depressiver Charaktertyp sofort seine volle Schuld. Tiefen-

---

[34] Für den Schamanen erscheint der Konflikt in der schamanistischen Trance als eigenständiges Lebewesen, der wie ein Vampir am Energiefeld des Patienten hängt und sich von ihm nährt, aber trotz der Symbiose alle Zeichen eines eigenständigen Lebewesen zeigt. Der moderne Psychologe dagegen sieht die unbewußten Tendenzen des Konflikts als selbstzerstörerische Programme des Trägers selbst – eine völlig konträre Auffassung zum Schamanen. Meine eigene Vorstellung liegt in der Mitte beider Anschauungen und betont die Richtigkeit sowohl des schamanistischen Ansatzes, wenn es sich um das Energetische handelt, wie die Richtigkeit des modernen psychologischen Verständnisses, wenn es um die seelische Interpretation geht.

psychologen sprechen bei der willigen Schuldbereitschaft des Depressiven auch von masochistischen Tendenzen, die mit unbewußter Selbstbestrafung zu tun haben – eine versteckte Form von Aggressivität, die sich gegen den Betreffenden selbst richtet.

Ganz anders gestaltet sich die Situation beim Hysteriker, der sich am liebsten überall durchlaviert und Schwächen höchst ungern zugibt. „Ich will im Grunde meines Herzens mit niemandem Streit", behauptet der Querulant mit dem Zentralkonflikt „vermeintliche Stärke", der immer wieder in Situationen gerät, in denen er sich ausgenutzt und schlecht behandelt fühlt, ohne dabei seine eigene Täterschaft zu bemerken. Aus seiner Sicht der Dinge sind immer die anderen schuld, und obwohl er nur die besten Absichten verfolgt, gerät er nach seinen Worten immer wieder an Ausbeuter und schlechte Menschen. Er durchschaut nicht, daß er unbewußt nur deshalb mit anderen Menschen herumstreitet, weil er immer in die Position des Stärkeren und moralisch Besseren gelangen will (weil unbewußt starke Minderwertigkeitsgefühle an ihm nagen, die er um keinen Preis zugeben will).

Am schwersten zu durchschauen sind dabei solche Negativprogramme, die – wie an diesen beiden Beispielen erkennbar – zu charaktertypischen Eigenheiten werden. Davon wird beim Thema Zentralkonflikt und Charaktertypen die Rede sein. Sprichwörtlich spricht man in solchen Fällen, in denen man für eigene Fehler mit extremer Blindheit geschlagen ist, von der Suche nach der „Brille, die man auf der Nase trägt". Jeder Außenstehende erkennt in solchen Fällen, daß der zu gutmütige, waghalsige, mißtrauische, ausbeuterische oder frustrierte Mensch selbst an seinem eigenen Untergang arbeitet, ohne zu durchschauen, daß es sich um selbstschädigende Vorgänge handelt.

Im Folgenden möchte ich kurz umreißen, welche Modelle in der Vergangenheit für das sogenannte Böse und Schlechte im Menschen entwickelt wurden. Sigmund Freud postulierte in der traditionellen Psychoanalyse neben den Neurosen (in Form ungelöster kindlicher Triebstufen) einen ominösen *Todestrieb*, der Menschen auf unbewußte Weise in schädliche Lebenslagen hineintreiben soll. In der Religion wird der *Teufel* mit seinen Verführungskünsten dafür verantwortlich gemacht, oder die Ursünde hat den Menschen laut religiösen Überlieferungen auf Dauer infiziert und dadurch zu einem schwachen und sündigen Geschöpf gemacht.

Die Medizin der Urvölker glaubt an neidische *Geister*, die den Menschen übelwollen und deren Glück nicht ertragen können. In weiten Teilen Afrikas scheint der Neid bis zum heutigen Tag der Hauptgrund dafür zu sein, daß der Kontinent so rückständig ist – jeder Erfolgreiche ruft (unfreiwillig) sofort einen Schwarm unterstützungsbedürftiger Verwandter, neidischer Nachbarn und böser Geister auf den Plan. Das Denken der sogenannten primitiven Menschen hat eine andere, *ganzheitliche*

Krankheitsauffassung zur Grundlage. Für den Schamanen ist die Krankheit ein Aus-der-gesamten-Ordnung-Fallen, einer Ordnung, in die die Familie, der Stamm, die Natur und kosmische Kräfte eingeschlossen sind. In magischer Weise wird durch den Heilungsritus eine neue Harmonie inszeniert, indem böse Kräfte vertrieben werden, damit das Gesunde und Friedliche wieder aufleben kann.

In der modernen Psychologie kommt der Mensch als unbeschriebenes Blatt auf die Welt und trifft nun auf eine ihn prägende *Umwelt*. Allerdings hat er auch gewisse Neigungen und Schwächen *vererbt* bekommen, die zusammen mit den *erworbenen* Negativfaktoren irgendwann ans Tageslicht kommen und dann verdrängt, auf die Außenwelt projiziert und in selbstschädigender oder krimineller Weise ausagiert werden. Der Mensch ist nach dieser Vorstellung, die dem gängigen Weltbild der heutigen Psychologie entspricht, eine Art Mobile im Schwebezustand zwischen Ordnung und Chaos. Die Gene (als präformierte Eigenschaften) und die Erziehung (als Sozialisation) wirken dabei als Wirkkräfte auf den Menschen ein, wobei die *Gene* nach neuesten Forschungen 60 bis 70 Prozent an Einflußkraft haben (ein Wert, der in Zwillingsstudien mit zunehmendem Alter auf beeindruckende 80 Prozent ansteigt). Die Bedeutung der *Sozialisation* scheint dagegen deutlich kleiner zu sein, als man früher geglaubt hat; im Alter schrumpft sie auf jämmerliche 20 Prozent zusammen. (Man sagt dann mit gewisser Berechtigung, daß der alte Mensch sein wahres Wesen zeige).

Es gibt aber andere Modelle von der Entstehung von Krankheiten und der Wurzel des Bösen, die viel umfassender sind. In der Weltsicht spiritueller Disziplinen wie des esoterischen Christentums von Dr. Stylianos Atteshli („Daskalos"), der Anthroposophie Rudolf Steiners und östlicher Weltreligionen (wie Buddhismus, Hinduismus) spielen zwei Grundgedanken eine Rolle, die das traditionelle westliche Weltbild sprengen:

- die Vorstellung einer ewigen Seele, die durch ihre Fehler lernt, sowie
- die Idee der Wiedergeburt, die der Seele die Möglichkeit gibt, alte Fehler zu korrigieren und Karma abzuarbeiten.

Beide Grundgedanken sind es wert, genauer auf ihren Wahrheitsgehalt geprüft zu werden. Gerade spirituell hochstehende Menschen glauben nach meinen Beobachtungen in immer größerer Zahl an die Wiedergeburt, und Reinkarnationsforscher sammeln dafür immer mehr stichhaltige Belege. Sie überprüfen das Phänomen der Wiedergeburt vor allem an Kindern, weil sich Kinder unter sieben Jahren leichter an frühere Leben erinnern können. Im Literaturverzeichnis habe ich dazu geeignete Literatur erwähnt, doch ich will an dieser Stelle den Schleier um das Wesen der Reinkarnation zu lüften versuchen und dazu mit einer simplen Frage beginnen.

Wer hat denn nun mit seinen Behauptungen zum wahren Wesen des Konflikts recht – der Schamane, der Priester, der Psychoanalytiker oder der moderne Psychologe? Ihre Aussagen scheinen widersprüchlich und nicht in sich stimmig zu sein.

Das Rätsel löste sich *für mich* in dem Moment, als ich die Bedeutung des Konflikts und seine Ablagerung im feinstofflichen Kraftfeld erkannte. Denn nun stellte sich heraus, daß sowohl der Schamane in seiner Heilungstrance recht hat, wenn er den Konflikt als energieraubenden Vampir wahrnimmt, ebenso wie der moderne Psychologe mit seinen Theorien, und dazu auch der Anhänger der Wiedergeburt. Warum das so ist, will ich Punkt für Punkt erklären.

Beginnen möchte ich mit einer Behauptung, die in der Menschheitsgeschichte immer wieder aufgestellt wurde. Sie ist zur Grundlage des Glaubens vieler Menschen geworden. *Nach der spirituellen Überlieferung vieler Religionen wählt sich die Seele vor ihrer Wiedergeburt eine körperliche Hülle mitsamt der zugehörigen Familie und Gesellschaft, die zur eigenen Seele paßt.* Die moderne Naturwissenschaft scheint bei oberflächlicher Betrachtung eine ganz andere Auffassung zu haben. Schaut man jedoch genauer hin, erkennt man, daß Naturwissenschaft und östliche Religion an diesem heiklen Punkt überhaupt nicht im Widerspruch zu stehen brauchen. Man muß dazu nur die logische Reihenfolge beachten. Wenn nämlich die moderne Psychologie durch Studien an eineiigen Zwillingen usw. die Dominanz der Genetik herausgearbeitet hat, so hat sie nur nachgewiesen, daß die Gene als wichtige Ursprünge persönlicher Eigenarten wie Verhalten und Intelligenz anzusehen sind, aber nicht geklärt, wie der Einzelne an seine genetische Ausstattung gerät. Ich sehe die Lösung darin, daß die Seele vor der Geburt diese genetische Ausstattung *wählt* – wie bei einem riesigen Fuhrpark von Leihwagen, aus dem man dasjenige Modell auswählt, das am besten zu einem paßt. *Das Unbewußte wählt vorgeburtlich auf unbewußte Weise den Körper und die sozialen Rahmenbedingungen, die am besten zum betreffenden Individuum und dessen Vorgeschichte passen.*

Was bedeutet das nun konkret? Wenn wir ein neugeborenes Baby mit der Psychosomatischen Energetik untersuchen, finden wir alle möglichen Konflikte mitsamt einem dominierenden Zentralkonflikt. Selbst bei völlig problemlos verlaufener Schwangerschaft und seelisch ausgeglichenen Eltern ist das der Fall, so daß man daraus mutmaßen kann, daß jedes Neugeborene seine seelischen Konflikte aus früheren Leben mitgebracht hat. Wo sollten diese Konflikte, die in aller Regel fest an die betreffende Person gebunden sind, sonst herkommen? Die einzigen Erklärungen wären sonst, daß Konflikte aus den Genen stammen oder von der Mutter während der Schwangerschaft übertragen worden sind, was mir nach meiner bisherigen Erfahrung beides nicht nachvollziehbar erscheint. So haben eineiige Zwillinge in der Regel völlig unterschiedliche Konflikte – das spricht gegen die „Gen-These"; und

Mütter können mit den Konfliktinhalten ihres Babys nichts anfangen – wenn es ihre eigenen Konflikte wären, dürfte das kaum vorkommen.

Ein weiteres Indiz für die Existenz einer vorgeburtlichen Seele findet sich in Trance, wenn Menschen sich an frühere Existenzen erinnern können. Für versierte Psychotherapeuten wie den Jungianer Roger Woolger, von dem bereits die Rede war, klingen solche Reinkarnationserlebnisse vor allem deshalb so glaubwürdig, weil in den geschilderten früheren Leben die Probleme des Patienten im Grunde die gleichen waren wie im jeweils gegenwärtigen – nur unter anderen Umständen. Wer sich nämlich mit der Symbolsprache des Unbewußten auskennt, der weiß, daß in solchen Trancezuständen Selbsttäuschungen und Lügen willentlich nur schwer hervorgerufen werden können; das erhöht den Wahrheitsanspruch solcher Aussagen deutlich.

Erwähnen möchte ich zur Bekräftigung meiner These auch, daß die Mehrzahl aller hochschwingenden Menschen mit einem Kausalwert zwischen 70 und 80 Prozent an ihre eigene vorgeburtliche Existenz und die Realität der Seelenwanderung glaubt. Solche Patienten mit hohen Kausalwerten pflege ich meist unumwunden mit dem Erklärungsmodell der Wiedergeburt zu konfrontieren. Ich erkläre ihnen, daß sie ihre Konflikte – und insbesondere den Zentralkonflikt – aller Wahrscheinlichkeit nach aus früheren Leben als „Päckchen im Seelentornister" mitgebracht haben. Menschen mit niedrigeren Kausalwerten und geringer spiritueller Offenheit erzähle ich dagegen nichts von Wiedergeburt, weil ich damit bei solchen Menschen in aller Regel nur provozierend und verstörend wirke. Als Therapeut bin ich bekanntlich darauf angewiesen, mit meinen Patienten ein gemeinsames Krankheitsverständnis aufzubauen, das ich natürlich nicht mutwillig gefährden möchte.

Angenommen, man bringt seine größeren Konflikte aus früheren Leben mit, dann klingt das im ersten Moment so, als wäre man viel *mehr* verantwortlich für seine gegenwärtige Existenz, als traditionelle Theorien anzunehmen bereit sind. Denn demzufolge hat man sich das derzeitige Leben mit seinen Eltern und den sozialen Rahmenbedingungen bereits vorgeburtlich ausgesucht. Die Psychoanalyse beschuldigt dagegen bekanntlich die Lieblosigkeit der Eltern (und insbesondere die Lieblosigkeit der Mutter), an der Misere des Patienten schuld zu sein. Wenn sich die Seele dagegen vorgeburtlich die eigenen Eltern wählt, sieht es ganz danach aus, als wäre sie selbst daran schuld.

Solch eine Schlußfolgerung scheint mir jedoch völlig an der Realität vorbeizuzielen, da die vorgeburtliche Konditionierung aller Wahrscheinlichkeit nach weitgehend unbewußt abläuft. (Denn eine *bewußte* Wahl anzunehmen erscheint mir bei näherer Betrachtung äußerst unsinnig: Dann würden beispielsweise ungünstige soziale Rahmenbedingungen von keiner Seele freiwillig gewählt usw.). Eine den Ausführungen von Rudolf Steiner und anderen Autoren entsprechende Sicht der Dinge nimmt an, daß wir durch sämtliche früheren Leben hindurch einen weitgehend konstanten Charakter besitzen. Die jeweilige Manifestation dieses Charakters stellt dann eine Variation desselben Themas dar, das um unseren Charakter und dessen negative Merkmale – in Form des Zentralkonflikts – ebenso wie um dessen positive Eigenschaften kreist.

Die Seele mit ihrem geprägten Charakter bekommt dabei *auf weitgehend unbewußte Weise* einen neuen Körper und ein neues soziales Umfeld, wenn sie sich wieder reinkarniert. In gewisser Weise ist man deshalb immer relativ schuldlos (bis auf den wichtigen Umstand, daß man als selbstbewußtes Wesen natürlich im aktuellen Leben stets gewisse Wahlmöglichkeiten hat, weil man nämlich einen freien Willen besitzt). Vorgeburtlich scheint es mir jedoch so zu sein, daß die meisten Menschen kaum eine Wahlmöglichkeit haben, sondern in ihre zukünftige Wiedergeburt sozusagen „hineinschlittern". Man gerät dadurch unfreiwillig in neue schwierige Lebenslagen, aus denen weitere Probleme erwachsen. Bei sämtlichen Problemen stellt sich dabei die Frage der originären Täterschaft, das heißt die Schuldfrage. Aus der Perspektive von Karma und Wiedergeburt ist das jedoch nicht so leicht zu beantworten. Denn dabei verschiebt sich die Schuldfrage bei näherer Betrachtung immer weiter vom Opfer auf den Täter, der selbst irgendwann einmal zum Opfer geworden ist .... Deshalb kann jeder Mensch seine individuellen Probleme bis auf die Erbsünde von Adam und Eva zurückverfolgen, was natürlich nur bedingt eine Entschuldigung darstellt: „Wann fingen meine Probleme an?", fragen mich Patienten. „Irgendwann in grauer Vorzeit", lautet meine Antwort, „aber das spielt heute keine Rolle mehr!"

Nehmen wir an, daß man ein Neugeborenes untersucht und bestimmte Konflikte und eine bestimmte genetische Ausstattung findet, dann hat man es mit dem festgefügten Fundament der historisch gewachsenen Seele zu tun, vergleichbar dem Grundriß und den tragenden Konstruktionen eines Hauses. Aber wenn die Seele gewissermaßen relativ unbewußt in ihr jetziges Leben hineingeraten ist, worin besteht dann die Freiheit der Seele? Meines Erachtens darin, daß sie über die Schwächen ihres Charakters und die Begrenzungen der derzeitigen Inkarnation hinauswachsen kann. Jeder Mensch hat nach der spirituellen Überlieferung der Hochreligionen eine ewige Seele mit einem höheren Selbst, das den zukünftigen Entwicklungspotentialen eines Menschen entspricht – der gewissermaßen vom „lieben Gott" gedachten, idealen Person, die in jedem von uns schlummert. Das Auflösen und Bewußtmachen der Konflikte stellt dabei das Sprengen der einengenden Gefängnismauern dar, die uns wie harte Schalen von unserem wahren Selbst abtrennen.

Kapitel 7

Die Konfliktentstehung

Der Ursprung aller Konflikte zwischen mir
und meinen Mitmenschen ist,
daß ich nicht sage, was ich meine,
und daß ich nicht tue, was ich sage.

Martin Buber[35]

Erstaunlicherweise fragen mich wenige Patienten, wie ein Konflikt überhaupt entsteht – offenbar wird das von den meisten Menschen als gottgegebene Tatsache angenommen. Jeder scheint instinktiv zu spüren, daß tief im Innern der Seele unverarbeitete Erlebnisse aus der Vergangenheit verborgen sind, die das gegenwärtige Leben behindern. Möglicherweise spielt in diesem Zusammenhang auch das Weltbild der traditionellen Psychoanalyse eine Rolle, das von vielen Menschen als feststehende Tatsache angesehen wird. In der Psychoanalyse spielt der unbewußte Konflikt bekanntlich eine große Rolle; es erscheint vorstellbar, daß viele Patienten von solchen analytischen Vorstellungen geprägt sind.

Ein großes Interesse besteht jedoch bei allen Patienten daran, den *Inhalt* ihrer Konflikte zu erfahren. Dabei taucht immer wieder die Frage auf, *wann* ein bestimmter Konflikt entstanden sein kann. Nicht immer kann sich der Patient spontan an ein bestimmtes Kindheitserlebnis erinnern – wie jene Patientin, die unter Tränen vom Eingesperrtwerden im dunklen Keller berichtete, nachdem sie als kleines Kind einmal nicht „brav“ gewesen war. (Ihr Konflikt hatte das Thema „eingeschlossen, Zwänge“.) Sehr oft bestehen vage Kindheitserinnerungen, aber es fehlt das konkrete Bild, etwa in der Art: „Ich habe das dunkle Gefühl, mich als Kind oft sehr wütend und alleingelassen gefühlt zu haben, aber ich sehe dabei keine realen Szenen.“ Bei ebenso vielen Patienten versagt die Erinnerung völlig, wenn es um die Entstehung eines bestimmten Konflikts geht. Und noch komplizierter werden die gängigen Erklärungsmodelle, wenn für Konflikte kein einziges Indiz in diesem Leben gefunden werden kann („Ich hatte eine ausgesprochen glückliche Kindheit!“), so daß man auf schmerzhafte Ereignisse in früheren Leben zurückgreifen muß.

[35] Mir erscheint es wichtig, Bubers Kommentar um einen äußerst wichtigen Gesichtspunkt zu ergänzen: Man sagt deshalb oft nicht, was man meint, und tut nicht, was man sagt, weil man von bereits vorhandenen Konflikten zu solchen Fehlern verführt wird! Buber verwechselt hier Ursachen und Wirkungen.

Bei der Anwendung der Psychosomatischen Energetik ist die Frage, wann und wodurch ein Konflikt entstanden ist, relativ unwichtig. Der Entstehungszeitpunkt und das konkrete Ereignis spielen bei der Heilung überhaupt keine Rolle! Manche Leser wird das irritieren oder sogar schockieren, aber es entspricht der jahrelangen Erfahrung. Im Gegensatz zur Psychoanalyse, die bei ihren Heilungsbemühungen darauf abzielt, das verdrängte Geschehen des Konflikts bewußt zu machen, um dadurch seinen hypnotischen Bann zu brechen, spielen der Zeitpunkt und die Szenarien bei der Konfliktentstehung überhaupt keine Rolle, wenn man die Psychosomatische Energetik verwendet. Im Gegenteil vertrete ich sogar die Ansicht, *daß eine erneute Bewußtmachung von Konflikten verschlimmernd wirken kann, da der Konflikt dadurch Energie in Form emotionaler Erregung und bewußter Aufmerksamkeit erhält!*

Konflikte werden erfahrungsgemäß umso größer, je intensiver man sich ihnen zuwendet.

Dafür sprechen die Erfahrungen mit Trauma-Opfern, bei denen nach zahlreichen Studien umso schlechtere Langzeitergebnisse erzielt wurden, je intensiver sich Fachleute psychologisch um sie gekümmert hatten, wogegen die „Verdränger" und „Leugner" seelisch am gesündesten waren.[36] Dafür spricht darüber hinaus die Beobachtung, daß selbst langjährige Psychoanalysen einen Konflikt nicht auflösen, sondern ihn häufig eher zementieren. Der größte Mentalwert von monströsen 70 Prozent, den ich je bei einem Konflikt gemessen habe (normal ist mental 10-20 Prozent), fand sich bei einem versierten Psychoanalytiker, der seine ganze Lehranalyse darauf verwandt hatte, ein bestimmtes Konfliktthema zu bearbeiten. Der hohe Mentalwert des Konflikts beweist, daß ihm dieses Vorhaben geglückt ist, aber es macht zugleich überdeutlich, daß Bewußtwerdung und das emotionale „Durcharbeiten" alleine einen Konflikt oftmals nicht auflösen können, sondern ihn ganz im Gegenteil mit neuer Energie versorgen![37]

[36] „A man I met from Rwanda insisted that one survives by looking forward. He told me how Western aid workers had tried to help people after the genozide by getting them to talk about what had happened, to be open and honest with their experiences. And when people had finished these sessions of honesty, those who had endured the most awful suffering would go to kill themselves. It was awful. We soon put a stop on that." Andrew Solomon: „After great pain", in: *Oprah Winfrey Magazin* (USA), Sept. 2002

[37] Ich bin mir natürlich bewußt, daß es trotzdem bei einigen Menschen Heilungsprozesse in der Psychotherapie gibt, die mit der Aktivierung des Konflikts begonnen haben und später durch Abreagieren der Konfliktenergie zustandekommen. Bei solchen glücklichen Verläufen, die mir nicht die Regel zu sein scheinen, mißt man mit der Psychosomatischen Energetik deutlich kleinere oder manchmal sogar aufgelöste Konflikte. Aber bei genauerer Betrachtung kann man bei solchen

Bevor ich auf die Therapie zu sprechen komme, möchte ich mich der Konfliktentstehung zuwenden. Dabei treibt mich nicht die Wißbegier der Patienten an, die, wie erwähnt, in diesem Punkt erstaunlich gering ist, noch meine eigene Entdeckerfreude, sondern die Frage: „Wieso kommt es zu etwas Negativem?“ Denn die Beantwortung dieser Frage trägt bereits den Keim der richtigen Therapie in sich. Ich möchte an das naturheilkundliche Prinzip des Verstehenwollens erinnern (der „Hermeneutik“), das dem kranken Körper abzulauschen versucht, was ihm bei seinen eigenen Heilungsbestrebungen an Mitteln und Zielen vorschwebt. Das Prinzip der Konfliktentstehung zu begreifen ist aber auch wichtig, um seelischen Nöten rechtzeitig vorbeugen zu können (etwa bei Trauma-Opfern mit Spätschäden). Darüber hinaus hilft das Verständnis der Konfliktentstehung bei der Wahl der optimalen Therapie, wie ich nachfolgend zeigen möchte.

Um zu begreifen, wie ein Konflikt entsteht, habe ich mich selbst und einige meiner Patienten zu Versuchspersonen gemacht. Hatte ich beispielsweise einen riesengroßen, unlösbar erscheinenden Ärger, so testete ich anschließend bei mir selbst einen Konflikt mit „Wut, explodieren wollen“. Das gleiche Phänomen konnte ich bei Patienten beobachten, die sich kurze Zeit vor dem Test geärgert hatten, so daß ich von allgemeingültigen Vorgängen ausgehe (wobei die gleichen Vorgänge für andere emotionale Themen wie Angst, Mißtrauen usw. natürlich ebenso gelten). Der Grund für die Konfliktentstehung scheint ein Mechanismus des psychoenergetischen Systems zu sein, der dazu dient, uns vor gravierenden Bedrohungen unserer Existenz zu schützen. Was es damit auf sich hat, möchte ich ausführlich erklären, um die dahinter verborgene Psychodynamik verständlich zu machen.

Offenbar ist es für einen Teil unseres Wesens furchtbar bedrohlich, extremen negativen Gefühlen ausgesetzt zu sein. Beispielsweise scheint das Gefühl „wütend sein, explodieren wollen“ für das emotionale System im Moment der Konfliktentstehung eine ganz reale Gefahr zu sein! Um dem Explodieren vorzubeugen und nicht wirklich vor Wut zu platzen (und damit sterben zu müssen), macht man den größten Teil der störenden Emotion „unschädlich“, indem man sie in das feinstoffliche Energiesystem abschiebt. Psychologisch spricht man von Verdrängung, weil mit der

---

glücklichen Verläufen andere wichtige Heilungselemente erkennen, die das von mir Gesagte keinesfalls konterkarieren, sondern bekräftigen, weil sie zum üblichen Procedere der Konfliktaktivierung als unentbehrliches Korrektiv hinzugekommen sind. Bei glücklichen Psychotherapieverläufen findet man nämlich meist eine starke, relativ unneurotische Patientenpersönlichkeit, ein kameradschaftliches Verhältnis zum Therapeuten und dazu vor allem die Konfliktauflösung mit *happy end*, das heißt die Auflösung des Konflikts durch gute Lösungsvorschläge. All das ist aber nicht die Regel, und deshalb erscheint mir eine zukünftige Psychotherapie viel erfolgversprechender und realitätsnäher, wenn sie Konflikte energetisch auflöst und dabei gleichzeitig supportiv arbeitet, also die positiven Patientenanteile fördert. Das bedeutet aber nicht, daß bei solch einem Vorgehen kritische Diskussionen mit dem Patienten und negative Anteile der Patientenpersönlichkeit unter den Teppich gekehrt werden müssen. Entscheidend scheint es mir unter allen Umständen, den Konflikt energetisch aufzulösen und gleichzeitig das Selbstbewußtsein des Patienten zu stärken.

Abschiebung ins feinstoffliche Energiesystem zugleich eine bewußtseinsmäßige Abspaltung einsetzt.

Den ganzen Vorgang kann man an dem bekannten Tierversuch studieren, bei dem zwei Tupaja-Männchen um die Vorherrschaft auf dem gleichen Territorium kämpfen. Das unterlegene Männchen sucht danach schnellstmöglich das Weite, damit wieder „Seelenfrieden" einkehrt. Sperrte man jedoch das unterlegene Männchen mit dem Sieger in einen gemeinsamen, durch eine Glasscheibe unterteilten Käfig, so ginge der Streß permanent weiter und das unterlegene Männchen wäre nach wenigen Wochen tot. Der Grund dafür ist, daß Tupaja-Männchen keinen Konflikt bilden können, der gewissermaßen künstlich Frieden herstellt und damit das Leben des Unterlegenen rettet. Schutzlos sind die unterlegenen Tupajas ihren Emotionen ausgeliefert, die sie tatsächlich in kurzer Zeit umbringen!

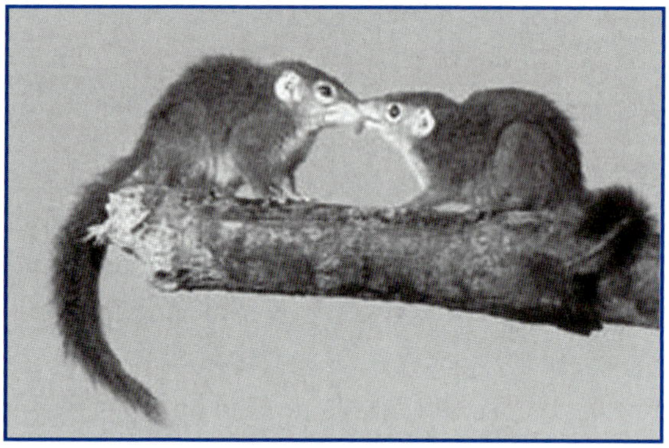

Tupajas sind bei Streßforschern beliebt, weil man ihnen Streß an ihren aufgestellten Haaren sofort ansieht.

Während der Konfliktentstehung bildet sich bei uns Menschen sozusagen eine nach außen verlagerte „Energieblase", die über eine Art Nabelschnur mit unserem Energiesystem verbunden ist. (Diese Nabelschnur wird übrigens von Hellsichtigen als dunkles Loch wahrgenommen, durch das der Organismus ständig einen Teil seiner Lebensenergie verliert.) Der Konflikt selbst scheint nach meinen Beobachtungen für die meisten Hellseher unsichtbar zu sein, was nicht überrascht, weil er bei seiner Entstehung eine Art Tarnkappe übergestülpt bekommen hat. Gibt man einer Person dagegen die Testampulle mit dem Konfliktthema in die Hand, kann der Hellsichtige den Konfliktinhalt plötzlich erkennen.

Dieses Phänomen scheint mir der Hauptgrund dafür zu sein, daß der seelische Konflikt von hochschwingenden Menschen wie buddhistischen Lamas und anderen spirituellen Führern nicht wahrgenommen wird. Die Konsequenzen solchen Nichterkennens liegen natürlich auf der Hand. Dem entspricht die Beobachtung, daß die meisten spirituellen Lehrsysteme zur Konfliktbeseitigung wenig Produktives beizutragen haben. Aber das gehört nur am Rande hierher und soll darauf aufmerksam machen, daß viele Heilslehren solche Schwachstellen haben. Weil zahlreiche unserer Patienten spirituellen Wegen folgen, meditieren, Reiki praktizieren, oder bestimmte religiöse Riten praktizieren usw., hat dieses Wissen natürlich auch ganz praktische

Konsequenzen in der täglichen Beratungspraxis. Die sogenannten „Astralgifte" (in Form unbewußter Konflikte) sind mit konventionellen spirituellen Heilslehren nicht nur äußerst schwer zu erkennen, sondern auch sehr schwer aufzulösen.

Doch zurück zu einem bestimmten Konflikt, der sich einmal bei mir gebildet hatte und den ich kurz nach seinem Entstehen genau beobachten konnte. Sobald sich bei mir ein Konflikt mit „Wut" gebildet hatte, fühlte ich mich zwar seelisch einigermaßen beruhigt und behauptete vor anderen Leuten stolz: „Die Wut macht mir gar nichts mehr aus!" Aber ich fühlte mich nach dem Streit schlechter als vorher, bekam Schweißausbrüche und Schwächezustände und empfand mich rundherum aus meiner Mitte gerissen. Zu diesem Zeitpunkt testete ich mein Energiesystem und stellte niedrige Vital- und Emotionalwerte fest. Zugleich konnte ich auch den Grund des Energiemangels eruieren, der mit dem neu entstandenen Wut-Konflikt zu tun hatte. Damit war der wahre Grund für meinen schlechten Zustand klar, und kurze Zeit nachdem ich den Wut-Konflikt (mit dem homöopathischen Komplex des Emotionalmittels Nr. 9) aufgelöst hatte, war mein Seelenfrieden wiederhergestellt.

Im Lauf der Zeit bildete sich bei mir übrigens ein regelrechtes Verlangen danach, den optimalen Energiezustand so schnell wie möglich wiederherzustellen und beizubehalten, wenn mich irgend etwas seelisch aus der Bahn geworfen hatte. Heute bin ich so sehr an den Idealzustand guter Energiewerte gewöhnt, daß ich glücklicherweise immer seltener Korrekturen vornehmen muß – es tritt also ein *steady state* mit harmonischen Energiewerten ein, vor allem bedingt durch die Auflösung des Zentralkonflikts. Bei zahlreichen meiner Patienten beobachte ich ein ähnliches Phänomen, das sie mit der Zeit so sehr sensibilisiert und anspruchsvoll werden läßt, daß sie schlechte psychoenergetische Zustände immer quälender erleben und sich daher gedrängt fühlen, etwas dagegen zu tun.

Weil die Zahl solch sensibler Menschen stark zunimmt, wird es deshalb für die zukünftige Energiemedizin eine große Herausforderung sein, diese hochschwingenden Menschen im Gleichgewicht zu halten – sie sind vergleichbar einer kostbaren Stradivari-Geige, die leichter „verstimmt" wird. (Die Auflösung des Zentralkonflikts stellt wie erwähnt eine unschätzbare Hilfe dar bei dem Bemühen, gut gestimmt zu bleiben – dazu später mehr.)

Um wieder auf das Thema der Konfliktentdeckung zurückzukommen, möchte ich eine weitere aufschlußreiche Begebenheit schildern. Bei einem längeren Urlaub kam ich in die Verlegenheit, einen neuen Konflikt gebildet, jedoch vertrackterweise nicht die notwendigen Heilmittel zur Konfliktauflösung zur Verfügung zu haben. Ich mußte also zwei Wochen lang meinen gestörten Zustand ertragen und konnte dabei beobachten, was mit mir und dem Konflikt geschah. Dabei machte ich die interessante Feststellung, daß ich mit spannungsabführenden Handlungen wie Nägelbeißen oder mit somatischer Abfuhr in Form von Kopfweh reagierte. Ich bekam dazu einen verspannten Nacken, eine gereizte Stimmung, Durchfall und zu allem Überfluß meine „heißgeliebten" Herpesbläschen. Erstaunlicherweise normalisierte sich mein Energiesystem nach einigen Tagen, und der Konflikt war nach dem Urlaub kaum noch testbar. Denn er war „passiv" geworden und störte nur noch unterschwellig. Ich hatte dadurch unbeabsichtigt zwei Aggregatzustände des Konflikts entdeckt, nämlich

- den aktiven (akut störenden, energetisch krankmachenden) Zustand des Konflikts und
- die passive „Winterschlaf"-Form (des unterschwellig krankmachenden, chronisch irritierenden Konflikts).

Löst man einen aktiven Konflikt nicht auf (bei den meisten Menschen der Regelfall), so verwandelt sich der aktive Konflikt mit der Zeit in eine passive Dauerform, die das Energiesystem nur ein wenig belastet und das gesamte System nur latent stört. Diese passive Dauerform des Konflikts stellt den Normalfall dar, und weil jeder Mensch mehrere Konflikte mit sich herumträgt, addieren sich verständlicherweise auch die schwächenden Wirkungen der Konflikte zu einer deutlich nachweisbaren Gesamtwirkung. Bei „durchschnittlichen" Zeitgenossen testet man deshalb im Normalfall Vital- und Emotionalwerte zwischen 50 und 90 Prozent, und solche Menschen fühlen sich begreiflicherweise oft müde oder lustlos und sie altern schneller. Passive Konflikte sind also keineswegs harmlos!

Viele Zivilisationskrankheiten entstehen auf dem Boden niedriger Energiewerte, die Übersäuerung des Stoffwechsels und dauernde Zellschäden zur Folge haben. Mit guten Vital- und Emotionalwerten kann man dagegen viel länger jugendlich und fit bleiben. Manche Menschen mit großen inneren Kraftreserven kompensieren ihre Konflikte nach außen hin vollständig und haben „sagenhafte" Vital- und Emotionalwerte von 100 Prozent (gemessen mit dem Reba-Testgerät). Sie fühlen sich gut und ihnen scheint nichts zu fehlen. Weil sie in Wahrheit jedoch viel mehr Dynamik in sich haben *könnten*, sind sie durch ihre Konflikte natürlich ebenso gebremst und heruntergedrückt wie andere. (Sie könnten beispielsweise Vitalwerte von 200 Prozent und mehr haben, wenn sie ihre Konflikte los wären.) Viele Menschen spüren den Kraftzuwachs erst dann, wenn sie ihre Konflikte losgeworden sind, und begreifen dann, wieviel Lebensenergie sie wegen der Konflikte in der Vergangenheit eingebüßt haben.

Die nächste Frage, die sich mir bei der Entdeckung der Konflikte stellte, ist die nach der *Menge* der Konflikte im „Tornister", die jeder in seinem Energiefeld mit sich herumträgt. Verständlicherweise interessiert diese Frage natürlich auch die schätzungsweise zwei Drittel der Patienten, die durch das Auflösen eines *einzigen* Konflikts noch nicht gesund geworden sind: „Herr Doktor, wieviele Konflikte muß ich denn noch abarbeiten, bis es mir besser geht?“ Die Beantwortung dieser Frage war mir erst nach längerer Zeit möglich, nämlich nachdem ich bei mir selbst und bei Hunderten von Patienten den „Tornister“ geleert hatte und allgemeingültige Regeln aufstellen konnte (siehe Abbildung Seite 106).

Wie in einem Geburtskanal sind die Konflikte der Reihe nach gestapelt und scheinen auf ihren richtigen Geburtszeitpunkt zu warten. Normalerweise sorgt die Weisheit der Seele für eine harmonische und richtige Geburt. Man kann das daraus schließen, daß im Normalfall immer nur ein einziger Konflikt Zeichen der Aktivierung zeigt und geboren wird.[38] Man muß also wie im Tagebau eine Schicht nach der anderen abtragen – wir sprechen auch vom „Zwiebelschälen“ der aktiv gewordenen Konflikte.

Der Konflikt wird meist dann reif, wenn die Umstände für ihn passend sind. Aus der Sichtweise des *Konfliktträgers* handelt es sich dabei um den *ungünstigsten* Zeitpunkt, der endgültig alles durcheinanderbringt. Jemand hat beispielsweise gerade eine persönliche Krise durchgemacht und will sein Leben neu ordnen, wozu er all seine Kräfte benötigt. Doch genau zu diesem unpassend erscheinenden Moment wird dummerweise ein Konflikt aktiv, und der Betreffende verfällt in eine lähmende Depression. Oder jemand ist bereits einmal durch eine Prüfung gefallen und bekommt zu allem Überfluß eine richtige Angsterkrankung, die ihn völlig paralysiert und die Prüfungschancen gegen Null absinken läßt. Warum geschieht es gerade in diesem Moment? Ich erwähnte bereits den verborgenen Grund dafür: weil der Konflikt in Wahrheit danach lechzt, seine Konfliktinhalte wiederzubeleben. Für den Konflikt ist die Krisensituation deshalb eine gute Chance, das Drama seines Konfliktinhalts erneut – wie ein Theaterstück – aufzuführen.

Konflikte können jedoch auch spontan aktiv werden – sozusagen „aus heiterem Himmel“, ohne daß irgendein äußeres Ereignis dafür verantwortlich gemacht werden kann. Ein vorher zufriedener Mensch verfällt plötzlich in einen Zustand großer Unruhe und Besorgtheit, und niemand vermag einen Grund dafür zu finden. Ging es demjenigen zuvor einfach zu gut (im Sinne der neidischen Geister Afrikas, von denen bereits die Rede war), so daß einfach ein Korrektiv her mußte? Oder war der

[38] Schwierige Patienten und sogenannte „Koryphäenkiller“ haben in einigen Fällen zwei oder (ganz selten) sogar drei aktive Konflikte. Wie bei einer komplizierten Geburt haben sich die Konflikte bei ihnen regelrecht verheddert. Ein anderes häufig zu beobachtendes Problem sind mehrere in ihrer Aktivität schnell oszillierende Konflikte, was letztlich ebenfalls zu einem unauflösbar scheinenden „gordischen Knoten“ der Psychoenergie führt. In all diesen Fällen hilft nur das beständige Abschmelzen der Konflikte (erkennbar an niedriger werdenden Kausalwerten, die mindestens unter 20 Prozent absinken sollten, damit solche Konflikte dauerhaft verschwinden können).

Die Gesamtheit aller Konflikte, ihr Geburtskanal und die Therapiedauer

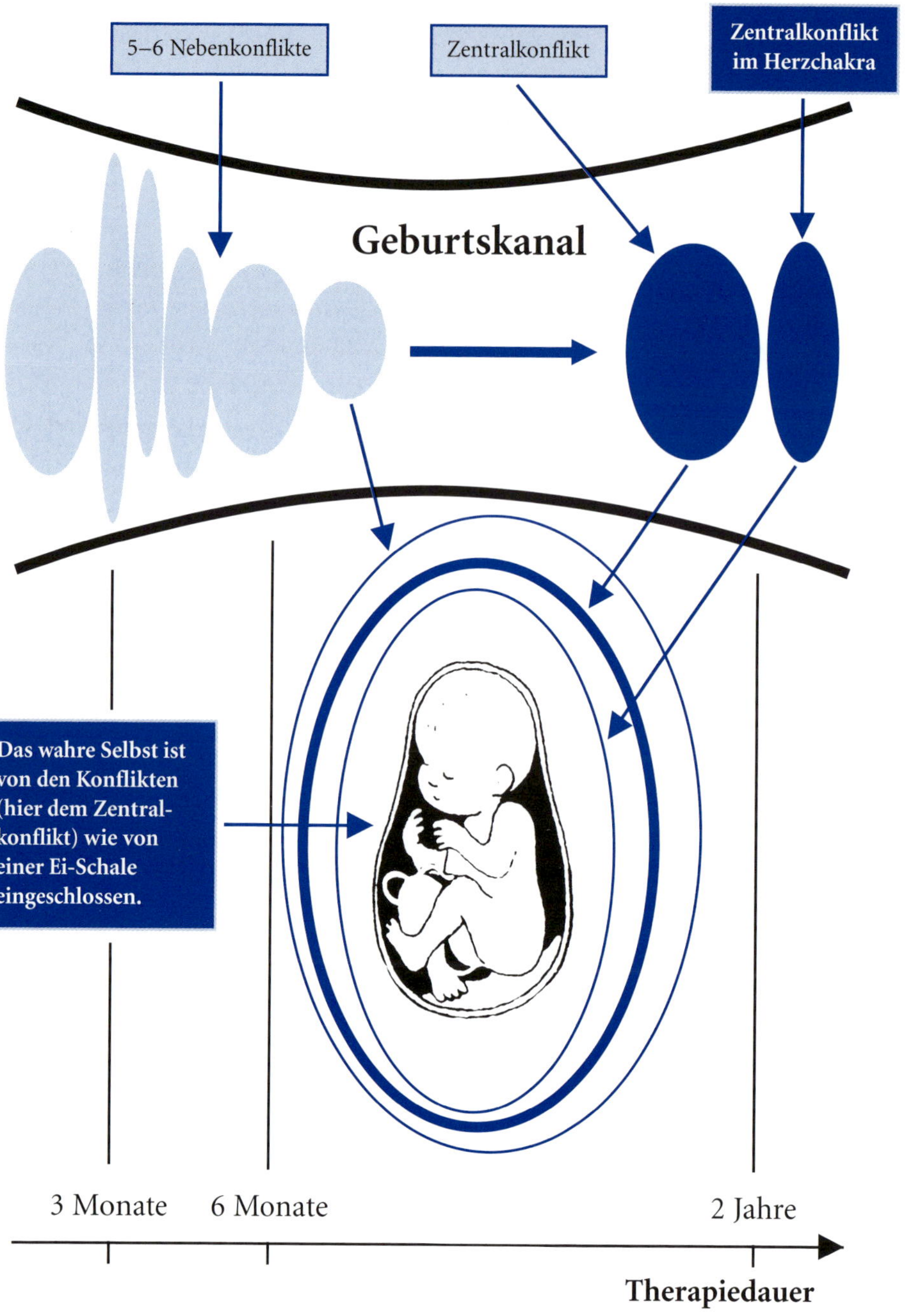

scheinbar glückliche Mensch in den tiefsten Winkeln seiner Seele doch unausgeglichen und unzufrieden? Ich vermag darauf keine vernünftige Antwort zu finden außer der, *daß ungehindert fließende Lebensenergie Konflikte aktivieren kann.* Diese sonderbar erscheinende Erfahrung möchte ich näher erläutern, um die dahinter verborgene Gesetzmäßigkeit deutlich werden zu lassen.

Menschen mit einem hohen Niveau von Lebensenergie können aus unerfindlichen Gründen aktive Konflikte bekommen. Den rätselhaft anmutenden Vorgang kann man mit einem Fluß vergleichen, aus dessen Flußbett abgelagertes Gerümpel hochgespült wird, sobald der Fluß eine höhere Fließgeschwindigkeit erreicht. Oder man denkt an einen Oldtimer, der seine Schwachstellen wie wackelige Reifen usw. erst bei höherer Geschwindigkeit offenbart. Genauso scheinen Konflikte mit einem höheren Niveau an Lebensenergie unvereinbar zu sein – sie enthalten ja negative, herunterziehende Energien, die das hohe positive Energieniveau des Trägers nicht vertragen. Das scheint mir im übrigen auch der eigentliche Grund dafür zu sein, daß so viele Patienten gleich einen zweiten, dritten (und so fort) Konflikt „gebären", sobald ihre Lebensenergie stärker zu fließen beginnt.

Abschließend möchte ich noch auf einen wichtigen Umstand hinweisen, der bereits zum nächsten Kapitel überleitet (in dem es um den Zentralkonflikt geht). Größere Konflikte entstehen in aller Regel nicht spontan im gegenwärtigen Leben, sondern gehören zum uralten Seelengepäck, das wir höchstwahrscheinlich von einer Reinkarnation zur nächsten mitschleppen. Solche alten Konflikte haben Kausalwerte über 70 Prozent und werden unter anderem dann aktiviert, wenn seelische Probleme im aktuellen Leben Ähnlichkeiten mit dem alten Konflikt haben. Dabei scheint es der Konflikt mit der Ähnlichkeit nicht so genau zu nehmen. Wenn jemand zum Beispiel einen Konflikt mit „Mißtrauen" hat, werden ihn sehr viele Probleme seines Lebens mißtrauisch machen statt wütend, ängstlich, besitzergreifend usw. Man sieht bekanntlich durch seine „Konfliktbrille" vieles unter demselben Blickwinkel und hat dadurch seine Objektivität verloren. Was das für weitergehende Konsequenzen hat, von denen man sich normalerweise nichts träumen läßt, davon wird im nächsten Kapitel die Rede sein.

Zentralkonflikte und Charaktertypen

In jedem lebt ein Bild
des, der er werden soll;
solang' er dies nicht ist,
ist nicht sein Frieden voll.

Angelus Silesius

Bis zu diesem Punkt habe ich Konflikte weitgehend unter dem Gesichtspunkt der Energieräuberei betrachtet. Aber die seelische Manipulation ist als viel bedeutsamer und folgenschwerer zu werten. Beim Thema der Energieräuberei kann es hilfreich sein, sich Konflikte als eigenständige Lebewesen vorzustellen, die ein Interesse daran haben, zu überleben und im besten Fall sogar zu wachsen. Dazu animieren sie den Konfliktträger zu selbstschädigenden Verhaltensweisen und ziehen ihn in negative seelische Zustände, die allesamt den Konfliktinhalt wie in einer Theateraufführung erneut zum Leben erwecken.

Dabei gilt als Grundregel, daß eine selbstschädigende Lebensführung wie rauchen, zu viel essen, aber auch zu schüchtern sein oder im Gegenteil zu unkontrollierbaren Wutausbrüchen neigen, prinzipiell nur dem Konflikt Vorteile verschafft.

Dem Konfliktträger geht es auf Dauer schlechter, während es dem Konflikt blendend geht. Wenn ein Mensch also ein Leben führt, das seiner wahren Neigung und Bestimmung nicht entspricht, liegt dies an der Tendenz seiner Konflikte, ihn zu manipulieren. Der Konflikt bekommt eine Bestätigung für die ihm innewohnende, immer negative, emotionale Botschaft.

Je größer ein Konflikt ist (bei der Größenmessung spielt der Kausalwert die Hauptrolle), umso stärker ist seine unterschwellige Manipulationskraft. Kleine Konflikte (mit Kausalwerten unter 30 Prozent)[39] wie die momentane Wut, von der ich im vorherigen Kapitel sprach, sind vorübergehende und unwichtige Ereignisse. Solch eine Wut ist schnell verraucht, so wie einem kurzen Regenschauer nur vorübergehende Bedeutung zukommt und danach wieder die Sonne scheint. Ganz anders ist die Auswirkung großer emotionaler „Wirbelstürme", die verheerende und bleibende Schäden anrichten. Das eigentlich Verhängnisvolle bei großen Konflikten ist – im Gegensatz zu meteorologischen Unwettern – ihre völlig geheime und unsichtbare Wirkungsweise. Unter großen Konflikten verstehe ich solche ab einem Kausalwert von 70 Prozent und höher. (Wie man Konflikte mißt, beschreibe ich weiter unten.)

Der größte Konflikt von allen ist der sogenannte **Zentralkonflikt**. (Er heißt so, weil er das gesamte Leben eines Menschen zentral beeinflußt)[40]. Jeder Mensch hat einen einzigen Zentralkonflikt, der einen zutiefst prägenden Effekt auf seine Lebensgestaltung ausübt. Ebenso hat der Zentralkonflikt einen dauerhaften Einfluß auf die individuellen Eigenschaften, Vorlieben und Abneigungen einer Person – den „Charakter". Man kann vom „roten Faden" sprechen, der das Leben eines Menschen bis in seine geheimsten Regungen durchzieht. In der Tiefenpsychologie spricht man von unterschiedlichen Charaktertypen, die innerhalb eines Typs ähnliche Wesensmerkmale und vergleichbare Lebensgestaltungen aufweisen.

In meiner eigenen täglichen Praxis hat sich die Typeneinteilung des Psychoanalytikers Fritz Riemann bewährt, der vier Charaktertypen unterscheidet. Die wichtigsten Eigenschaften dieser vier Typen, ihre Polarität und das betroffene Chakra sind in der Tabelle auf Seite 111 zusammengefaßt.

Mir ist bewußt, daß es zahlreiche andere Typologien gibt (Bioenergetik, Enneagramm usw.), doch scheint mir dieses Modell deshalb das beste von allen zu sein, weil es sich nahtlos mit der antiken Temperamentenlehre deckt. Damit ist dann auch eine logische Einteilung der Chakren und der Polaritäten verbunden. Man bekommt ein durch und durch schlüssiges System. Mit Recht lehrt die Erfahrung, daß wahre Dinge häufig „aus einem Guß" sind, weil im Hintergrund höhere Gesetzmäßigkeiten am Werk sind, und so ist es auch hier der Fall! Natürlich überlasse ich es jedem Leser, zusätzlich andere psychologische Einteilungsformen zu benutzen. Um nicht unnötig zu verwirren, habe ich Querverweise zu anderen Systemen weggelassen.

[39] Bei der Konfliktentstehung gilt als Faustregel, daß Konflikte mit Kausalwerten unter 30–40 Prozent aktueller Natur sind, solche mit 40–70 Prozent aus der Kindheit und solche über 70 Prozent aus früheren Leben bzw. aus intrauterinen Erlebnissen oder der frühesten Kindheit stammen.

[40] Ältere Konflikte mit Kausalwerten über 70 Prozent – und insbesondere gilt das für den Zentralkonflikt – wiederholen ihre Konfliktthemen häufig wie ein Echo, so daß verschiedenste Schicksalsschläge und problematische Erlebnisse im aktuellen Leben und in früheren Inkarnationen alle unter dem gleichen emotionalen Oberbegriff zusammengefaßt werden können. Je älter ein Konflikt ist, umso allgemeingültigere Eigenschaften bekommt er.

Die vier Charaktertypen, ihre Merkmale und Schattenseiten

Charaktertyp	schizoid	depressiv	zwanghaft	hysterisch
Antike Typenlehre	Melancholiker	Choleriker	Phlegmatiker	Sanguiniker
Polarität	Yang	Yin	Yang	Yin
betroffenes Chakra	Basischakra, Kronenchakra	Oberbauch-chakra	Halschakra	Nierenchakra, Stirnchakra
Seelische Grund-tendenz	rational	emotional	rational	emotional
Seelische Grund-eigenschaft	unabhängig	einfühlsam	gehorsam	lebhaft
Größte Angst nach Riemann	Existenzangst	Angst vor Isolation	Angst vor Vergänglichkeit	Angst vor Festlegung
Kompensation der Angst	Zu vereinzelt u. abwehrend	Zu anpassungsbereit	Zu starr und beharrend	Zu freiheitssüchtig
Häufiger seelischer Schatten	Größenwahn oder (kompensatorisch) zu schüchtern, besserwisserisch, totalitär	Zu wütend oder zu depressiv, erpresserisch, frustriert, nachtragend	Geizig, faul, konservativ, unbeweglich, pedantisch, ängstlich starr	Rivalisierend, ichbezogen, zu trieb- und lustbetont, verträumt, fanatisch
Klassischer Prototyp	Einzelgänger	„Gutmensch“	Pedant	Don Juan
Typische Berufswahl	Pilot	Sozialarbeiter	Beamter	Schauspieler

Hinzu kommt ein weiterer, ganz banal erscheinender Vorteil bei der Typeneinteilung, wenn man an die Interpretation denkt, die sich in der Praxis als äußerst wertvoll erweist. Dem Patienten gegenüber benutze ich meist die antiken Typenbegriffe wie zum Beispiel „Melancholiker" statt der tiefenpsychologischen Formulierungen „schizoid", die aus der psychiatrischen Arbeit mit Extremen wie Schizophrenie und schizothymer Neurotiker herrühren. Die tiefenpsychologischen Begriffe haben leider den pathologisch klingenden Stallgeruch der Psychiatrie beibehalten, was als verletzend und abwertend empfunden wird. Niemand dürfte es schmeichelhaft finden, als „schizoider Typ" bezeichnet zu werden, während man sich mit dem verträumten, zu stiller Trauer neigenden „Melancholiker" leichter identifizieren kann. Alternativ kann man auch den Begriff „unabhängiger Typ" verwenden, der eine hervorstechende Wesenseigenschaft des betreffenden Typs hervorhebt.

Damit möchte ich mich dem Zentralkonflikt selbst zuwenden und seine Eigenschaften näher beschreiben. Der Zentralkonflikt kommt wie jeder Konflikt im aktiven oder im passiven Aggregatzustand vor. Solange der Zentralkonflikt passiv im Hintergrund verweilt, fühlt man sich normal, ohne dabei etwas von der ständigen Beeinflussung durch ihn zu bemerken; er beeinflußt aber ständig auf subtile Weise den Charakter, erzeugt stoffwechselmäßig eine Schieflage, stört zum Beispiel den Gallefluß beim Choleriker und macht dazu das betroffene Chakra disharmonisch. Der scheinbare Normalzustand ändert sich jedoch schlagartig, sobald der Zentralkonflikt aktiv geworden ist! Weil der Zentralkonflikt der größte aller Konflikte ist, hat sein Aktivwerden begreiflicherweise große Auswirkungen. Zur Aktivierung des Zentralkonflikts führen dabei erfahrungsgemäß einschneidende Ereignisse wie

- Trennungserlebnisse (Scheidung, Trennung, Tod eines Partners bzw. Tod eines Kindes, soziale Isolation usw.)
- private Niederlagen wie Prüfungsversagen, sozialer Abstieg durch Arbeitslosigkeit und dergleichen
- schwere seelische und/oder körperliche Krankheiten wie Krebs, Psychosen, MS, Colitis ulcerosa
- Reifungskrisen in der frühesten Kindheit und Geburt, in Pubertät, Klimakterium, Alter.

Immer wenn etwas seelisch nur schwer verarbeitet und integriert werden kann, kommt es zu labileren Identitätszuständen, die den Zentralkonflikt aktivieren können. Man kann daraus schließen, daß Ego (Persönlichkeit) und Zentralkonflikt eine gegensätzliche Tendenz haben, ein Verhältnis, das mit einer Schaukel verglichen werden kann:

Persönlichkeit und Zentralkonflikt (hier mit pathologischer Schieflage)

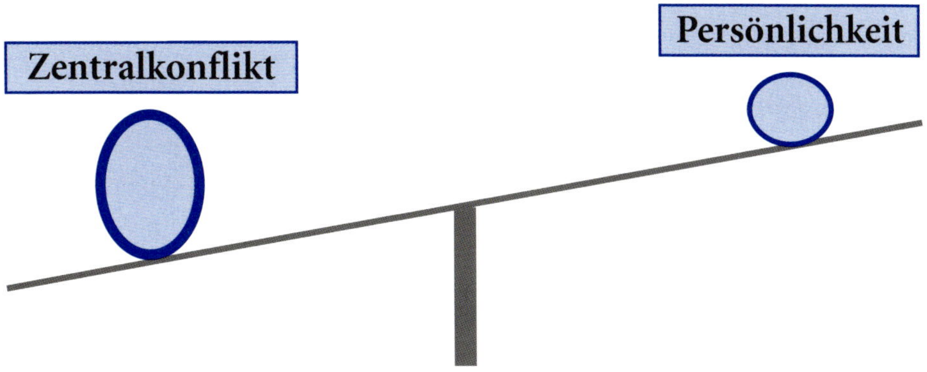

Im Normalfall hat man es mit einem passiven, gut kompensierten Zentralkonflikt zu tun. Bei Krankheiten kann der aktiv gewordene Zentralkonflikt manchmal zusätzlich zu Störungen der Persönlichkeit führen. Solche Menschen reagieren dann nicht nur körperlich, sondern auch seelisch auf die Aktivierung des Zentralkonflikts. In erster Linie hängt das davon ab, wie gefestigt und entwickelt die Persönlichkeit zum Zeitpunkt des Aktivwerdens ist. Bei labilen Persönlichkeiten entstehen schwerwiegende Verhaltensstörungen bis hin zur Psychose, und solch ein Mensch erscheint dann für seine vertrauten Mitmenschen seltsam fremdartig und regelrecht von einem Dämon „besessen", während stabile Persönlichkeiten in dieser Hinsicht wenig gestört erscheinen, und man bemerkt nur die körperliche Störung.

Die akuten Schäden des Zentralkonflikts sind stark von der Ausreifung der Persönlichkeit abhängig; diese erreicht beim Erwachsenen im mittleren Lebensalter gewöhnlich ihren Höhepunkt. Folglich sieht man in dieser Altersklasse wenig Schizophrenien (die gewissermaßen aus der seelischen Mitte der Person heraus entstehen), sondern mit zunehmendem Alter Wahnzustände, die von äußeren Faktoren herrühren – etwa bei Hirnabbauprozessen oder bei chronischem Alkoholismus (sog. organische und exogene Psychosen). Man findet statistisch bei Schizophrenen überraschend wenig Krebs, weil der aktive Zentralkonflikt keine Psychosomatosen erzeugt (wie neurotisch machende kleinere Konflikte), sondern entsprechend seiner starken Dynamik entweder eine psychische oder *körperliche* Energieabfuhr hervorruft. Umgekehrt wurde Krebs in alten Zeiten von erfahrenen Ärzten als „verkörperlichter Wahn" gedeutet, bei dem die Seele relativ ungeschoren davonkommt, während der Körper in diesem Fall den vollen Preis des aktivierten Zentralkonflikts zahlen muß.

Es gibt noch einen anderen Grund für die Aktivierung des Zentralkonflikts – nämlich die Therapie mit der Psychosomatischen Energetik. Oft beobachte ich in der Praxis, daß sich Patienten dank der Behandlung eines mittelgroßen Konflikts einige Zeit besser fühlen, bis ihr Zustand wieder schlechter wird. Kommen sie dann (in der Regel nach sechs bis acht Wochen) zum Kontrolltermin, teste ich überraschenderweise einen aktiven Zentralkonflikt. Wie beim Entladen eines übervollen „Tornisters" purzeln einem die schweren Päckchen förmlich entgegen, und ich habe den Eindruck, daß sich der Organismus von seinem alten Ballast trennen will und dazu endlich eine Chance wittert.

Sehr häufig kommen in den letzten Jahren auch Patienten mit einem aktiven Zentralkonflikt in die Praxis, bei denen es sich um hochschwingende Menschen mit einem Kausalwert von 70 Prozent und höher handelt. Sie klagen, daß ihr Leben schon länger schief verlaufe und sie irgendetwas aus der Bahn geworfen habe. Ich habe den Verdacht, daß die wahre Ursache dafür im Höherschwingen der betreffenden Person liegt; wie ein Fesselballon Ballast abwerfen muß, um höher steigen zu können, muß sich die Seele offenbar vom Ballast des Zentralkonflikts trennen. Dahinter verbirgt sich ein universelles evolutionäres Prinzip seelischer Aufwärtsentwicklung. (Dieses habe ich in meinem Buch *Durch Energieheilung zu neuem Leben* ausführlich beschrieben. Details zum Zentralkonflikt bitte ich dort nachzulesen.)

Das evolutionäre Prinzip der Seelenreifung scheint auch der wahre Grund dafür zu sein, daß immer mehr hochschwingende Kinder einen aktiven Zentralkonflikt haben – sie müssen sich vom Ballast des alten Konflikts trennen, um seelisch weiterwachsen zu können. Bedauerlicherweise wird die Situation von der Umwelt jedoch meist völlig falsch eingeschätzt, und die Entwicklungsstörungen und Verhaltensauffälligkeiten werden als Störungen des Individuums angesehen. Jedwede pädagogischen Maßnahmen und Gaben beruhigender Medikamente (etwa Ritalin® bei ADS) sind natürlich im Endeffekt wenig sinnvoll, solange man nicht den zugrundeliegenden Zentralkonflikt entdeckt und abheilt.

Normalerweise sollte man nur den *aktiven* Zentralkonflikt behandeln. Es gibt jedoch zwei Ausnahmefälle, bei denen es gerechtfertigt erscheint, in die „Geburt" der Konflikte einzugreifen und – um im Bild zu bleiben – beim passiven Zentralkonflikt einen künstlichen Geburtsvorgang einzuleiten:

- bei gefestigten Persönlichkeiten, die den Wunsch nach spirituellem Fortschritt äußern, und
- bei chronisch Kranken, wenn einem nur wenig Zeit bleibt und man starke therapeutische Effekte erzielen will (Krebs mit Metastasierung u. ä.).

Der nicht aktive Zentralkonflikt wird mit der Brunler-Bovis-Ampulle[41] getestet (die kurzfristig eine starke Energetisierung und Harmonisierung der Aura hervorruft). Es handelt sich um eine Mischung aller sieben Chakramittel, die man den Patienten in seine Hosentasche stecken oder ähnlich nahe an den Körper halten läßt. Der Patient wird dadurch kurzfristig energetisch komplett ausgeglichen und wirkt in diesem Moment förmlich „wie ein Heiliger" oder ein „Engel", perfekt harmonisch – bis auf den Umstand, daß nun plötzlich der Zentralkonflikt als „Stachel im Fleisch" erkennbar wird.[42] Denn das Höherschwingen verträgt sich nicht mit den energetisch disharmonischen, schweren Negativschwingungen des Zentralkonflikts.

Bisher habe ich alle wichtigen äußeren Umstände beschrieben, die mit dem Zentralkonflikt zu tun haben. Doch eine hermeneutische Betrachtung – die Frage des „wozu?" – eröffnet überraschend neue und umfassendere Perspektiven, die direkt mit der eigentlichen Bedeutung des Zentralkonflikts und seinem Wesenskern zu tun haben. Der tiefere Sinn des Zentralkonflikts will uns zunächst nicht einleuchten. Warum läßt die Weisheit der Schöpfung eine so krankmachende, Lebensunlust und böse Leidenschaften erzeugende Energieblockade überhaupt zu? Im Zuge der Evolution haben sich nach Darwin die meisten lebensfeindlichen Angewohnheiten

[41] Die Brunler-Bovis-Ampulle wurde von mir zuerst zur Vergrößerung der Ausdehnung des Kraftfeldes (des Reaktionsabstandes) entwickelt. Der Reaktionsabstand variiert sehr stark; diese Ampulle vermindert die Abweichungen. Im Lauf der Zeit hat sich die Messung der Auraladung mit dem Reba-Testgerät als meßtechnisch viel stabiler und diagnostisch besser herausgestellt, weshalb ich die Ausdehnung der Aura inzwischen überhaupt nicht mehr messe. Zu Ehren der Entdecker der Reaktionsabstands-Messung wurde die Ampulle nach dem französischen Pendler Bovis benannt (der als erster die Güte von Nahrungsmitteln in Bovis-Graden gemessen hat, welche dem Abstand in Zentimetern entsprechen, mit dem sich die Aura eines Nahrungsmittels ausdehnt – gute Lebensmittel haben bis zu einem Meter Abstand). Der französische Arzt Brunler hat diese Testform später für Menschen und Kunstwerke übernommen. So haben nach Brunler Gemälde hochschwingender Künstler eine besonders große Aura (bis zu mehreren Metern, bei Leonardo da Vinci bis zu 7500 cm).

[42] Hinweisen möchte ich auf die nützliche Möglichkeit, daß man mit Hilfe der Brunler-Bovis-Ampulle (in die Hosentasche des Patienten gesteckt) natürlich auch ganz leicht herausfinden kann, ob es sich bei einem großen Konflikt (mit Kausalwerten über 70 Prozent) um den Zentralkonflikt handelt. Denn wenn der Konflikt trotz der Brunler-Bovis-Ampulle immer noch getestet werden kann, hat man es mit dem Zentralkonflikt zu tun! Leider habe ich auch bei dieser Gesetzmäßigkeit in der letzten Zeit Ausnahmen gefunden, die damit zu tun zu haben scheinen, daß sich manchmal neben dem Zentralkonflikt auch andere sehr große Konflikte durch die Brunler-Bovis-Testampulle nicht unterdrücken lassen. Wenn man also im Zweifel ist, ob es sich um einen echten oder um einen Pseudo-Zentralkonflikt handelt, spielt der Charaktertyp des Patienten die Hauptrolle. Der echte Zentralkonflikt paßt nämlich immer perfekt zum jeweiligen Charaktertyp. Man kann das mit einigen wenigen Fragen herausfinden, die man dem Patienten zur Klärung stellen sollte und die für einen bestimmten Charaktertyp unabdingbar sind, etwa die Ordnungsliebe für den Zwanghaften usw.
Ergänzend möchte ich bekräftigen, daß es nach den bisherigen Erfahrungen an über tausend Patienten in unserer Praxis nur einen einzigen Zentralkonflikt gibt. Das ist auch logisch, weil jeder Mensch bekanntlich nur einem einzigen Charaktertyp angehört, der durch den jeweiligen Zentralkonflikt definiert wird. Bei mehreren Zentralkonflikten käme es wahrscheinlich zu völligem Durcheinander im seelischen Wachstumsprozeß. Bei der alltäglichen Arbeit mit dem Zentralkonflikt beobachten meine Frau und ich – bis auf ganz wenige Ausnahmen, die durch Pseudo-Zentralkonflikte bedingt sind – ein perfektes Zusammenpassen von Zentralkonflikt, Charaktertyp, Lebensthemen und Krankheitsdispositionen.

einer Spezies als schwerwiegender Nachteil „herausgemendelt“. Wir begreifen den tieferen Sinn der Konflikte deshalb erst, wenn wir vom Phänomen einer Seelenreifung ausgehen. Wir können erst aus dieser Perspektive begreifen, daß uns erst der Zentralkonflikt seelisch die entscheidenden Wachstumsimpulse gibt. Von daher scheint er über lange Zeit für unsere Persönlichkeitsentwicklung sehr wichtig zu sein. Man kann beim Zentralkonflikt auch bildlich vom „Stachel im Fleisch“ sprechen, der uns aus unserer Unbewußtheit und Trägheit herausbefördert und uns ständig antreibt, zu Widerständen und Reibung führt und dadurch die so unentbehrlich wichtigen Erfahrungen ermöglicht, die uns erst seelisch reifen lassen.

Mit dem Zentralkonflikt ist nun unmittelbar das Phänomen des Charaktertyps verbunden. Menschen werden neurotisch, schrullig, bekommen sonderbare Eigenschaften und Wesenszüge, sobald sich der Charakter im Zuge der höheren Kulturentwicklung zu bilden beginnt. Bei sehr einfachen Menschen auf der Stufe des „Primitiven“ kann man im allgemeinen noch wenig von einem individuell ausgeprägten Charakter erkennen, und Forschungsreisende berichten, daß sämtliche Urwaldindianer eines Stammes seelisch sehr gleichförmig wirken, selbst wenn man als Forscher jahrelang intensiv mit ihnen zusammenlebt.

Genau das gleiche Phänomen – nur am anderen Ende des Entwicklungsweges – kann man bei hochschwingenden Menschen beobachten, die kaum noch Neurotizismen besitzen und seelisch ausgeglichen und in sich ruhend wirken. Bei ihnen kann man deshalb einen bestimmten Charaktertyp auf Anhieb viel schwerer zuordnen, während das mit einigem Training beim „Durchschnittsmenschen“ meist leicht möglich ist, ohne daß man lange Testungen durchführen muß. Trotzdem gelingt auch bei seelisch ausgereiften Menschen die Zuordnung zu einem bestimmten Charaktertyp, nur muß man genauer hinschauen. Den Charaktertyp erkennt man grundsätzlich im Zuge eines Vorgangs, den man mit einem Indizienprozeß vergleichen kann, bei dem bestimmte Merkmale stärker gewichtet werden als andere.

Dafür möchte ich einige charakteristische Beispiele geben. So gibt es kaum einen **Hysteriker** ohne das dominierende Seelenthema der Entscheidungsschwäche, die aus dem Drang erwächst, sich um jeden Preis den größtmöglichen Freiheitsspielraum offen zu lassen – für ihn ist nämlich nichts beglückender als das Gefühl der Freiheit, alles jederzeit tun und lassen zu können, ohne auf schmerzhafte Weise festgelegt zu sein. In Gesellschaft wird es den Hysteriker stets danach drängen, sich in den Vordergrund des Interesses zu spielen. „Klassenclowns“ und „Partylöwen“ sind fast immer Hysteriker! Und auch die nach außen schüchtern anmutenden Hysteriker, die solche Eigenschaften nicht so offen zeigen, sind meist an der überstarken emotional-sinnlichen Empfindungsfähigkeit und großen Begeisterungsfähigkeit (und dazu häufig auch Sprunghaftigkeit) zu erkennen, die allen Sanguinikern zu eigen ist. Alles geht dem Sanguiniker unter die Haut und bewegt ihn über die Maßen. (Die Bezeichnung „Sanguiniker" ist vom lateinischen Wort *sanguis* für Blut abgeleitet, er ist also der zu Blutaufwallungen neigende Typ). Der **Zwanghafte** hingegen wird bei einem Gerät als erstes die Bedienungsanleitung vermissen und überall eine penible Ordnung herzustellen versuchen. Dabei kann man immer das konservierende Element am Werke sehen, das sich gegen die Vergänglichkeit allen Seins stemmt. Er wird allerlei Gerätschaften durch Plastikhüllen vor Verschmutzung oder Verfall bewahren wollen, oder er wird begeistert Dinge sammeln. Er ist häufig auch daran zu erkennen, daß ihm eine strukturierte Ordnung bei Handlungsabläufen als oberstes Prinzip ganz wesentlich erscheint – selbst wenn er womöglich äußerlich einen unerwartet „schmuddeligen" und/oder chaotischen Eindruck macht (zunächst angesichts des Charaktertyps irritierende Manöver, die letztlich als Versuche der seelischen Selbstheilung zu verstehen sind).

Beim **Depressiven** wird man nie das Grundelement vermissen, daß er es anderen recht machen will, selbst wenn er dafür Nachteile in Kauf nehmen muß. Über dieses altruistische Prinzip und die dadurch auferlegten Frustrationen wird aber peinlich genau ein inneres Kontobuch geführt. Depressive plagen sich deshalb meist mit quälenden Frustrationsgefühlen und mit dem nagenden Grundempfinden, immer etwas Entscheidendes vom Leben und den Mitmenschen vorenthalten zu bekommen. Das wird aber am Anfang des Gesprächs oft nicht gleich zugegeben. Doch fast alle Depressiven sind am sozial fürsorglichen Wesenszug zu erkennen. Im Gespräch äußert sich dieser Wesenszug häufig durch die Mühelosigkeit der Anamnese, die vom Arzt als Gesprächsführer geradezu beliebig in jede Richtung und jedes Zeitmaß dirigiert werden kann. Besonders anpassungswillige und ungewöhnlich freundliche Patienten sind also meist Depressive.

Beim **Schizoiden** wird man stets auf die sichere Gewißheit treffen, alles besser zu wissen als die anderen und Probleme schnell und treffsicher zu durchschauen – eine eitel anmutende Selbsteinschätzung, die aber nicht aus hierarchischem Rivalisieren resultiert (wie beim Hysteriker, der ähnlich empfinden kann, aber durchtränkt von heimlicher Unsicherheit), sondern aus der nüchternen Begutachtung der Fakten. Schizoide neigen zu trockenem Zynismus, zu kreativen Höhenflügen und sind im Kern ihres Wesens völlig von sich überzeugt, weshalb sie als Kinder schwer zu erziehen und als Erwachsene nur mühsam von etwas anderem zu überzeugen sind. Schizoide fühlen sich meist als alleingelassene (melancholische) Einzelgänger – Adlern vergleichbar, die einsam über allem schweben. Schizoide wirken auf ihre Umgebung fast immer emotional spröde, unbeholfen, unnahbar und intellektuell (sofern die geistige Kapazität das zuläßt) und manchmal sogar arrogant.

Mit dieser Charakterisierung der vier Typen hat man ein Grundgerüst, das erste und recht wertvolle Hinweise (im Sinne von Indizien) liefert, die bei der Einordnung hilfreich sein können. Weitere Hinweise sind das Grundempfinden (das heißt ob jemand im Grund seiner Seele entweder überwiegend emotional oder rational empfindet) sowie die Krankheitsanfälligkeit desjenigen Körpersegments, das dem Chakra des Zentralkonflikts entspricht. Häufig findet man entweder besonders schwere Krankheiten wie Krebs (zum Beispiel Prostatacarcinom beim Schizoiden mit dem Zentralkonflikt „selbstbeherscht“) oder besonders quälende Beschwerden wie Trigeminusneuralgie (zum Beispiel beim Gefühl „Unbehagen“ als Zentralkonflikt beim Hysteriker).

Der aufmerksame Leser wird an dieser Stelle die Frage stellen, warum man sich mit der Typisierung der Charaktertypen abmühen und die Eigenschaften der Typen kennenlernen muß, wenn man es mit der Energietestung viel leichter haben kann. Der Grund dafür liegt in der zwar seltenen (unter 5 Prozent), aber möglichen Ausnahme, daß der energetisch testbare Zentralkonflikt am Anfang falsch sein kann. Als Ursache dafür habe ich gefunden, daß Kinder, die vom Charaktertyp extrem gegenpolar zu einem Elternteil sind, (das heißt wenn schizoid-hysterische bzw. depressiv-zwanghafte Typen aufeinandertreffen) eine Art Mimikry entwickeln. Nach außen hin täuschen sie einen andersartigen Charakter vor (um trotz ihrer Andersartigkeit geliebt zu werden). Genauso wie eine Raupe sich irgendwann verpuppt und später die Verpuppung abwirft, führt auch die Behandlung des vermeintlichen Zentralkonflikts zum baldigen Platzen des Scheinkonflikts, wonach erst der echte Konflikt zum Vorschein kommt.

Lebensberatung entsprechend dem Charaktertyp

Die ganze Welt ist eine Bühne
Und alle Frau'n und Männer bloße Spieler.
Sie treten auf und gehen wieder ab.
Sein Leben lang spielt einer manche Rollen
Durch sieben Akte hin.

William Shakespeare

Die Bedeutung des Charaktertyps ist mir relativ spät klargeworden, als ich zu meiner Bestürzung feststellen mußte, daß ich mit bestimmten Menschentypen immer wieder Ärger bekam, obwohl ich durch alle möglichen Psychotherapien, Meditationen und Bach-Blütenessenzen recht hochschwingend geworden war. Offenbar gab es eine Schwachstelle in mir, die sich wie ein ungezogenes Kind verhielt. Bestimmte Leute brachten mich einfach regelrecht „auf die Palme", auch wenn ich mir tausend Mal vornahm, das nächste Mal ruhig zu reagieren. Mir gingen meine emotionalen Ausbrüche selbst fürchterlich auf die Nerven, aber ich war dem Ganzen hilflos ausgeliefert. Mein damaliger Psychotherapeut versuchte mir das Problem als mein eigenes zu verkaufen, aber das leuchtete mir nicht ein und machte mich noch ärgerlicher.

Die Deutung, es sei mein eigenes Problem, klingt für mich etwa so unsinnig wie die Aussage: „Obwohl es Ihr Nachbar ist, der Sie frühmorgens um sieben mit seinem Rasenmäher aus dem Bett holt, liegt das Problem bei Ihnen!" Ein rücksichtsloser Nachbar ist ohne jeden Zweifel ein Ärgernis, und alle Entschuldigungen prallen an dieser simplen Tatsache wirkungslos ab. Nun gibt es offenbar Menschen, die insgeheim ein „Nachbarnärgern"-Programm eingebaut haben. „Ja, jetzt da Sie es sagen, fällt es mir auch auf, wie rücksichtslos ich mich da verhalte, aber ...", und an diesem Punkt kommen Ausreden wie die, daß der Betreffende ein Frühaufsteher sei, daß der Tag ohnehin viel zu kurz sei, daß ihm Rasenmähen die Morgengymnastik ersetze und außerdem das Rasenmähen offiziell ab sieben Uhr erlaubt sei. Die Frage erhebt sich, was für geheime menschliche Interaktionen bei solchen Auseinandersetzungen am Werk sind.

Das Rätsel löste sich, als ich Mitte der neunziger Jahre die Übereinstimmung zwischen dem Zentralkonflikt (mitsamt dem jeweils zugehörigen Chakra) und der antiken Typenlehre sowie der tiefenpsychologischen Einteilung der Charaktertypen entdeckte. Mit einem Mal wurde klar, daß bestimmte Charaktertypen auf emotionalenergetischer Ebene (der sogenannten „Bauchebene") gut, weniger gut oder gar nicht miteinander zurechtkommen können. Bei dem Nachbarn, über den man sich ärgert, kann es sich beispielsweise um einen Hysteriker handeln (der insgeheim gerne andere „triezt", weil er seine vor sich und anderen geheimgehaltenen Aggressionen auf bequeme Weise loswerden will, und dessen Welt sich überwiegend um ihn selbst dreht, weil er all seine Pläne sofort in die Tat umsetzen muß, das heißt, weil er eine zu geringe Frustrationstoleranz hat). Oder man hat es mit einem Zwanghaften zu tun (der zum Beispiel übergeordnete Pflichten zu erfüllen hat, die natürlich „alleroberste Priorität" genießen). Der verärgerte, aufgebrachte Nachbar ist dagegen vermutlich entweder ein schizoider Typ („Eine Unverschämtheit, mich nicht als erstes zu fragen!") oder ein depressiver Charakter („Rücksichtnehmen auf andere sollte das oberste Gebot sein!").

Worin besteht nun das eigentliche Problem? Jeder der vier Charaktertypen hat bestimmte Wertvorstellungen und emotionale Prägungen, die mit denen der anderen Typen inkompatibel sind. Trifft dagegen der hysterische Rasenmäher-Nachbar auf einen anderen Hysteriker, der sich bei ihm beklagen will, wird als erstes gescherzt und womöglich eine Runde Skat gespielt, und der Streit löst sich schnell in Luft auf. Oder hat man es mit zwei Zwanghaften zu tun, so werden sie untereinander die Adressen der günstigsten Rasensaat-Blumenhandlungen tauschen, oder sie erkundigen sich voller Interesse, ob der andere den Mäher auf 2,5 oder auf 3,5 Zentimeter eingestellt hat. Depressive Charaktere werden das soziale Beisammensein genießen und womöglich beschließen, gemeinsam ein Nachbarschaftsfest zu organisieren. Schizoide Nachbarn lösen den Streit dadurch, daß sie beim anderen zufällig eine interessante Lektüre herumliegen sehen, die zum Anlaß eines spritzigen Gedankenaustauschs wird.

Aus dem Beispiel mit dem Nachbarschaftsärger durch frühmorgendliches Rasenmähen kann man bestimmte Gesetzmäßigkeiten ableiten, die ich an Hunderten von Patienten und deren Schicksalen bestätigt gefunden habe. Bestimmte Charaktere können gut miteinander (weil sie denselben charakterlichen Typ haben) beziehungsweise finden im anderen eine gute Ergänzung (das heißt, sie sind einander unähnlich, aber komplementär), während andere Typen nur mühsam miteinander können oder sich gar nicht vertragen (nämlich die feindseligen Typen). Die mühsame Form habe ich als „ambivalent" (zwischen Zuneigung und Ablehnung schwankend) bzw. „neurotisch" (mit gequält bemühter und stets schwieriger Schlagseite) bezeichnet. Die nachfolgende Tabelle zeigt im Überblick die möglichen Varianten des Verhältnisses der Typen untereinander:

Wie die vier Charaktertypen sich zu den jeweils anderen verhalten können

Charaktertypen / Verhältnis	**schizoid**	**depressiv**	**zwanghaft**	**hysterisch**
harmonisch	schizoid	depressiv	zwanghaft	hysterisch
ideale Partner	depressiv	schizoid	hysterisch	zwanghaft
neurotisch-ambivalent	zwanghaft	hysterisch	schizoid	depressiv
feindselig	hysterisch	zwanghaft	depressiv	schizoid

Man wird bei den Charaktertypen an das Verhalten der gegensätzlichen Pole von Magneten erinnert. „Mit dem kann ich partout nicht klarkommen, denn der bürstet mich total gegen den Strich!“ – diese Aussage drückt die Unmöglichkeit des Unterfangens aus, mit einem inkompatiblen Menschen zurechtzukommen. Man kann das damit vergleichen, daß man gleichartige Pole von zwei Magneten zusammenbringen will. Oder man denke an die natürliche „Feindschaft“ von Feuer und Wasser, die einander nicht gut tun und in ihrer Existenz behindern.

Wenn ich als Therapeut meinen Patienten die seelischen Hintergründe eines Streits erkläre, so geht es mir zunächst um das Faktische: „Es wird Ihnen immer schwer fallen, mit einem solchen Charakter zurechtzukommen, weil es sich um eine völlig andere 'Baugruppe' handelt.“ Der Vorteil dieses Vorgehens gegenüber dem üblichen Schuldzuweisen beruht auf der Sachlichkeit. Niemanden trifft die alleinige Schuld, sondern die Unvereinbarkeit bestimmter Wesensmerkmale errichtet von vornherein schwer zu überbrückende Gräben zwischen zwei Menschen.[43]

[43] Durch Abbau des Zentralkonflikts und viel Arbeit an den eigenen Schwächen, dazu durch Verständnis und Liebe für den inkompatiblen Wesenszug des Partners kann man in Einzelfällen schwieriger Partnerschaftskonstellationen vermutlich doch ganz gut zusammenleben – ich vermute das zumindest theoretisch, da ich solche länger dauernden, relativ gut funktionierenden Ehen von inkompatiblen Charaktertypen bis heute nur äußerst selten vorgefunden habe, aber nicht ausschließen möchte, daß es sie geben kann. Höherschwingende Menschen mit viel charakterlicher Reife werden demzufolge immer unabhängiger von den Begrenzungen ihres Charakters und können vermutlich irgendwann „mit jedem“.

Nach der genauen Beobachtung vieler Menschen und der Beratung Hunderter von Patienten bin ich mittlerweile fest davon überzeugt, daß ein großer Teil aller zwischenmenschlichen Probleme – von Ehescheidungen über Nachbarschaftsstreit bis zum Mobbing – auf der Unvereinbarkeit bestimmter Charaktertypen beruht. Zu meiner Aufgabe als Therapeut gehört es deshalb, als Lebensberater dem Patienten die Fallgruben des eigenen Charakters und des Charakters anderer Menschen aufzuzeigen, so daß der Betreffende zukünftig besser damit umgehen kann.

Ich gebe zu, daß es sehr schwer fällt, dem inkompatiblen Charaktertyp sein Anderssein zu vergeben und es als andersartiges „Strickmuster" zu akzeptieren. Es gehört zu unseren eingebauten Programmen, inkompatible Wesenszüge aus der moralischen Perspektive zu werten. „Ich kann nun mal nicht aus meiner Haut heraus!", antwortet man gerne auf diesbezügliche Vorwürfe. Der erste Schritt zum Verständnis beruht aber auf der unvoreingenommenen Analyse des eigenen Typs und des inkompatiblen „Marsmenschen", der völlig unverständliche und uneinfühlbare Charaktermerkmale sein eigen nennt. Er kommt einem zwar wie ein Wesen von einem fremden Stern vor (so formulierte ein Patient es einmal treffend), aber man kann viel leichter mit ihnen umgehen, wenn man ihre wichtigsten Wesenszüge durchschaut hat.

Einige typische Streitpunkte sind bereits im Beispiel mit dem Nachbarn angeklungen, der frühmorgens seinen Rasen mäht. Verschiedene Charaktertypen haben nämlich unbewußte Paradigmen und emotionale Überzeugungen, die einander gegenseitig ausschließen, das heißt, es kann aus der Perspektive eines bestimmten Charaktertyps nur eine einzige richtige Auffassung geben. Solche gegenpolaren Anschauungen sind:

Gegenpolare Charaktere

Zwanghaft	Depressiv
„Ordnung ist das allerwichtigste im Leben – ohne eine logische Systematik versinkt alles im Chaos –"	„Tiefe und ehrliche Gefühle zueinander aufzubauen und großzügig über Schwächen des anderen hinwegzusehen ist das Wichtigste im Leben."
„Dem ordnenden Verstand gehört die oberste Priorität."	„Das sittlich gute, ehrliche Gefühl und die Liebe sind das Wichtigste."
„Man muß alles werten und danach in eine vernünftige Hierarchie einbauen." „Ohne eine gewisse Disziplin geht alles kaputt." „Das oberste Ziel aller Anstrengungen ist, ehrlich gesagt, meine Behaglichkeit!"	„Vor Gott sind alle Wesen gleich." „Liebe kennt keine Unterschiede." „Sich empathisch zu verhalten und stets für andere da zu sein ist die wertvollste Haltung."

Oder:

Schizoid	Hysterisch
„Das Leben ist eine todernste Sache, denn es geht um Sein oder Nichtsein.“	„Das Leben ist ein großer Spaß.“ „Spaß zu haben ist das Wichtigste im Leben.“
„Das Wichtigste ist das Ideal.“	„Ich bin mir grundsätzlich selbst der Nächste.“
„Bestimmte Fehler sind immer unverzeihlich.“	„Jeder Morgen ist ein neuer Anfang.“

Wer sich die Paradigmen der einzelnen Typen anschaut, kann vermutlich relativ leicht den eigenen Charaktertyp identifizieren, weil ihm dessen Wertvorstellungen am stimmigsten klingen. Wer Hilfe beim Zuordnen benötigt, braucht sich nur diejenigen Paradigmen anzuschauen, die ihm „ganz unmöglich“ und „völlig daneben“ vorkommen, um den zu seinem eigenen Typ „feindseligen“ Charaktertyp zu entdecken. Als feindseligen Charaktertyp kann man denjenigen Typ definieren, der dem eigenen Grundempfinden kontrovers gegenübersteht und die Schattenseiten (die verdrängten Seelenanteile) der eigenen Persönlichkeit verkörpert. „Sag mir, wen du absolut nicht ausstehen kannst, und ich verrate dir, welchen Charakter du hast!“, so lautet die dahinterstehende Erfahrung. Deshalb erkennen wir unseren eigenen Charakter am leichtesten durch die starke und spontane Ablehnung, die in aller Heftigkeit dann auftritt, wenn er auf seinen charakterlichen Gegenpart trifft.

Vernünftigerweise geht es nun nicht darum, die schlechten Eigenschaften des feindseligen Charakters zu kopieren, die man ja aus tiefstem Herzen verabscheuungswürdig findet. Beispielsweise sollte man sich nicht dadurch am Nachbarn rächen, daß man noch früher als er Rasen mäht – oder, noch schlimmer, daß man heimlich Steine auf sein Grundstück wirft, damit die Scherblätter seines Rasenmähers daran kaputtgehen. Vielmehr geht es darum, die guten Eigenschaften der anderen Typen zu seinen eigenen zu machen, etwa die Ordnungsliebe des Nachbarn und dessen frühmorgendliche Tatkraft schätzen und kopieren zu lernen. Man sollte, kurz gesagt, lernen, das Positive im Verhalten des anderen zu entdecken und daraus selbst etwas zu machen (weil man in diesem Bereich häufig eigene charakterliche Schwächen hat). Häufig ist man jedoch viel eher geneigt, das Schändliche am Verhalten des anderen zu beklagen, anstatt dessen positive Eigenschaft (im Sinne einer Tugend) anzuerkennen. Genauso sollte man danach trachten, die eigenen Negativprogramme zu hinterfragen und zu überwinden, was natürlich bei einem selbst viel schwerer fällt als bei anderen:

Gute und schlechte Eigenschaften der vier Charaktertypen

	schizoid	depressiv	zwanghaft	hysterisch
Gute Eigenschaften	vertritt Überzeugung klar und kompromißlos	einfühlsam und hilfsbereit, empathisch	ordentlich und fleißig	lebhaft, spontan, gutgelaunt
	unsentimental, nüchtern und sachlich	sozial verträglich, kann gut zuhören	beständig und zuverlässig	sinnesfroh, vor allem das Hier und Jetzt zählt
	scharfe Beobachtungsgabe – unabhängig	Altruismus – fürsorglich	verantwortungsbewußt – beherrscht	charmant, mitreißend
Schlechte Eigenschaften	totalitär: „Ich bin das Maß aller Dinge!" aggressiv und arrogant	zu opferbereit: „Ich will nicht alleine sein!" verhält sich gerne kindlich-hilflos bis erpresserisch	zu große Angst vor Risiko und Veränderung	liebt die ständige Abwechslung, Veränderung um der Veränderung willen, sprunghaft
	vermeidet Emotionen und menschliche Nähe	konfliktscheu: „Ich hasse Streit!" Vogel-Strauß-Mentalität	zu detailbesessen, Vorurteile, Dogmatismus	zu großes Verlangen nach Anerkennung, Imponiergehabe und Starallüren
	fehlender Enthusiasmus, gleichgültig gegenüber Kritik	wenig Selbstwertgefühl, aber nachtragend – Sehnsucht nach totaler Verwöhnung	Entschlußunfähigkeit aus Perfektionsstreben, Faulheit und Bequemlichkeit	neigt dazu, Versprechungen nicht zu halten, vergibt sich selbst vergangene Sünden leicht

Nun fällt es bekanntlich ungeheuer schwer, eigene Schwächen abzulegen, wenn sie mit dem eigenen Wesen harmonieren (wie die Brille, die man sucht und auf der eigenen Nase hat). Der eigentliche Grund dafür ist, daß jeder Charaktertyp eine bestimmte, tiefsitzende Angst hat und daß diese angstvolle Gestimmtheit der eigentliche Antrieb und die moralische Rechtfertigung für sein negatives Verhalten ist. Diese tiefsitzenden Ängste haben ganz überwiegend mit dem Zentralkonflikt und dessen Entstehung zu tun. „Wenn ich wieder so bin, wie ich zum Zeitpunkt der Entstehung des Zentralkonflikts war, bekomme ich wieder eine böse Abreibung (werde umgebracht, erleide entsetzliche Qualen, komme in unentrinnbare Notlagen usw.)!", denkt sich die Seele an dieser Stelle.

Damit komme ich zur tiefsten seelischen Bedeutung des Zentralkonflikts. Das Konfliktthema hat immer mit der größten denkbaren Angst zu tun, die man sich vorstellen kann. Wenn man jemanden fragt: „Was ist Ihre größte Angst?", wird man als Antwort etwas genannt bekommen, was dem Konfliktinhalt des Zentralkonflikts entspricht. Weil der Zentralkonflikt den meisten Menschen jedoch nicht bewußt ist, kann man am Anfang der Behandlung nicht erwarten, auf die Frage: „Was ist Ihre größte Angst?" sofort eine befriedigende Antwort zu bekommen. Erst wenn man bei einem Menschen den Zentralkonflikt entdeckt hat, kann man ihn mit seiner größten unbewußten Angst konfrontieren, indem man die Angst beim Namen nennt. („Sie haben das Konfliktthema XY.")

Das Verhalten eines bestimmten Charaktertyps beruht also auf unbewußten Vermeidungsstrategien, denen uralte und meist völlig unbewußte Ängste zugrundeliegen. Der ganze Vorgang wird mit der Zeit so unbewußt und geradezu instinkthaft, daß man die ursprüngliche Angst oft gar nicht mehr erkennen kann. An dieser Stelle setzt nun der zweite Teil der Lebensberatung an, die mit dem Charaktertyp zu tun hat – die Beratung über die verborgenen Inhalte des Zentralkonflikts, deren mögliche Entstehung und aktuelle Bedeutung. Diesbezüglich mache ich mein Beratungsgespräch davon abhängig, mit welchem Patienten ich es zu tun habe: Liegen seine Kausalwerte über 70 Prozent und läßt seine seelische (und spirituelle) Offenheit die Besprechung in der nachfolgend beschriebenen Form zu, oder erscheint es aus diversen Gründen (Skeptizismus und Rationalismus, niedriger Kausalwert, große seelische Instabilität, Jugendlicher unter 18 Jahren u.ä.) geraten, eine andere Form der Beratung über die Konfliktinhalte vorzuziehen?

Nach Sitzungen in tiefer Trance bei Reinkarnationstherapeuten und nach Bestätigung der Szenerien durch mediale Menschen und durch andere Quellen (Roger Woolger u.a., siehe Literaturverzeichnis zu Reinkarnation) bin ich mittlerweile von einer bestimmten Grundsituation überzeugt, die allen Zentralkonflikten bei ihrer Entstehung zugrundeliegt:

- Der Zentralkonflikt entstand vor sehr langer Zeit (in grauer Vorzeit) durch eine existentielle Grenzerfahrung (in Form einer lebensbedrohlichen bzw. tödlich endenden Notlage);
- das Konfliktthema spielte bei der damaligen Existenzkrise für das Unbewußte die Rolle des Hauptschuldigen;
- das Unbewußte versucht mit Hilfe der aus dem Zentralkonflikt resultierenden Angst solche existentiellen Notlagen in Zukunft zu vermeiden.

Die Konfliktentstehung möchte ich anhand von vier Beispielen durchspielen, die sich auf Inhalte derjenigen 28 Konflikte beziehen, die dem System der Psychosomatischen Energetik zugrundeliegen:

1. Thema „falsch denken"

Eine typische Situation bei der Entstehung des Konfliktes mit dem Thema „falsch denken" (Konflikt Nr. 28) kann den mysteriös anmutenden Vorgang begreifbar machen. Gerade der Konfliktinhalt „falsch denken" ist aus der aktuellen Lebenssituation des betreffenden Patienten oft schwer zu verstehen, da es sich dabei nicht vordergründig um eine Emotion wie bei den meisten anderen Konflikten handelt, sondern zunächst um eine falsche Haltung. Natürlich spielt das Emotionale dabei doch eine ganz gewichtige Rolle, denn der Patient unterliegt dabei falschen Denkstrukturen, die daraufhin starke und anhaltende emotionale Verwirrungen zur Folge haben. Aus dem aktuellen Leben heraus ist das zunächst nur schwer verständlich und wirkt oft als persönliches Manko, weil das Denken im Arbeitsalltag der meisten modernen Menschen eine wichtige Rolle spielt. Man sollte deshalb vermeiden, durch eine undiplomatische Gesprächsführung das Selbstwertgefühl des Patienten zu verletzen (bei Patienten, die dem Begriff des Karma negativ gegenüberstehen, thematisiere ich den Konflikt oft gar nicht und spreche hier nur von Energieblockaden.)

Man löst das diffizile Problem, den Konflikt „falsch denken" dem Patienten vernünftig zu erklären, jedoch auf elegante Weise dadurch, daß man es aus der Perspektive der Reinkarnation betrachtet. Nehmen wir an, daß der Patient im damaligen Leben eine bestimmte Denkvorstellung gehabt habe (einen religiösen Glauben oder die Idee eines geliebten Führers, dem er bedingungslos folgte, usw.). Diese Vorstellung habe ihn damals das Leben gekostet – sei es, daß er als Offizier für eine bestimmte Staatsidee einer damaligen Militärmacht hingemetzelt oder daß er als

Christ von den Löwen in der Arena zerfleischt wurde. Entscheidend bei der Konfliktentstehung scheint gewesen zu sein, daß das Unbewußte die damalige ideologische Ausrichtung auf fixe Denkgebäude und Ideale direkt mit der existentiellen Notlage gleichsetzte. Die damalige Verzweiflung und der Schmerz werden im Unbewußten mit dem damaligen Glauben gleichgesetzt: „Immer wenn ich an etwas glaube und für etwas kämpfe, das ich für richtig halte, muß ich dafür bitter bezahlen. Deshalb stimmt da etwas nicht, und die Schlußfolgerung kann nur lauten, daß ich damals Irrlehren angehangen habe (= falsch denken).“ (Auf die Folgen, die diese Erlebnisse aus früheren Leben für das gegenwärtige haben, gehe ich weiter unten ein.)

2. Thema „Realität nicht sehen wollen“

Ein anderes Beispiel betrifft den sehr ähnlichen Konflikt, dem das Emotionalmittel Nr. 27 entspricht. Bei diesem Konflikt „Realität nicht sehen wollen“ können irreale Wunschvorstellungen zu furchtbaren Krisen geführt haben, etwa die fixe Idee, daß der Tod im göttlichen Krieg („Dschihad“) direkt ins Paradies führe und dort alle Verheißungen wahr würden. Nun muß das Unbewußte aber schmerzhaft erkennen, daß solche Wahnvorstellungen in der Realität nicht nur Illusionen geblieben sind, sondern häßlicherweise zum physischen Tod geführt haben. Das schmerzhafte Gefühl des Betrogenseins durch eine Fata Morgana vermischt sich dabei mit dem elenden Gefühl des Sterbevorgangs zu einer seelisch-emotionalen Einheit. Der Betreffende denkt sich: „Weil ich die Realität nicht gesehen habe und stattdessen in Phantasiewelten geflüchtet bin, mußte ich damals so entsetzlich leiden.“

3. Thema „hungrig nach guten Gefühlen“

Oder jemand mit dem Konfliktinhalt „hungrig nach guten Gefühlen“ war in einem früheren Leben tatsächlich wegen Nahrungsmangel verhungert, wobei Ursache und Wirkung vom Unbewußten wegen dessen Vermengungstendenz (die man auch von Trauminhalten kennt) nicht auseinandergehalten werden können. Hunger nach Nahrung wird zu einem generellen Hungrigsein, das emotionalen Hunger fortan mit einschließt.

4. Thema „Wut"

Das vierte Beispiel ist ein Verhungernder mit seinen Kindern, dem ein Besatzungssoldat alle Nahrungsmittel und Trinkvorräte wegnimmt und ihn dadurch mitsamt den Kindern dem Tod überantwortet. Was ist dabei das beherrschende emotionale Thema gegenüber dem habgierigen Soldaten? Eine riesige Wut, die das unvermeidliche Ende der damaligen Existenz begleitet hat! Der Betreffende sagt sich ab diesem Schlüsselerlebnis: „Immer wenn mich jemand ärgert und wütend macht, geht es um Leben und Tod." Oder: „Das Leben ist voll mit Wut und Kämpfen, und wenn man in solche bösen Streitereien hineingerät, muß man danach unweigerlich sterben."

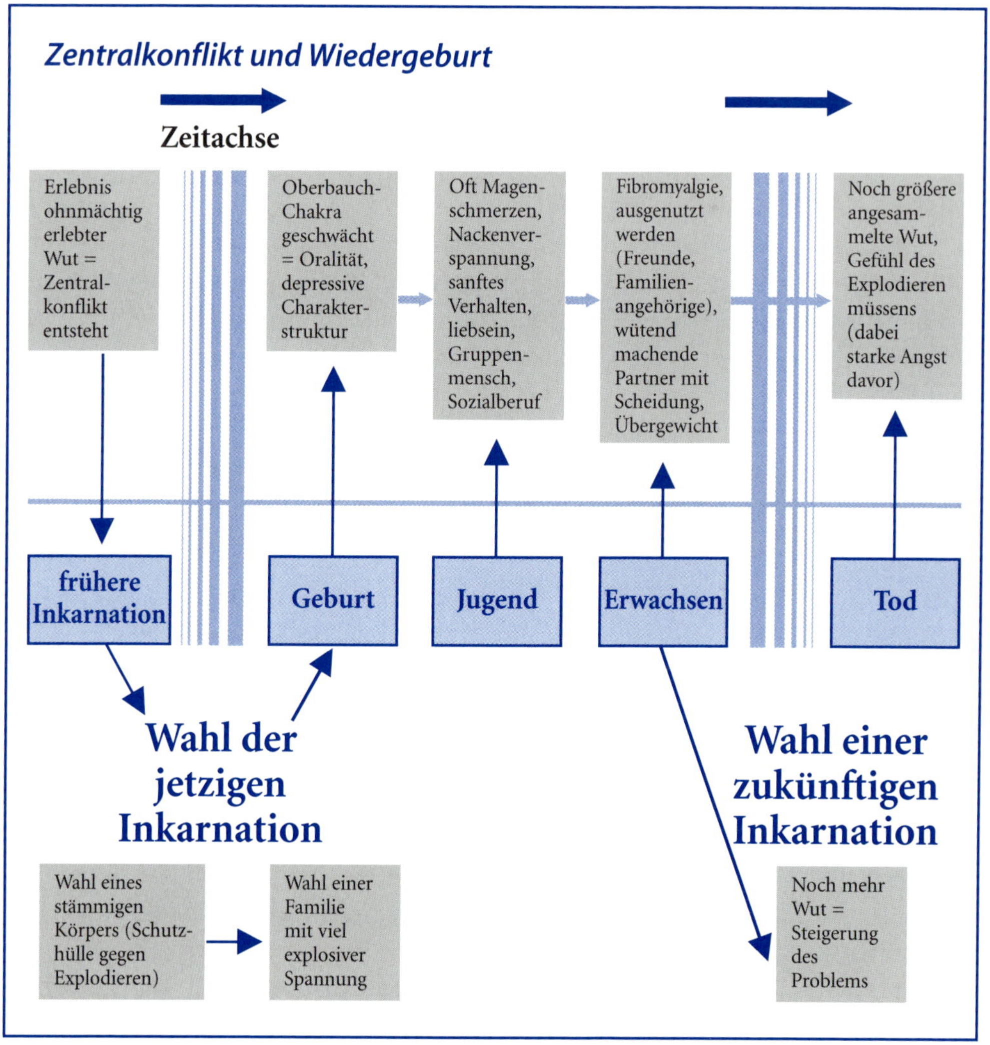

Aus Rückführungen in frühere Leben ist nun bekannt, daß sich bestimmte seelische Kardinalthemen wie ein roter Faden durch verschiedene Inkarnationen hindurchziehen. Ganz besonders gilt das für den Zentralkonflikt, der den Charaktertyp der Person festlegt, ihre gesamte Lebensführung und die Wahl des Körpers (der Gene) und der Familie, bei der sie reinkarniert (siehe Abbildung Seite 128).

Welche Folgen haben die vier Konflikte aus den genannten Beispielen für das aktuelle Leben? Grundsätzlich kann man verschiedene Folgen unterscheiden, die alle auf die Urangst des Zentralkonflikts zurückgeführt werden können:

- Als erstes entsteht ein dauerhafter Charaktertyp (zum Beispiel ein schizoider Typ bei den Konflikten „falsch denken“ und „Realität nicht sehen wollen“ oder ein depressiver Typ bei den Konflikten „hungrig nach guten Gefühlen“ oder „wütend“) – *der Charaktertyp beinhaltet das Grundempfinden, daß man alles tun will, um nicht erneut in solch eine tragische Situation hineinzugeraten, womit man fatalerweise natürlich unbewußt alles tut, damit es wieder zu ähnlichen Katastrophen kommt.*
- Der einmal gebildete Charaktertyp wählt sich eine zukünftige passende Inkarnation, einen bestimmten passenden Körper mit dessen Genen[44], eine Familie und ein soziales Umfeld – beispielsweise einen stämmigen Körper, um sich als Wut-Charakter in Zukunft besser wehren zu können (damit einem keiner mehr etwas wegnehmen oder antun kann), dazu eine Familie mit viel innerfamiliärem Streit, um die unbewußte Wut besser ausagieren zu können (weshalb die eigene Familie häufig das Konfliktthema widerspiegelt) usw.;
- Innerhalb des aktuellen Lebens kompensiert und konterkariert man auf oberflächliche Weise das eigene Konfliktthema, bestärkt es in der Realität jedoch um so mehr!

Im Grunde hat man es mit einem ganz simplen Drama zu tun: In unseren vier Beispielen führen die zwei schizoiden und die beiden depressiven Charaktertypen genau das in ihrem realen Leben herbei, was sie am meisten fürchten:

[44] Bekanntlich hat die moderne, biologisch (materialistisch) orientierte Medizin und Psychologie bei ihrer Forschung herausgefunden, daß unser menschliches Verhalten, die persönlichen Eigenschaften und individuell anmutenden Fähigkeiten (Intelligenz, Empathie usw.) wie unsere Krankheitsneigungen zum größten Teil genetisch bedingt sind. Diese Erkenntnis ist natürlich ein herber Rückschlag für jede Theorie, die durch Erziehung und analytisches Verstehen Menschen zu ihrem Besseren verändern möchte. Wenn man trotzdem Veränderungen erzielen will, muß man an einem tieferen Hebel ansetzen, das heißt im Bereich des Zentralkonflikts.
Nach meiner Erfahrung belegen die großartigen und manchmal sogar dramatischen Besserungen durch Zentralkonflikt-Behandlung die Richtigkeit dieses Ansatzes. Durch die Abheilung des Zentralkonflikts sorgt man dafür, daß die eigentliche Ursache vieler Störungen beseitigt wird. Natürlich kann man einen kranken Körper mit dessen gestörten Genen nicht nachträglich auswechseln, weil diese Wahl von der inkarnierenden Seele vorgeburtlich definitiv entschieden worden ist. Ebenso kann man den geburtlich fixierten Sozialstatus und die Zusammensetzung der eigenen Herkunftsfamilie nicht mehr nachträglich ändern, weil es sich auch hier um faktische Endzustände handelt. Aber man kann die seelischen Störungen des Charaktertyps und dessen psychoenergetische Blockaden lösen, wodurch sich vieles zum Guten wendet.

- Der schizoide Typ mit dem Konflikt „falsch denken“ vermeidet oberflächlich alles, was ihn ideologisch festlegt; was dann als Liberalität daherkommt, verfällt jedoch sehr häufig wahnhaften Denkstrukturen (in Form einer echten Psychose von überwertig erlebten Idealen und Denkgebäuden, religiösen Sekten, fixen unbewußten Denkstrukturen usw.).
- Der schizoide Typ mit dem Thema „Realität nicht sehen wollen“ gibt sich nach außen hin ganz sachlich, wird aber sehr häufig dazu tendieren, der rauhen Realität auf irgendeine Weise zu entfliehen (durch Psychosen, Drogenkonsum, irreale Denkinhalte wie Traumphantasien usf.).
- Der depressive Typ mit dem Thema „hungrig“ wird oft eine besondere Bedürfnislosigkeit propagieren („Ich brauche nicht viel, um zufrieden zu sein“), um in der Realität eine ungebremste Triebhaftigkeit und Kompensation der Unzufriedenheit an den Tag zu legen, entweder in Form von Übergewicht, seelischem Dauerfrust oder Drogenkonsum.
- Der depressive Typ mit dem Konflikt „Wut“ täuscht eine besondere Friedfertigkeit und Freundlichkeit vor, hinter der sich eine explosive Zornigkeit und Frustration verbirgt. Er wartet ewig, bis sich so viel Frust aufstaut, daß er wieder wütend werden *muß*.

Dem Patienten gegenüber geht es mir bei der Interpretation seiner Konfliktinhalte vor allem darum, einen ersten Einstieg in seine seelische Problematik zu finden, an der er bewußt weiterdenken und unbewußt weiterverdauen kann. Die Besprechung des Charaktertyps dauert deshalb gewöhnlich nur eine Viertelstunde, und wenn ich die Inkompatibilität anderer Typen klarmachen muß, noch einmal so lange. Im Gegensatz zur Psychotherapie geht mein Bestreben deshalb dahin, das Konfliktthema nur kurz anzutippen (eine Form der „Kurzpsychotherapie“) und das Hauptinteresse vom Konflikt weg auf die positive Lösung auszurichten.

Zu jedem Konfliktthema gehört eine Vermeidungsstrategie, die unbewußt aufrechterhalten wird. Darüber muß man natürlich reden, so wie man bei einem sexuell Gestörten das zugrundeliegende Problem erörtert. Nur darf die Lösung nicht darin bestehen, dem sexuell Gestörten zu empfehlen, endlich gefälligst seine lästigen Hemmungen zu vergessen und statt dessen mal richtig „die Sau rauszulassen“ , weil so etwas niemals funktioniert! Dem sexuell gestörten Paar empfiehlt man die widersinnig anmutende sexuelle Enthaltsamkeit (paradoxe Intervention, die auf wundersame Weise zum Gegenteil (ver-)führt. Man steuert demnach als Therapeut das eigentliche Ziel gewissermaßen durch die „Hintertür“ an, um die Widerstände des Patienten damit auf elegante Weise auszuhebeln. Dem „Wut-Patienten“ zu raten, sich endlich offen zu seiner Wut zu bekennen und sie rauszulassen, führt selten oder sogar nie zum Erfolg (weil er das genauso stark herbeisehnt, wie er es auf intensivste Weise zu vermeiden versucht), doch das Problem kurz zu benennen und dabei *überhaupt nicht über Lösungsmöglichkeiten zu reden*, sondern als einziges den Konflikt energetisch durch geeignete Homöopathika abzuschmelzen, führt erstaunlicherweise sehr oft zum Erfolg!

Nun möchte ich noch auf ein weiteres wichtiges Thema zu sprechen kommen, das mit der Polarität der Charaktere zu tun hat. Einen homo- oder bisexuellen Mann mit weiblichem Charaktertyp (depressiv bzw. hysterisch) darüber aufzuklären, daß er eine weibliche Seele hat, scheint mir von großer entlastender Wirkung zu sein. Denn dadurch erfährt der Patient, daß er sich im Grunde völlig stimmig verhält, was seine seelische Geschlechtlichkeit anbelangt, und daß das Problem erst dadurch entsteht, daß er in einer heterosexuell geprägten Gesellschaft lebt. Gleiches gilt unter umgekehrten Vorzeichen natürlich auch für eine Frau mit männlicher Seele, das heißt mit einer schizoiden oder zwanghaften Charakterstruktur.

Grundsätzlich leitet mich bei der Beratung von Patienten im Hinblick auf ihren Charaktertyp die Grundregel, daß jeder Typ eine einseitige Schieflage in der energetischen Polarität und im Wesen hat, die ihm auf Dauer nicht gut tut. Der emotionale und weibliche Typ etwa muß das rationale, das selbstbewußte und männliche Element entwickeln (das Umgekehrte gilt für die gegenpolaren Typen). Ich hörte einmal im Radio von einer Krankenschwester, die vermutlich dem depressiven Charaktertyp zuzuordnen war[45], daß sie als alleinreisende Frau eine Weltreise mit dem Fahrrad beginnen wolle. Bei ihrer Reise als mutige Einzelkämpferin handelt es sich um einen Selbstheilungsversuch, der dazu dient, ihr Selbstbewußtsein unabhängig von einer Gruppe durchsetzen zu lernen und ohne soziales Feedback einsame Entscheidungen treffen zu können.

In meinem Buch *Durch Energieheilung zu neuem Leben* habe ich darüber hinaus weitergehende Hinweise gegeben, was ein bestimmter Typ tun kann, um seelisch rund zu werden (dort werden auch zu ihm passende Therapieformen empfohlen). Dieses Buch empfehle ich aufgeschlossenen Patienten zur Lektüre, und weil ich viel von Eigeninitiative halte, gehe ich davon aus, daß es die vordringliche Sache des

[45] Daß es sich bei der Krankenschwester nicht um eine schizoide Einzelkämpferin handelt, sondern um eine Depressive, wurde mir in dem Moment klar, als sie von einer Menge Postkarten erzählte, die sie auf die Reise mitnehmen wolle, um sie den Daheimgebliebenen von Zeit zu Zeit zu schicken, damit die sich nicht so viel Sorgen um sie machen müßten. Solch eine bemerkenswerte Fürsorglichkeit legen nur Depressive an den Tag! Einem Schizoiden wäre dagegen so viel Aufwand lästig und er würde Postkarten – wenn überhaupt – aus strategischen Gründen, nämlich um das Gepäck klein zu halten, nur an Ort und Stelle kaufen. Zwanghafte würden im Gegensatz zur besagten Krankenschwester einer genau festgelegten Reiseroute folgen (sie wußte noch nicht genau, wohin sie die Reise im einzelnen führen würde), und Hysteriker würden in der Regel Zielorte nennen, die mit Vergnügungen zu tun haben, oder zumindest eine nette Person mitnehmen, um unterwegs Spaß zu haben – all das war von der Krankenschwester aber nicht zu hören.

Patienten selbst sein sollte, sein Leben in die Hand zu nehmen. Durch die Beratung bei mir weiß er ja bereits, welchem Charaktertyp er angehört, und kann sich daraufhin selbst informieren.

Mit Kindern und Jugendlichen rede ich nicht über ihren Charaktertyp, weil das im Alter unter 16 Jahren kein Thema ist. Ganz kleine Kinder sind durch einen übergroßen Kausalkörper „verpuppt" und dadurch vor der rauhen Umwelt geschützt, und ältere Kinder ab dem 7. Lebensjahr leben überwiegend in ihrem Emotionalkörper, das heißt in einem weitgehend durch Gefühle bestimmten Zustand, bei dem die Fähigkeit zur Selbsttranszendenz und Selbstreflexion noch gering ausgeprägt ist. Bei zwei Charaktertypen – dem schizoiden und hysterischen – kommt es oft zu *Erziehungsschwierigkeiten*, die aus dem Wesen der betreffenden Typen herrühren, die sozial schwerer integrierbar sind (schwerer als die zwanghaften und depressiven Charaktere, die von Haus aus sozial eingestellte und lernwillige Typen sind). Es lohnt sich deshalb, Eltern und Erzieher über die Eigenheiten schizoider und hysterischer Kinder aufzuklären.

Das schizoide Kind neigt zu einer Doppelstrategie in schwierigen Situationen, wenn es etwa durch einen aktiven Zentralkonflikt bedrängt wird oder durch Wegzug in eine andere Stadt neue Herausforderungen zu meistern hat. Einerseits errichtet das schizoide Kind eine innere Traumwelt als Fluchtpunkt („Hans-guck-in-die-Luft"), während es nach außen passiven Widerstand leistet, etwa durch Legasthenie, oder aktiv durch Eigenbrötelei Widerstand ausübt. Dem schizoiden Kind sollten deshalb attraktive Traumziele im realen Leben angeboten werden, damit es seine innere Traumwelt verlassen kann; dazu muß man erforschen, was das schizoide Kind sich heimlich erträumt. Häufig handelt es sich nicht um kostspieligen Luxus, sondern um einfache Dinge wie die Erlaubnis, ein Haustier zu halten. Weil schizoide Kinder meist sehr pflichtbewußt sind (weil sie durch Ideale gesteuert werden), erledigen sie Pflichten wie die Pflege eines Haustiers in aller Regel zuverlässig.

Zweitens benötigt das schizoide Kind eine nichtdirektive Erziehung etwa im Sinne Maria Montessoris oder Rudolf Steiners. Schizoide wissen bekanntlich von Haus aus alles besser, und wo sie es nicht besser wissen, reagieren sie oft mit Pampigkeit und radikalem Rückzug. Die Lösung dieses Paradoxons liegt in der spielerischen Leichtigkeit eines freiheitlichen Erziehungsstils, der viele Möglichkeiten offeriert, um zum Ziel zu kommen. Schizoide wollen stets der mutige Kapitän sein, der eine neue Welt entdeckt, weshalb beim Erziehungsstil für den Schizoiden eine abenteuerliche Komponente ins Spiel kommen sollte, die ihn selbst aktiv werden läßt.

Das hysterische Kind tendiert zu gesteigertem Trotz, wenn es auf *moderate* Weise zurechtgewiesen wird (was natürlich bei jeder Erziehung ab und zu geschehen muß, sonst wäre es ja keine Erziehung). Bekommt das hysterische Kind dagegen *eine klar konturierte, mit einer ultimativen Forderung versehene Zurechtweisung*, ist die Sache erledigt. Wie kann man sich das erklären? Das hysterische Kind reagiert auf schwach vorgebrachten Tadel, der mit Hintertürchen versehen ist, mit rivalisierendem Widerstand: „Ich werde euch schon zeigen, wie biestig ich sein kann!“ Weil Hysteriker hochintuitive emotionale Profis sind, riechen sie jede auch nur hauchzarte Schwäche ihres Gegenübers. Daraus entsteht oft eine geradezu groteske Spirale der Eskalation, die dann nur noch mit bizarren Manövern wie der Festhaltetherapie (Prekop) gestoppt oder mit Eingeständnissen der Kapitulation (Abschieben des Sprößlings ins Internat) beendet werden kann. Die Rivalitätsspirale beim Hysteriker muß deshalb durch unerbittliche Strenge bereits im Keim gestoppt werden. Das bedeutet nicht Grausamkeit, sondern erklärt dem Kind nur die klaren Spielregeln, die jede vernünftige Erziehung haben muß.

Ein anderes Problem beim Hysterikerkind ist die mangelnde Frustrationstoleranz: Jedes Bedürfnis muß sofort befriedigt werden! – Auch hier muß man mit klaren Spielregeln arbeiten: „Für eine gute Note kriegst du 2 Euro mehr Taschengeld, für die Note ‚sehr gut‘ 3 Euro, für alle anderen Noten dagegen nichts.“ Dabei darf das emotional reagierende Hysterikerkind nicht zu stark frustriert werden, indem versprochene Belohnungen ausbleiben, weil es dann sehr nachtragend wird. Das dritte Problem betrifft die Entscheidungsschwäche, die bei Prüfungen ein schier unüberwindliches Problem sein kann. Nicht wenige Menschen mit Prüfungsangst sind Hysteriker, die in Wahrheit Angst haben, sich definitiv auf etwas festzulegen. Man sollte dem Hysteriker immer wieder versichern, daß Fehler zu machen zum Leben dazugehört und daß es keine endgültige Katastrophe darstellt.

Kapitel 10

Praktisches Arbeiten mit der Psychosomatischen Energetik

Was anders wäre Freude als Freude machen?

Lord Byron

Je länger ich auf dem Gebiet der praktischen Heilkunde tätig bin, umso mehr habe ich erkannt, wie notwendig es ist, daß die tägliche Arbeit Freude macht. Deswegen habe ich die Tätigkeit als Kassenarzt vor einigen Jahren an den Nagel gehängt, weil das Ganze in dieser Form keine Freude mehr machte. Unter Arbeit, die Freude bereitet, verstehe ich in diesem Zusammenhang eine lustbetonte, als sinnvoll empfundene Arbeit, die man gerne tut und die einem wichtig (und richtig) erscheint. Sämtliche Kollegen, die sich intensiver auf die Psychosomatische Energetik eingelassen haben, berichten über ganz ähnliche Erfahrungen. „Eigentlich müßte ich meinen Patienten Geld dafür geben, daß ich sie untersuchen darf", diese Aussage drückt auf prägnante Weise aus, was viele Therapeuten bei der Arbeit mit dieser Methode empfinden.

Die Freude an der eigenen Arbeit überträgt sich unterschwellig natürlich auch auf den Patienten. Immer mehr Patienten sind von der Fünf-Minuten-Beratung und der Oberflächlichkeit des konventionellen Medizinbetriebs enttäuscht. Wenn man nur ans Geldverdienen denkt (an das man als „Arzt-Unternehmer" auch denken muß!) und andererseits in bürokratische Mühlen und sozialstaatliche Flickschusterei eingebunden ist, kann dabei leicht eine zynische und destruktive Haltung entstehen. Wenn man das Helfenwollen in den Mittelpunkt stellt, scheint mir das Burnout-Syndrom vieler Kollegen ebenfalls nur die logische Folge des unmenschlichen Systems zu sein, das den Arzt in eine unlösbare Zwickmühle von strengen Vorschriften und nicht realisierbaren Idealen treibt. Deshalb steigen immer mehr Therapeuten aus und suchen zusammen mit ihren Patienten nach neuen Wegen.

Nun sind wir als Anwender der Psychosomatischen Energetik beileibe keine Heiligen, aber die vernünftige Arbeit mit dieser Methode scheint mir zahlreiche positive Veränderungen bei uns Therapeuten zu bewirken – hin zu mehr Individualismus, mehr Menschlichkeit und spiritueller Orientierung. Denn zuallererst muß ich als Anwender der Methode weitgehend frei von eigenen aktiven Konflikten und Blockaden sein, damit ich automatisch in einen psychoenergetisch freundlicheren Gesamtzustand hineinkomme und die von anderen geforderte Offenheit zuerst bei mir selbst erreiche.

Viele Kollegen haben anfangs eine große Scheu, sich mit der Psychosomatischen Energetik zu beschäftigen, weil sie die Methode vermutlich mit der Psychotherapie verwechseln, die viel schwieriger zu erlernen ist. Damit hat die Psychosomatische Energetik in ihrem Kern überhaupt nichts zu tun, weil es primär um eine rein „handwerkliche" Tätigkeit geht, die sich nur auf die energetische Testung beschränkt. Im Grunde arbeitet man als Therapeut wie ein „Müllmann" (der Blockaden als Müll erkennt und wegräumt) oder, freundlicher ausgedrückt, wie ein „Instrumentenstimmer" (der die verstimmte Energetik des Patienten wieder richtig stimmt).

Ein Therapeut erzählte mir, daß seine zwölfjährige Tochter hervorragend teste und bei ihm immer zu denselben Ergebnisse komme, die meine Frau und ich am Tag zuvor im Seminar beim Testen dieses Kollegen erzielt hätten. Dieses Mädchen schwebt mir als ideale Therapeutin vor, weil sie nichts anderes tut, als ihre Reaktionen auf das Reba-Testgerät und die Testampullen unverfälscht auszudrücken. „So einfach ist das? Mehr steckt nicht dahinter?", werde ich manchmal von ungläubigen Kollegen gefragt, die zum ersten Mal eine Testung erleben. Der ganze Testvorgang ist wirklich unglaublich einfach, verglichen mit so komplizierten Methoden wie der EAV, der klassischen Akupunktur und der Homöopathie.

Viele Kollegen haben an dieser Stelle ein neues Problem, weil sie das Vorurteil hegen, eine wirklich gute medizinisch-psychologische Methode dürfe niemals so einfach sein, daß sie von einer Zwölfjährigen in wenigen Minuten erlernt werden kann. Eine gute Methode gewinnt gemäß diesem Vorurteil nur dann an Wert, wenn sie bereits bei ihrem Erlernen unendlich viel Mühe und Schweiß erfordert. Nun habe ich als Heilpraktiker und später als Mediziner mein halbes Leben damit verbracht, schwierige Methoden zu erlernen, und die Liste der Verfahren, die ich *lege artis* anwenden kann, versetzt mich manchmal selbst in ungläubiges Staunen. Es ist deshalb keineswegs mangelndes Wissen und Können, wenn ich mittlerweile fast nur noch die Psychosomatische Energetik anwende (nur ab und zu verwende ich die Neuraltherapie, Chirotherapie u.ä.), sondern die schlichte Tatsache, daß ich mit keiner anderen Methode so schnell und mühelos eine so hocheffektive Diagnostik und Therapie erreiche.

Dabei möchte ich den Einsteiger damit beruhigen, daß es einzig an ihm liegt, wie weit er sich bei seiner Interpretation in unbekanntes Terrain vorwagt. Niemand schreibt ihm vor, daß er gleich eine komplizierte Lebensberatung des Charaktertyps durchführen muß. Zu Anfang reicht es völlig aus, dem Patienten seine Energiewerte und seinen Konfliktinhalt zu erklären – und selbst den Konfliktinhalt braucht man nicht jedem Patienten zu erläutern, weil ungefähr 10 bis 20 Prozent aller Patienten aus unterschiedlichsten Gründen ihre Konfliktthemen nicht erfahren wollen (oder sollen). Wenn ich beispielsweise eine seelisch hochgradig labile Person vor mir habe, ist es oft nicht sinnvoll, durch die Besprechung des Konfliktthemas für neue Aufregung zu sorgen. Oder wenn ein Patient seelische Themen grundsätzlich für Unsinn hält, perlen sämtliche Erklärungsversuche völlig wirkungslos an ihm ab.

Im Folgenden möchte ich über meine praktischen Erfahrungen mit der Psychosomatischen Energetik berichten. *Als erstes setze ich eine vernünftige Vordiagnostik voraus*, weil die Energietestung keine Röntgenbilder und Laborwerte ersetzt, ebenso auch keine fachärztliche Befundung und Begleittherapie. Menschen mit ernsten körperlichen Krankheiten wie Krebs, Colitis ulcerosa, MS oder mit schweren seelischen Krankheiten wie Psychosen, Depression mit Suizidgefahr usw. behandle ich grundsätzlich als Co-Therapeut. Über bestimmte Maßnahmen wie die Chemotherapie solider Tumoren, der oft nur Aktionismus der schulmedizinischen Kollegen zugrundeliegt, kann man geteilter Meinung sein. Abgesehen davon bin ich mit der Kritik an Kollegen zurückhaltend und teste zwar manche Allopathika (oder Homöopathika) auf Verträglichkeit, gebe aber selten die Empfehlung, ein bestimmtes Mittel wegzulassen, sondern rate dem Patienten, das Testergebnis mit dem betreffenden Kollegen zu diskutieren.

Grundsätzlich verhilft die Psychosomatische Energetik anderen Verfahren zu mehr Wirksamkeit, ob es sich um Psychotherapie, Reiki, Yoga oder um Krebstherapie, orthopädische Behandlung oder eine OP-Vorbereitung handelt. Bestimmte Kollegen wie klassische Homöopathen haben mit der Psychosomatischen Energetik manchmal Mühe, weil sie der Ansicht sind, das würde ihre Methode zu sehr stören. Ich bin da anderer Ansicht und habe oft ausgezeichnete Erfolge mit parallel gegebenen, von mir gut repertorisierten Einzelmitteln gesehen. Der Begründer der Homöopathie, Samuel Hahnemann, wäre meiner Einschätzung nach heutzutage ein Energietester und würde die Psychosomatische Energetik sicher mit Begeisterung einsetzen. Die gleiche Hypothese vertrete ich bezüglich Sigmund Freud, der sich sicher enthusiastisch darüber äußern würde, im Dunkel des Unbewußten seiner Patienten nun endlich mit lichtvoller Klarheit die verborgenen Probleme erkennen und mit der gleichen Klarheit und therapeutischen Sicherheit den Heilungsvorgang beobachten zu können.

Den Testvorgang selbst sollte man bei einem Seminar erlernen, sofern man noch keinerlei Energietests als Tester durchgeführt hat. (Details zum Testvorgang siehe in separatem Kapitel) Zur Anwendung der Psychosomatischen Energetik sollte man ein beliebiges energetisches Testverfahren sicher beherrschen (zum Beispiel den kinesiologischen Muskeltest, RAC nach Nogier, Einhandrute, EAV usw.). An dieser Stelle setze ich – um den Erzählfluß nicht zu behindern – der Einfachheit halber voraus, daß der Tester den Energietest der Psychosomatischen Energetik durchgeführt hat. Danach verschreibt er dem Patienten die erwähnten homöopathischen Komplexe (Emotional- und Chakramittel) sowie eventuell weitere notwendige Medikamente. Bereits bei der zweiten Konsultation (bei mir und meiner Frau in der Regel nach acht bis zehn Wochen) kann man bei vielen Patienten erstaunliche Veränderungen beobachten. Sie wirken seelisch offener, fühlen sich besser und haben eine klarere Ausdrucksform ihrer Persönlichkeit, die an ihrer festeren Stimme, ihrem offenen Gesichtsausdruck und einem oft resoluten Auftreten deutlich wird. Sie sind weniger neurotisch, dafür selbstbewußter und fröhlicher. Sie haben ein besseres Gefühl für ihre eigenen Bedürfnisse und mehr seelische Kraft, sich um die Realisierung der eigenen Wünsche zu kümmern. Entweder können sie sich besser auf schwierige Situationen einstellen oder, wo Änderungen möglich sind, sich energischer um positive Veränderungen bemühen.

Viele Krankheiten sind bereits nach einmaliger Behandlung dauerhaft geheilt. Bei rund zwei Drittel der Patienten kommt es zu einer vorübergehenden Besserung, der gelegentlich (bei etwa einem Drittel der Patienten) eine erneute Verschlechterung folgt, die ab und zu subjektiv als größer empfunden wird, als der Betreffende sie vorher erlebt hat. Der Grund dafür liegt in einer verbesserten Wahrnehmung der eigenen Befindlichkeit aufgrund der Verkleinerung der Konflikte. Im Zuge der Konfliktauflösung beobachtet man oft ein Ansteigen der Kausalwerte etwa von 60 auf 70 Prozent. Durch die höheren Kausalwerte kommt es zu einer verstärkten Eigenwahrnehmung, so daß ihm der eigene schlechte Zustand subjektiv noch schlechter vorkommt. Der Patient klagt dann zwar, es gehe ihm schlechter als zuvor, doch bei genauem Nachfragen ist seine Vitalität bereits deutlich verbessert, einige Beschwerden sind deutlich geringer geworden usw. Klugerweise sollte man dem Patienten unbedingt mitteilen, daß mit dem Höherschwingen Beschwerden einige Zeit verstärkt wahrgenommen werden, um ihm die unsichtbaren Heilungsvorgänge deutlich zu machen und dadurch Ansporn zum Durchhalten zu geben.

Daß es zwei Dritteln der Patienten nach sechs bis acht Wochen immer noch nicht gut geht, das liegt entweder an der Größe des ursprünglichen Konflikts (der bei hohen Kausalwerten von 80 Prozent manchmal ein halbes Jahr und länger braucht, um abzuheilen) oder an neu aufgetauchten Konflikten und Energieblockaden (siehe Abbildung 139 unten rechts). Bei vielen Patienten (circa 50–60 Prozent) wird der Zentralkonflikt aktiv, was ursächlich auf die vermehrt fließende Lebensenergie

Unterschiedliche Heilungsverläufe bei Anwendung der Psychosomatischen Energetik

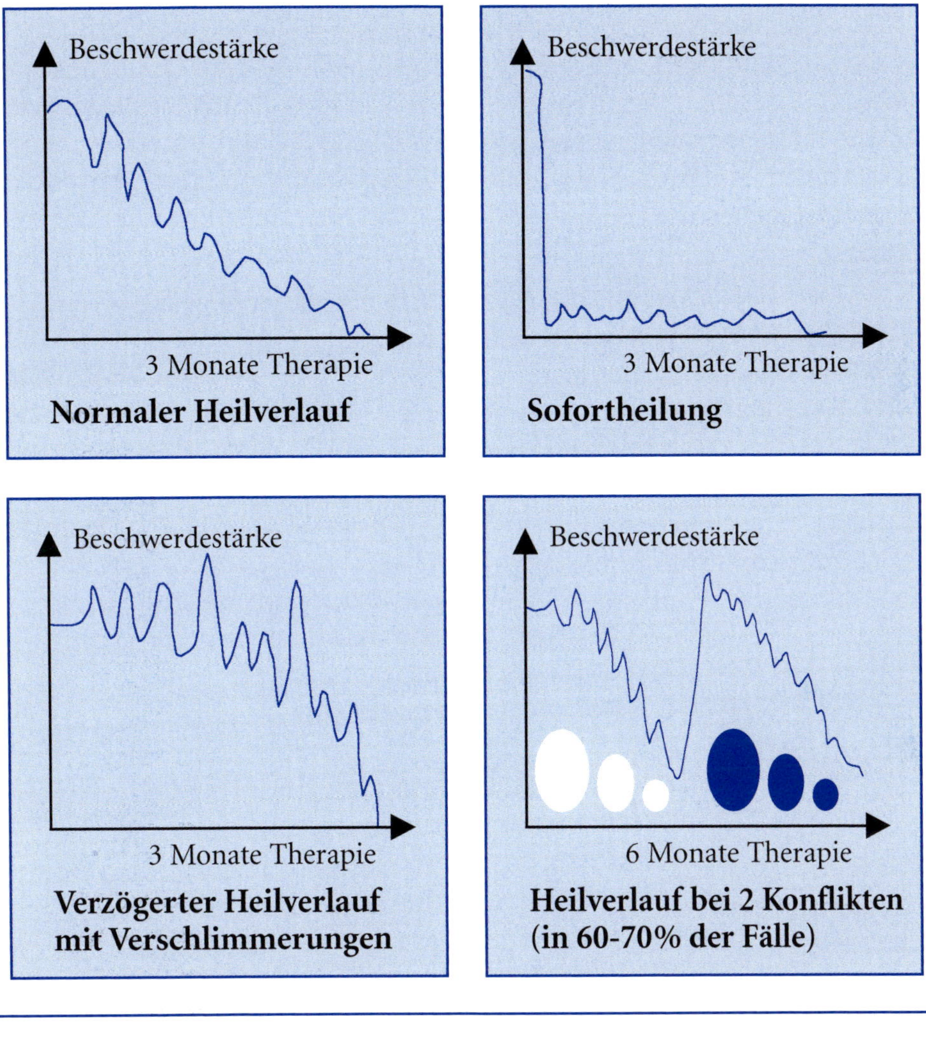

zurückgeführt werden kann und mit dem Wunsch des höherschwingenden Systems zusammenhängt, sich vom alten Ballast zu befreien. Ab und zu kann man auch das Aktivwerden energetisch blockierender Organstörungen beobachten, also etwa eines Zahnherdes oder einer chronischen Sinusitis. Die Diagnostik solcher Störungen gelingt mit dem Organtestsatz innerhalb kürzester Zeit (dazu weiter unten mehr).

Insgesamt schätze ich den Anteil der dauerhaft gebesserten (also gesundeten) Patienten auf rund 80 Prozent. Etwas weniger als die Hälfte aller Patienten benötigt zwei bis drei Konsultationen im Abstand von sechs bis acht Wochen, um einen zufriedenstellenden Gesundheitszustand zu erreichen. Wenn man die Kosten dafür zusammenzählt, kommt man auf medizinisch-medikamentöse Gesamtkosten von circa 400 bis 700 € (ohne Fahrtkosten und sonstige Kosten für den Patienten wie Verdienstausfall; Stand 2002). Im Vergleich mit anderen Verfahren ist die Kosten-Nutzen-Relation hier meines Erachtens sehr günstig. Bei weiteren 40 Prozent der Patienten umfaßt die Behandlung fünf bis sechs Konsultationen (mit entsprechend höheren Therapiekosten) und erstreckt sich damit über einen Zeitraum von ein bis zwei Jahren.

Bei rund 20 Prozent aller Patienten gestaltet sich die Behandlung dagegen entweder völlig frustran oder sie benötigt vermutlich noch wesentlich mehr Zeit. Die Gründe dafür sind vielgestaltig und reichen von verhärteten Psychoneurosen über unerklärliche Gründe von therapeutischer Ineffektivität (Nichteinnahme der Mittel, andere Energieblockaden?) bis hin zu nicht erkannten Krankheitsursachen, die hier vermutlich blockierend wirken (Stoffwechsel? Karma?). Ich kalkuliere deshalb bei der Psychosomatischen Energetik von vornherein den Umstand ein, daß ich jedem fünften Patienten *nicht* helfen kann. Wer konkret dazu gehört, weiß ich als Therapeut natürlich erst hinterher, aber es zeigt mir die *Grenzen* der Methode, die wie jede vergleichbare Therapie kein *allein* seligmachendes Allheilmittel darstellt[46].

---

[46] Leider kann ich beim derzeitigen Wissensstand einige wichtige Fragen zur Therapie-Effizienz nicht beantworten, etwa die Frage, welche Ko-Therapien bei welchen Krankheiten unverzichtbar sind, will man zuverlässige Erfolge erzielen (z.B. bestimmte Formen der Körperpsychotherapie bei schweren Psychoneurosen), oder welche bislang übersehenen Faktoren den Heilungsprozeß blockieren (dazu gehören nach dem derzeitigen Wissensstand Neuroleptika, Benzodiazepine, bestimmte Antiepileptika, starke Immunsuppressiva). Engagierte Leser möchte ich zur Mitarbeit anspornen und bitten, am Erforschen solcher noch offenen Fragen mitzuarbeiten.

Kapitel 11

Geopathien, Dysbiose und Herde

Seelische Konflikte als Energieblockaden sind bei fast allen Patienten nachweisbar. Darüber hinaus gibt es weitere wichtige Krankheitsursachen, die in der konventionellen Medizin noch weitgehend unbekannt sind und dort bislang ignoriert werden. Solche mit naturwissenschaftlich objektivierenden Methoden kaum feststellbare (und deshalb meist übersehene) Krankheitsursachen machen Menschen jedoch auf Dauer chronisch schwer krank und erzeugen eine hartnäckige Therapieresistenz. Dazu gehören:

- Erdstrahlen und
- Milieubelastungen durch schlechte Darmflora („Dysbiose") sowie
- Herde (chronische Sinusitis, Zahnherde usw.).

Nachdem ich über das Thema „Herde und Thermoregulation" meine Doktorarbeit geschrieben habe, neige ich vermutlich dazu, diese Krankheitsursache überzubewerten. Mittlerweile habe ich lernen müssen, daß Energieblockaden durch seelische Konflikte die wichtigsten Ursachen sind. Mit der Beseitigung der Energieblockaden kann man wirklich tiefgehende und dauerhafte Heilungserfolge erreichen. Gleichwohl haben Herde und Milieuschäden natürlich ebenfalls krankmachende Wirkung.

Wenn man sich den Patienten als kranke Pflanze mit welken Blättern vorstellt, so kann man eine Energieblockade mit einem Defizit an Licht und Wasser vergleichen. Jeder Gärtner wird der Prognose zustimmen, daß ausgetrocknete, im Dunkeln vegetierende Pflanzen sich bei genügender Zufuhr von Licht und Wasser bald wieder erholen werden. Deshalb kümmere ich mich zuerst um die Energieblockaden (seelische Konflikte und Geopathien), bevor ich nach Herden und Milieuschäden schaue (die man – bezogen auf den Vergleich mit der Pflanze – als „schlechte Erde" bezeichnen kann). Auf wichtige Ausnahmen von dieser Regel komme ich weiter unten zu sprechen.

Zunächst möchte ich näher auf die *Erdstrahlen* eingehen. Unter *Erdstrahlen* versteht man ortsgebundene Faktoren (geopathogene Störzonen), die derzeit physikalisch noch nicht genau definiert werden können und die bei längerem Aufenthalt ungünstige biologische Einflüsse entfalten (zum Beispiel Geopathien, wörtlich übersetzt: „Erdstrahlen-Krankheiten"). Meiner Vermutung nach handelt es sich um disharmonische Informationsmuster, die biologische Systeme (Mensch, Tier und Pflanze) auf Dauer stören können. Nähere Auskünfte zur Theorie und Forschung bitte ich der umfangreichen Fachliteratur zu entnehmen (siehe Literaturverzeichnis im Anhang). Mich als Praktiker interessiert an dieser Stelle, woran ich solche Belastungen bei meinen Patienten zuverlässig feststellen kann und was zu tun ist, um solche Belastungen auszuschalten.

Geopathisch Kranke sind häufig am unausgeschlafenen[47], blassen, angestrengten Gesicht mit den tiefen Stirnfalten zu erkennen. Wer seinen Blick dafür geschärft hat, kann eine Sofortdiagnose stellen. Natürlich gibt es ebenso viele Menschen, denen man ihre Geopathie *nicht* ansehen kann; deshalb ist die energetische Testung unverzichtbar. Die Sache ist ganz einfach, denn beim Kontakt mit der „Geovita®"-Testampulle (im Basis-Testkasten der Firma Rubimed enthalten) wird jeder geopathisch gestörte Patient augenblicklich eine Testreaktion zeigen. Man kann deshalb die einfache Schlußfolgerung ziehen: Geovita®-Testampulle positiv getestet = Erdstrahlenbelastung.

Aus der Erfahrung kann ich sagen, daß mich die Geopathie-Ampulle fast nie im Stich läßt und der später hinzugezogene Geobiologe die Belastung immer bestätigt. Trotzdem sollte man eine wichtige Fallgrube kennen, die mit der energetischen Speicherung von Erdstrahlen zu tun hat. Da Erdstrahlen energetisch einige Wochen gespeichert bleiben und eine geopathische Belastung erst nach einigen Wochen imprägniert ist, kann man auch diejenigen Patienten mit ziemlicher Gewißheit identifizieren, die ihr Bett in letzter Zeit öfter gewechselt haben (Urlaub, Gästebett etc.): „Wo Sie die letzten vier bis sechs Wochen am häufigsten geschlafen haben, liegt eine Geopathie vor." Wenn jemand natürlich die letzten vier bis sechs Wochen kaum zu Hause geschlafen hat, was bei meiner Patientenklientel kaum vorkommt (da ich nur wenige Seeleute und andere Vielreisende betreue), würde die Sache logischerweise versagen. Dann würde man bei solchen Vielreisenden nämlich deshalb keine Geopathie feststellen können, weil sie zu kurze Zeiträume im heimischen, mit Erd-

[47] Bergsmann konnte in einer großangelegten, von der österreichischen Regierung geförderten Studie zum objektiven Nachweis geopathogener Standortfaktoren einen hochsignifikanten Mangel an Serotonin feststellen. Dieser Neurotransmitter hat bekanntlich eine unentbehrliche Funktion als „Schlafstoff" und sein Mangel erklärt die schlechte Schlafqualität erdstrahlenbelasteter Menschen. Ergänzend möchte ich darauf hinweisen, daß in der besagten Untersuchung mit einer halben Million Meßdaten 24 Meßgruppen gebildet wurden, die physikalisch-technische Untersuchungen, bioelektrische Untersuchungen der Haut, Kreislaufuntersuchungen usw. umfassten. Von diesen 24 Meßgruppen zeigten 17 positive (signifikante bzw. hochsignifikante) und nur 6 Meßgruppen negative Ergebnisse. Bergsmann folgert daraus, daß Geopathien deshalb als wissenschaftlich gesicherte Realität gelten können (s. Literaturverzeichnis).

strahlen belasteten Bett geschlafen haben (so daß die Erdstrahlen-Information nicht dauerhaft gespeichert werden kann, wozu in der Regel drei bis vier Wochen ununterbrochener Exposition notwendig wären).

Durch das Auflegen der Geovita®-Testampulle auf unterschiedliche Körpersegmente (Kopf, Brust, Bauch, Beine) kann man bereits in der Praxis die belasteten Körperstellen feststellen, sofern der Patient dort eine positive Testreaktion zeigt. Diese Vorgehensweise ist dann empfehlenswert, wenn der Patient einen Rutengänger nicht kommen lassen will (zum Beispiel weil er die Kosten scheut) oder wenn er eine Bettumstellung sehr schnell vornehmen möchte. Verläuft die geopathogene Zone zum Beispiel durch Kopf und obere Brust, so sollte der Patient das Bett um ein entsprechendes Stück verschieben (also aus der „bestrahlten Zone“ heraus). Wenn man nach sechs Wochen keine Geopathie mehr testet, ist die Erdstrahlenbelastung dauerhaft beseitigt.

Ab und zu kommt es vor, daß eine Erdstrahlenbelastung wiederkommt bzw. daß die kritische „Zone“ verschoben wird, daß also ein „strahlenfrei“ aufgestelltes Bett (wieder) in den Bereich der Störung gerät, etwa durch reflektorische Phänomene (Spiegel), Rüttelbewegungen des Erdreichs, durch Erdbeben oder Entwässerungsarbeiten. In meiner gesamten Praxiszeit habe ich das jedoch nur bei einem halben Dutzend Fällen (unter Tausenden Patienten) erlebt. Und daß jemand seine Geopathie bei Umzug energetisch speichert und sozusagen „mitnimmt“, halte ich für pure Phantasie. Geopathien sind ortsfeste Störzonen, die sogar über Jahrtausende gleich bleiben (wie man an der Ausmessung uralter Kultstätten sehen kann, die häufig an sogenannten „Kraftplätzen“ errichtet wurden).

Mein Vorgehen ist normalerweise anders: Das Auffinden der geopathieträchtigen Stellen eines Bettes überlasse ich einem Rutengänger, weil nur er an Ort und Stelle die ungestörten Plätze finden kann. Dabei sollte gleich die ganze Wohnung untersucht werden. Ist eine solche „Erdstrahlenbelastung“ tatsächlich nachgewiesen, muß ich mich zunächst vergewissern, ob die Geopathie bei meinem Patienten ein ernstzunehmendes Problem darstellt. Dazu stecke ich dem Patienten die positive Geovita®-Ampulle in die Hosentasche bzw. bei Frauen plaziere ich sie in den Rocksaum. Für den Organismus bedeutet das energetisch, daß die Erdstrahlenbelastung in diesem Moment artifiziell zum Verschwinden gebracht ist. (Alle Substanzen, die unterhalb des Zwerchfells in Körpernähe kommen, werden wegen der dortigen Yin-Polarität kurzfristig energetisch „geschluckt“, als wären sie bereits vom Organismus aufgenommen.) Sodann prüfe ich die Vitalitätswerte mit dem Reba-Testgerät, und wenn diese von vorher zum Beispiel 20 Prozent (stark erschöpft) nach Auflegen der Geovita®-Ampulle auf 90–100 Prozent hochgehen, kann ich mir sicher sein, daß eine schwere Geopathie vorliegt. Relativ selten finde ich minimale Geopathien (mit

Vitalitätswerterhöhungen um 10 Prozent); diese ignoriere ich erst einmal und teste natürlich bei späteren Konsultationen sicherheitshalber nochmals nach.

Heikle Punkte bei der gesamten Geopathie-Problematik liegen in der mangelnden Zuverlässigkeit mancher Rutengänger (die man als Therapeut durch Herumhören und Ausprobieren ermitteln muß) und vor allem im Unwesen des Abschirmens. *Jedwede* Abschirmung ist völlig wirkungslos und oft sogar noch schädlicher als der vorausgehende Zustand, weil sich die Störstrahlung durch Aufladung erhöht! Zu der Zeit, als ich diese Zeilen schrieb, hatte ich wieder einmal mehrere krebskranke Patienten, bei denen ich mir sicher bin, daß sie ihre Krankheit zumindest teilweise der trügerischen Sicherheit der Abschirmmatten zuschreiben können, weil sie über ein Jahrzehnt in „abgeschirmten", geopathisch schwer belasteten Betten schliefen[48]. Das Unwesen des Abschirmens hat mittlerweile auch sogenannte Entstör-Chips für Handys usw. hervorgebracht, die an der elektromagnetischen Abstrahlung und damit an der Schädlichkeit nichts ändern.

Listen qualifizierter Rutengänger können von verschiedenen Stellen erfragt werden (siehe Anhang). Ich empfehle meinen Patienten, den Rutengänger möglichst schnell kommen zu lassen und das belastete Bett von Stund an zu meiden (also im Gästebett oder auf einem Sofa zu schlafen). Der Vorteil dieses Vorgehens liegt darin, daß die Heilkraft des gesunden Schlafes (siehe Tempelschlaf im alten Griechenland!) für den Patienten sofort wirksam wird, das heißt, der Patient erholt sich schneller, und ich als Behandler habe natürlich einen besseren Heilungserfolg. Der weitere Vorteil liegt darin, daß ich bereits bei der zweiten Konsultation das Freisein von Geopathie feststellen kann (Geovita®-Ampulle spricht nicht mehr an). In schweren Fällen von Geopathie verschreibe ich zusätzlich Geovita®-Tropfen (2 x 12 Tropfen für 5 Wochen), damit sich der Patient schneller von seiner Erdstrahlenbelastung erholt. Falls Geovita®-Tropfen nicht zur Hand sind, besteht auch die (allerdings schwächer wirksame) Möglichkeit, die Erdstrahlenbelastungen durch Brennesseltee energetisch zu löschen. Manche Patienten verwenden auch Ameisensäure-Einreibungen und dergleichen für denselben Zweck.

Als nächstes möchte ich auf das schlechte Milieu zu sprechen kommen, das der „schlechten Erde" aus dem Pflanzenvergleich entspricht. Der Volksmund spricht von schlechtem Stoffwechsel und Verschlackung, und in der Dunkelfeld-Mikrosko-

[48] Von einem engagierten Therapeuten hörte ich bei einem Seminar die bitterböse Bemerkung, Rutengänger müßten in Zukunft wegen Beihilfe zum Mord angezeigt werden können, wenn sie bei Krebskranken (oder Krebsgefährdeten) Abschirmmethoden anwenden. Das Problem bei dem an sich gutgemeinten Vorschlag besteht darin, daß Geopathien von der wissenschaftlichen Lehrmedizin leider immer noch ignoriert werden, so daß ein gerichtlich anerkannter Tatbestand beim Abschirmen gar nicht vorliegt. Ich hoffe jedoch sehr, daß sich – vor allem durch uns verantwortungsbewußte Therapeuten – das Bewußtsein in der Bevölkerung für die Unsinnigkeit und sogar Gefährlichkeit des Abschirmens immer mehr durchsetzen wird.

pie sieht man statt vieler feiner, vibrierender Proteinpünktchen (sogenannter „Protiten" im mystisch verquasten Vokabular Enderleins[49] grobschollige Klumpen – vermutlich Eiweiß-Fett-Gebilde, die regelrecht verklumpt sind, und dazu oft noch viel Fibrin als Zeichen der vermehrten Gerinnungsneigung (zum Beispiel bei CA und allen Krankheiten mit Thromboseneigung). Die Dunkelfeld-Mikroskopie setze ich deshalb immer dann routinemäßig ein, wenn ein schlechtes Milieu zu vermuten ist (etwa bei Krebs, Zustand nach Herzinfarkt usw.). Weil der Patient das Geschehen bei der Dunkelfeld-Mikroskopie am Fernsehschirm miterleben kann, schafft man damit außerdem ein „Aha-Erlebnis", das sich als förderlich für die Mitarbeit des Patienten herausgestellt hat.

Das schlechte Milieu teste ich mit Milchsäure-Ampullen (die auch als *Zellstufen* bezeichnet werden; die notwendigen Testampullen sind im Reba-Testkasten), und je höher der (intrazelluläre) Milchsäurewert ausfällt, umso tiefere Potenzen sprechen an. Tiefe Potenzen bedeuten daher schlechte aerobe Verbrennung mit Entstehung vermehrter Milchsäure (durch die anaerobe Situation), das heißt, die tiefen Potenzen von Acidum lacticum D1 oder D6 testen dann positiv. Wenn der Stoffwechsel wieder besser wird, sprechen danach nur noch die hohen Potenzstufen wie LM 6 (Stufe Ø) oder D60 (Stufe 1) an:

Testanleitung:

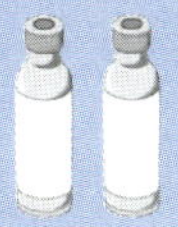

Acidum lacticum LM 6, D60, D30, D15, D6, D1

(LM 6 ungestörte Zellfunktionen (Stufe Ø), D60 leicht (Stufe 1), D30 (Stufe 2) und D15 mittel (Stufe 3), D6 stark (Stufe 4) und D1 (Stufe 5) sehr stark gestört)

Eine wichtige Ursache des schlechten Milieus (und damit vieler chronischer Krankheiten) beruht auf der Existenz von **Herden**. Darunter versteht man chronische Entzündungsprozesse bakteriell-toxischer Art, die eine Fernwirkung auf den Gesamt-

[49] Der geniale Berliner Zoologe Günther Enderlein entwickelte Anfang des vorigen Jahrhunderts seine Theorie der Cyclogenie, deren wichtigstes Axiom auf der Hypothese des Pleiomorphismus beruht. Darunter versteht man die Fähigkeit von Mikroorganismen, ihre Gestalt und Form zu wechseln. Enderlein vertritt die Ansicht, daß bestimmte seit Anbeginn der Menschheit wirksame Urgifte im menschlichen Blut dafür sorgen, daß Degeneration und Krankheiten auftreten. Ich persönlich stehe den Ansichten von Enderlein ablehnend gegenüber und halte sie kurz gesagt für ein wissenschaftlich völlig unbewiesenes und sogar rein privates Phantasieprodukt von Enderlein. Ich weiß jedoch aus der Praxiserfahrung, daß viele Enderleinsche Medikamente (vertrieben von Sanum Kehlbeck) ausgezeichnete Wirkungen entfalten und die Dunkelfeld-Mikroskopie, die von Enderlein-Schülern zur Diagnostik benutzt wird, hervorragende diagnostische Dienste leistet. In einem späteren Kapitel gehe ich weiter auf Enderlein ein.

organismus ausüben. Das Hauptproblem aller Beherdungen liegt darin begründet, daß der Betreffende häufig nichts von seinem Herd weiß und bedauerlicherweise auch der konventionell arbeitende Kollege nichts von der Beherdung mitbekommt. Wie bei einem Schwelbrand liegt eine wichtige Krankheitsursache damit verhängnisvollerweise im Verborgenen. Weil es außer einem manchmal leicht erhöhten C-reaktiven Protein (als unspezifischem Entzündungsmarker) wenig objektivierbare Parameter gibt, ist man auf sein Gespür und die Energietestung angewiesen.

Herde können in ihren dramatischen Auswirkungen nicht hoch genug eingeschätzt werden. So beobachtete der bekannte biologisch orientierte Krebsarzt Josef Issels das sofortige Verschwinden von Krebsmetastasen, sobald ein schwerer Tonsillenherd entfernt worden war. Der naturheilkundliche Zahnarzt Ernesto Adler berichtet von schlagartigen Wunderheilungen durch Zahnsanierung, etwa daß langjährig hospitalisierte und hochgradig psychotische Psychiatriepatienten von Stund an wieder völlig normal wurden oder Leute mit Lähmungen ihren Rollstuhl in der Ecke stehen lassen konnten (– was ich bei eigenen Patienten selbst erlebt habe!). Von anderen erfahrenen biologischen Zahnärzten wurde mir mitgeteilt, daß solche Wunderheilungen im allgemeinen relativ selten vorkommen, so daß Ernesto Adler sicherlich ein besonders begnadeter „Herdsanierer" gewesen sein muß.

Damit bin ich auch bereits beim wunden Punkt der Herdsanierung. Weil es sich überwiegend um eine *Kunst* handelt (zumindest im zahnärztlichen Bereich), liegen Erfolg und Scheitern oft dicht beieinander. Manche Zahnärzte haben durch einen radikalen Exodontismus („Alles raus!") dem Problem zu Leibe rücken wollen, was aber manchmal auch nicht funktioniert, weil tragischerweise um den eigentlichen, winzigkleinen Herd herumsaniert wurde (solche Tragikomödien habe ich mehrfach erlebt!). Man sollte deshalb seinen zahnärztlichen „Herdsanierer" besonders wählerisch aussuchen (Adressen siehe Anhang).

Grundsätzlich gilt die Faustregel, daß man bei ernsten chronischen Krankheiten wie MS beherdete Zähne eher radikal entfernt, während man bei weniger schweren Fällen und jüngerem Lebensalter (unter 50 Jahren) eher zum Beispiel eine konservative Sanierung und schonende Verfahrensweise wie etwa eine Wurzelspitzenresektion befürwortet. Zahnherde teste ich mit der Testampulle „Zahnkiefer" (enthalten im *Organtestsatz* der Fa. Rubimed), wobei es sich meist um ostitische Prozesse bei wurzeltoten Zähnen, um impaktierte Zähne, eitrige Taschen und dergleichen handelt.

Mit dem Organtestsatz ist die Testung der wichtigsten Herde und Milieubelastungen möglich, und weil die Testampullen zwar schwach verdünnte, aber unpotenzierte Organe tierischen Ursprungs enthalten (circa 1:100 mit isotonischer Kochsalzlösung verdünnt), bekommt man besonders klare Testergebnisse. Homöopathisch aufbereitete Organnosoden sind zur Diagnose erfahrungsgemäß oft nicht stark genug im Testsignal. Als beste Testproben haben sich Urtinkturen der betreffenden Organe erwiesen. Dabei braucht man nicht alle Organe durchzutesten, sondern beschränkt sich in der Regel auf das Dutzend derjenigen Testampullen, die am häufigsten gestört sind (und die ich im Folgenden aufführe[50]). Dabei läßt man logischerweise die geschlechtsspezifischen Ampullen weg, was die Zahl der Ampullen nochmals reduziert. In der Regel dauert die Testung nur wenige Minuten, und man prüft durch Hineinstellen der jeweiligen Testampulle ins Reba-Testgerät, bei welcher Testampulle der Patient eine Testreaktion zeigt.

Die Schwere der Zahnherdbelastung (und jeder anderen Herdbelastung) ermittle ich genauso wie die Schwere einer Geopathie. Der Patient bekommt die Zahnkiefer-Testampulle in die Hosentaschen-Gegend, und ich teste, ob der vorher niedrige Vitalwert von zum Beispiel 20 Prozent auf 100 Prozent hochschnellt (= schwere Beherdung) bzw. sich von 20 Prozent auf 60 Prozent verbessert (= nur mittelgradige Herdbelastung). Man kann bei dieser Gelegenheit auch auf raffinierte Weise überprüfen, ob eine Herdfernwirkung vorliegt und der Patient durch die Herdsanierung am ferngestörten Organ eine Besserung erwarten kann. Dazu nimmt man etwa bei rheumatischen Beschwerden die Gelenk-Testampulle (die dabei in aller Regel zuvor positiv getestet hat) und überprüft, ob durch das Auflegen der Zahnkieferampulle im Beckenbereich die Gelenkampulle (in der Testwabe des Reba-Testgeräts) nicht mehr anspricht. In diesem Fall kann man dem Patienten Hoffnung machen, daß seine rheumatischen Gelenkbeschwerden von einer Zahnsanierung profitieren werden.

Im Kopfbereich sind als weitere Herde die Tonsillen und die Nebenhöhlen zu nennen. Eine chronische Tonsillitis führt nach meiner Erfahrung fast immer zu kleinen Mandeln (durch die entzündliche Retraktion), so daß große, gut bewegliche Tonsillen seltener beherdet sind. Weitere Hinweise sind rezidivierende Hals- und Mandelentzündungen (für den Patienten meist nicht voneinander zu unterscheiden) sowie in der Tiefe druckdolente Kieferwinkel (im Tonsillenbereich). Erhöhte Streptolysintiter und ein erhöhtes C-reaktives Protein sowie Beschwerdefreiheit nach neuraltherapeutischem Anspritzen der Mandelpole sind zusätzliche Indizien. Chronisch entzündete Mandeln sollten in aller Regel entfernt werden und sind meist nur selten zu retten (manchmal zum Beispiel durch Gabe des richtig gewählten Antibiotikums bei

[50] Empirisch kann man bei 80–90 Prozent der Patienten die Organampulle Colon bzw. Jejunum testen (als Zeichen der Darmfloradysbiose), bei jeweils 10 Prozent Nasennebenhöhlen (chron. Sinusitis), Gallenblase (Gallengangsdysfunktion), bei jeweils 5 Prozent Zähne (chron. Kieferostitis), Prostata (Prostatahypertrophie mit konsekutivem Testosteronmangel), Ovar (hormonelle Dysfunktion bzw. Schwäche), bei Jüngeren Tonsille (chron. Tonsillitis bzw. Adenoide), die restlichen Ampullen testen beim Durchschnittsklientel meist unter 1 Prozent (häufig darunter Hirn, Bronchien, Schilddrüse, Pankreas, Magen, Niere, Uterus)..

jüngeren Kindern, sofern man die Mandeln partout erhalten will, wobei man das Antibiotikum vorher energetisch austesten kann). Lymphmittel wie Lymphomyosot®, Lymphdiaral® und Unguentum lymphaticum PGM® sind zusätzlich zur Vor- und Nachbehandlung sehr wertvoll. Ebenso bewähren sich die reizklimatischen Einflüsse des Meerklimas sowie alle Formen thermischer Abhärtung (Sauna, Kneipp).

Für eine chronische Sinusitis sprechen die bekannten klinischen Befunde wie Klopfschmerzhaftigkeit des II. Trigeminusastes und eine eitrige Schleimstraße im Rachen. Die chronische Sinusitis ist häufig auch für anhaltende Erschöpfungszustände und Abwehrschwächen verantwortlich zu machen. Wenn eine chronische Bronchitis bzw. Asthma bronchiale vorliegt, sollte man wegen der gleichförmigen Reaktion des Schleimhaut-Atem-Traktes und herunterwandernder Bakterien stets an eine Sinusitis (bzw. Sinubronchitis) denken! Das Ansprechen der Testampulle „Nebenhöhlen" bestätigt dann den Sinusitis-Verdacht; bei röntgenologisch unauffälligem Befund (der ab und zu vorkommen kann) sollte an die versteckten Sieb- und Keilbeinhöhlen erinnert werden. In der Praxis benutze ich ein kleines, preiswertes Taschen-Ultraschallgerät (Sonotec, Bezugsadresse siehe vgl. Anhang) zur Diagnostik der Kieferhöhlen, das gute Dienste leistet.

Die chronische Sinusitis kann sehr gut mit ätherischen Ölen wie Gelomyrtol forte®, japanischem Heilpflanzenöl sowie mit Sinupret® und Sinuselect® behandelt werden. Inhalationen und Aufschnauben mit isotonischer Kochsalzlösung haben sich ebenfalls sehr bewährt („Nasendusche"). Die besten Heilerfolge bei circa 80 Prozent aller Sinusitiden sehe ich mit dem Luffa-Schwamm (Bezugsadresse s. Anhang), der einmal wöchentlich über einen Zeitraum von vier Wochen angewandt werden sollte. Durch das Aufschnauben der Flüssigkeit des zuvor ausgekochten Luffa-Schwamms[51] (von jeweils einem Viertel des Schwamms) kommt es zu einem künstlichen Reinigungsschnupfen, der einige Stunden anhält. Die Sinusitis ist danach oft jahrelang verschwunden; die Luffa-Kur kann nötigenfalls jederzeit problemlos wiederholt werden. Vor einer erneuten Luffa-Kur sollte man allerdings einige Zeit warten (circa sechs bis acht Wochen), um nicht im Extremfall eine iatrogene Sinusitis heraufzubeschwören.

Eine äußerst wichtige Milieubelastung stellt die Darmflora-Dysbiose dar, bei der giftige Bakterien und Pilztoxine die Überhand über die gute Flora gewonnen haben.

[51] Da der Luffa-Schwamm ein Naturprodukt darstellt, kann es zu starken Schwankungen der Inhaltsstoffe kommen. Man sollte den Patienten darauf aufmerksam machen, daß die Kur gelegentlich sehr drastische Schleimhautreaktionen im Rachen haben kann (wenn der aufgeschnaubte Extrakt die Nase hinten herunterläuft); deshalb sollte der Patient zu Anfang nur vorsichtig dosieren. Erst wenn der Extrakt als mild empfunden wird, sollte man größere Mengen aufschnauben.

Durch die Fältelung der Darmzotten hat man es mit einer riesigen Gesamtfläche von der Größe eines Fußballplatzes zu tun. Bei dieser riesigen Resorptionsfläche führen Darmgifte natürlich zu enormen Auswirkungen, und man hat errechnet, daß bereits beim Gesunden die Gesamtmenge der Darmtoxine einer dreifach tödlichen Dosis entspricht, kämen diese Darmgifte in die Blutbahn (was die Darmflora als Barriere natürlich verhindert). Erhöht sich unter pathologischen Bedingungen die Toxinmenge, versagt irgendwann die Barrierewirkung, und die toxischen Folgewirkungen der Dysbiose setzen ein.

Nach meinen Schätzungen sind ungefähr 80 bis 90 Prozent meiner Patienten darmkrank, und bei mindestens jedem dritten Patienten hat die gestörte Darmflora eine dominierende Bedeutung im gesamten Krankheitsgeschehen. Natürlich spielt die energetische Gesamtverfassung eine zusätzliche wichtige Rolle, weil Energieblockaden die Peristaltik stören, so daß die Koprostase zunimmt und das darmassoziierte Abwehrsystem darunter leidet (in dem sich mengenmäßig der größte Teil des gesamten lymphatischen Gewebes befindet!). Typische äußere Zeichen der Dysbiose sind die verbreiteten Bläh- und Senkbäuche, die bereits F. X. Mayr – der Begründer der nach ihm benannten Darmreinigungskur – vor fast hundert Jahren entdeckt hat, eine insbesondere im hinteren Drittel (Colonfeld) schmierig belegte Zunge und bei Pilzen ein relativ heller, schmierig gelblicher Zungenbelag. Die entzündete Coecalwurzel tastet man in der Tiefe als druckdolente Region circa ein bis zwei Querfinger unter dem Nabel.

Lange Zeit wurde die Dysbiosetheorie von den Gastroenterologen als naturheilkundliche „Folklore" abgetan, bis in den 90er Jahren bei einer kanadischen Frau mit schwerer Colitis der gesamte Darmtrakt leergespült und danach ein walnußgroßes Stuhlstück vom gesunden Ehemann als Bakterienimplantat hineinplaziert wurde. Zur größten Überraschung der Fachleute kam es bei der Patientin (die wegen ihrer verzweifelten Lage um diesen Eingriff gebeten hatte) zur kompletten, anhaltenden Remission (!), und seitdem hat die konventionelle Gastroenterologie umzudenken begonnen. Mittlerweile beginnt demzufolge in der Schulmedizin eine Renaissance der Dysbiosetherapie, was man als Naturheiler nur begrüßen kann. Der durch Toxine (Bakterien, Pilze) durchlässig gewordene Darm stellt eine wichtige Ursache für zahlreiche Zivilisationskrankheiten dar, von Übergewicht, Homocysteinmangel, Arteriosklerose bis hin zu Allergien. So gut wie jede Krankheit und jedes Beschwerdebild kann mit einem erkrankten Darm zusammenhängen. Uncharakteristische, äußerst lästige und sonst schwer zu beseitigende Symptome wie hypoglykämische Anfälle, Parodontose, Blähungen, unreine Haut und „Benebeltsein" verschwinden dabei in einem hohen Prozentsatz, wenn der kranke Darm als eigentliche Ursache geheilt worden ist.

Nur für Therapeuten:

Meine Empfehlungen für eine **Dysbiosetherapie** beruhen auf drei unterschiedlichen Testdiagnosen:

1. ***Die gewöhnliche Darmfloradysbiose*** – testbar an der Organtestampulle „Colon" und dem positiven Ansprechen von Dysbiosemitteln wie Mutaflor®. Hier besteht die optimale Therapie zum Beispiel aus Mutaflor® 100 S. 2 Kps. täglich und Hylak forte® 2 x 1 ml täglich (alternativ kann statt Hylak Kanne®-Brottrunk eingesetzt werden). Andere Colistämme wie Colibiogen®, Omniflora® und Symbioflor II® sollten von Fall zu Fall getestet werden.

2. ***Das Overgrowth-Syndrom*** (synonym Leaky-Gut-Syndrom) – erkennbar an der Organtestampulle „Colon" oder – wenn der Fall schlimmer liegt und Erreger im empfindlichen resorptiven Teil des Dünndarms sitzen – an der Organtestampulle „Jejunum/Ileum" und dem positiven Ansprechen von Dysbiosemitteln wie Saccharomyces cerevisiae (Perenterol®). Die optimale Therapie besteht aus Saccharmoyces boulardi (Perenterol®, Perocur® 2 Kps. täglich) und natürlichen Desinfizienzien wie Knoblauch (3–4 Zehen gepresst in ein Glas Milch mit Honig). In schweren Fällen kann man dazu für die Anfangsphase eine Woche Metronidazol 0,25 g (Clont®, Trichex® 2 x 1) geben. Auch Sulfredox© ist sehr gut wirksam.

Bei einigen Fällen sah ich überraschende Besserungen nach Darmspiegelungen, was offenbar auf die vorherige radikale Reinigung zurückgeführt werden kann. Ich verschreibe deshalb ab und zu Präparate wie X-Prep® mit gutem Erfolg oder wende die Colonhydrotherapie an. Auch Quellprodukte wie indische Flohsamen (Mucofalk®) und Reinigungsmittel wie Luvos®-Heilerde sind oft sehr nützlich. (Angehöriger „primitiver" Völker essen bei allen möglichen Krankheiten silikathaltige und lehmige Erde.)

3. ***Die Verpilzung*** (insbesondere durch schleimhautinvasive Erreger) – erkennbar an der Organtestampulle „Colon" und dem positiven Ansprechen auf Nystatin oder – im Falle invasiver Erreger – von systemischen Antimykotika. Entgegen der weitverbreiteten Meinung scheint mir die Pathologie oftmals nicht von der vermeintlichen (oberflächlichen) Schleimhautbesiedelung herzurühren, sondern vor allem durch die Schleimhautinvasivität der Erreger bedingt zu sein. Die Pilze sitzen in

solchen Fällen *in* der Schleimhaut und stören von dort aus das gesamte Milieu. Die eigentlichen Ursachen der Invasion in die Schleimhaut sind anamnestisch Zeiten der Erschöpfung und vermehrten Stresses (Cortisolausschüttung!). Sitzen die Pilze einmal in der Schleimhaut, wird man sie normalerweise nicht mehr los.

Solche Patienten mit intestinaler Verpilzung sind meist von einer lähmenden Müdigkeit befallen und haben oft auch hypoglykämische Attacken (durch die zuckerräubernden Pilze). Viele klagen darüber, gewichtsmäßig „aufzugehen wie ein Hefeteig", obwohl sie kaum etwas essen (durch die gestörte Barriere der Darmwand!). Typisch ist auch eine Überempfindlichkeit auf Alkohol wegen der ständigen Überlastung der Leber (durch die Überproduktion von Darmgiften) sowie die allgemeine Übersäuerung (u.a. durch die Histaminausschüttung des entzündeten Darms). Insgesamt haben solche Patienten eine starke Übersäuerung des Gesamtstoffwechsels (Verspannungen!) und verrätischerweise oft einen gelblich-schmierigen Zungenbelag im hinteren Drittel (Colonreflexfeld).

Bewährt haben sich orale Amphotericin-Lutschtabletten und dazu 2-3 Wochen Nystatin mit Kanne-Brottrunk® (2 x 1 Schnapsglas voll). Der Patient sollte wenig Süßes essen, aber nicht völlig darauf verzichten (sonst werden die Pilze auf der Zuckersuche zu schleimhautinvasiven Erregern!). In mittleren bis schweren Fällen (circa 70 bis 80 Prozent aller Patienten) gebe ich kurzfristig 1 Woche systemische Antimykotika wie Itraconazol (Sempera® bzw. Sporanox® 1 x 1) und nach 4 Wochen erneut 1 weitere Woche, um den Rezidiven durch Sporen vorzubeugen (erkennbar zum Beispiel daran, daß Itraconazol hervorragend testet und die Vitalwerte auf 100 Prozent bringt sowie entsprechende Beschwerden da sind). Anschließend sollte man die Flora aufbauen, um einen guten Schleimhautschutz zu erzielen (wie unter Punkt 1 beschrieben).

Als nächstes möchte ich auf Herde im Becken zu sprechen kommen. Der chronisch entzündete Blinddarm gehört erfahrungsgemäß zu den giftigsten Herden, allerdings kommt er relativ selten vor und wenn, dann meist bei Kindern und Jugendlichen. Einmal habe ich bei einem älteren Herrn statt des Blinddarms fälschlich eine Divertikulitis getestet, wobei die OP-Indikation laut Operateur trotzdem gegeben war. Man darf deshalb nicht zu „gläubig" an den Testampullen und ihren nominellen Bedeutungen kleben. Wegen der Blinddarm-Entfernungswut früherer Zeiten ist die Diagnose der chronisch subakuten Appendizitis in Verruf geraten, und man benötigt einen aufgeschlossenen Operateur bzw. einen Patienten, der dem Chirurgen glaubhaft von wiederkehrenden Appendizitis-Schüben berichten kann. Bevor man die Operation in Erwägung zieht, sollte man Dysbiose-Therapie und energetische Therapie versuchen, denn sie haben sich sehr bewährt. Zusätzlich ist Belladonna Similiaplex® 2 x 20 Tr. (OP Pascoe) sehr hilfreich bei dem Bemühen, den Wurm eventuell noch zu retten (und dazu natürlich etwas Drainierendes wie Lymphomyosot® 2 x 20 Tr., OP Heel).

Ein großes Problem stellt die chronische Prostatitis dar – meist auf dem Boden einer Prostatahypertrophie und einer Dysbiose –, bei der der Beckenboden wie ein Schlammfänger für die intestinalen Gifte wirkt. Die Prostata übt unglücklicherweise eine Fernwirkung auf den Gesamtorganismus aus, insbesondere auf den Kopfbereich (zum Beispiel Schlaganfall-Neigung, Augenerkrankung und Kopfschmerzen). Bei jedem Mann mit Apoplex bzw. TIA schaue ich deshalb zuerst nach der Prostata (und tendiere bei Apoplex bzw. TIA zusätzlich sehr zur Phenprocoumon-Dauertherapie (Marcumar®), was das Rezidivrisiko statistisch gegen Null senkt). Die Phytotherapie mit Sabalfrucht, Kürbis und Roggenpollen hat sich bei Prostatitiden sehr bewährt, etwa Cernilton® 2 x 2 und Talso Uno® 1 x 1 für ein halbes Jahr. Bei bakterieller Besiedelung der Prostata kommt man manchmal nicht um eine 10- bis 20tägige Ciprofloxacin-Kur herum (in hoher Dosierung von 2 x 500 mg zusammen mit Metronidazol wegen Mischinfektion).

Bei jüngeren Frauen sind die chronische Adnexitis (cave Chlamydien), die Endometriose und bei älteren Frauen die Uterussenkung und der Uterus myomatosus ein Problem. Dabei sprechen die Organtestampullen „Ovar" oder „Uterus" an. Da die Therapie sehr individuell erfolgen muß, kann man keine generellen Therapieempfehlungen geben. Bewährt haben sich Agnolyt®, Lamioflur®, Gynaecoheel®, Aletris Similiaplex® und Horvi- sowie Sanum-Mittel. Manchmal spricht „Ovar" auch bei hormonellem Mangel an. Obwohl klimakterische Beschwerden bei der Mehrzahl aller Frauen nicht hormonell bedingt sind, sondern sehr oft seelische Ursachen haben, benötigt ein Prozentsatz von circa 10 Prozent eine mehrmonatige hormonelle Unterstützung (zum Beispiel Presomen® als biologisches Hormon von trächtigen Stuten oder lokal applizierte Östrogensalben (Linoladiol® u.a.)). Man erkennt solche Frauen daran, daß sie mit radikaler Stimmungsverbesserung auf Hormongaben reagieren – offenbar reagiert ihr Gehirn ungewöhnlich hormonsensitiv.

Ein anderes Hormonorgan mit häufiger Fernwirkung ist die Schilddrüse. Viele Menschen fühlen sich an der See allein schon deshalb viel besser, weil dort ihr Jodhunger gestillt wird. Jodmangel ist auch heute bei vielen Menschen (gerade bei Heranwachsenden) ein wichtiger Krankheitsfaktor und durch mehrmonatige Jodid-Therapie (Jodid® 200 1 x 1 täglich oder in „wilder Dosierung" als Seetang, Sushi usw.) und oftmaliges Essen von Meeresfisch (Lachs) leicht zu beheben. Bei Hyperthyreose habe ich von Lycopus-Präparaten nur wenig Gutes gesehen, und bei manifester, nicht rückbildungsfähiger Erkrankung rate ich grundsätzlich selbst jüngeren Personen eher zur Radiojodtherapie (als ständig die recht toxischen Thyreostatika einzunehmen). Die Radiojodtherapie ist viel schonender als jede Operation, und natürlich entfällt dabei auch das Risiko des Hypoparathyreoidismus.

Damit komme ich zu einem ganz anderen Gebiet der Milieubelastung, nämlich zu den Bauchorganen. Hier sind meist Verdauungskaskaden gehemmt, weil der Taktgeber der Verdauungskette aus dem Tritt geraten ist. An erster Stelle ist die Gallenblase mitsamt den Gallenwegen zu nennen. Der Kaffee am Morgen mit dem Frühstücksei ebenso wie der Magenbitter nach dem Mittagessen sind wichtige und bewährte Choleretika, die das Gallesystem zum Fließen bringen sollen. Oft reicht das aber nicht aus, und man muß zusätzlich pflanzliche Bitterstoffdrogen und bestimmte Homöopathika wie Lycopodium anwenden, um die Galle richtig anzuregen.

Nach meiner Erfahrung spielt die gestörte Galle bei rund der Hälfte aller Migränepatienten, bei zahlreichen Schulter- und Nackenverspannungen sowie bei Hüftproblemen und zahlreichen anderen Störungen eine Rolle, etwa bei vielen Formen von niedrigem Blutdruck und bei hartnäckigen Gemütsverstimmungen. Nicht umsonst ist in der alten Medizin von Melan**chol**ikern und **Chol**erikern die Rede. An den Gallenwegen hängen pathophysiologisch die Cholesterin- und Steroidsynthese, der Parasympathikus, vor allem natürlich die Leber als größte Chemiefabrik des Organismus, dazu zahlreiche lipophile Vitamine und Mineralien, energetisch auch noch der Gallenmeridian, was die breite Krankheitswirkung verstehbar macht.

Aber auch Pankreas und Magen haben eine große Bedeutung als Stoffwechsel-Taktgeber. Wenn der Magen nicht genügend arbeitet, kommt die Salzsäureproduktion ins Stocken, so daß auch nicht mehr genug Bikarbonatpuffer als Säurebinder im Blut zur Verfügung steht. Bekanntlich besteht hier eine Wechselbeziehung insofern, als mehr Magensäure automatisch mehr verfügbare Basen im Blut bedeutet. Magenkranke sind deshalb sehr oft übersäuert (weil die Säure statt im Magen im Blut landet!) und leiden zusätzlich an zahlreichen Folgewirkungen, etwa an der Helicobacter pylori-Besiedelung und an mangelhafter allgemeiner Verdauungstätigkeit. Saure Milchprodukte (Kefir, Ayran) und Kanne-Brottrunk® regen die Magensäureproduktion ebenso an wie scharfe und gut gewürzte Speisen. Dadurch wird letztlich die Bildung von Basen in Gang gesetzt! Zusätzlich hat der Magen eine wichtige desinfizierende Bedeutung (Stichwort „Overgrowth-Syndrom"), ganz abgesehen von der wichtigen Rolle der Eiweißausflockung, der Eisen- und der Vitaminaufnahme (B12).

Das Pankreas hat trotz seiner versteckten anatomischen Lage und seiner oft fehlenden Symptomatik eine herausragende Bedeutung bei zahlreichen chronischen Krankheiten und Stoffwechselstörungen. In erster Linie geht es um eine gestörte Taktgeberfunktion für das Verdauungskonzert, zusätzlich auch um eine Triggerfunktion für den Säure-Basen-Haushalt. Nicht umsonst sind die zwei Liter des täglichen Pankreassaftes sehr bikarbonathaltig. Die Bauchspeicheldrüse hat zusätzlich eine interessante Beziehung zur Haut, vermutlich weil Enzymfunktionen der Haut und des Pankreas ähnlich ablaufen. Viele Ekzemkranke haben eine gestörte Bauchspeicheldrüse, und sobald die Pankreasfunktion wieder normalisiert ist, verschwinden auch die Ekzeme. Hinzu kommt eine enge Verbindung zum vegetativen Nervensystem, was daraus ersichtlich ist, daß der Vagus direkt die Bauchspeicheldrüse beeinflußt. Deshalb haben Menschen mit einer gestörten Pankreasfunktion oft ein gestörtes Vegetativum (zum Beispiel Neurodermitiker).

Gelegentlich sind auch die klassischen Organe mit Entgiftungsfunktion blockiert, wozu vor allem Leber, Niere und Haut gehören. In der naturwissenschaftlich orientierten Schulmedizin weiß man nichts von Entgiftung, aber jeder, der sich nach tüchtigem Schwitzen in der Sauna besser fühlt, spürt etwas von der Bedeutung des Entgiftungsorgans Haut, wenn mit dem Schweiß säuerlich riechende und schmutzige Verfärbungen ausgeschieden worden sind. Zahlreiche Krankheiten sind Verschlackungs- und Entgiftungsprobleme[52], und sobald die blockierte Nieren- oder Leberfunktion angeregt worden ist, verschwinden viele Muskelverspannungen, Gelenkprobleme oder Hautekzeme. Ich habe erfolgreiche Heilpraktiker kennengelernt, die nichts anderes gemacht haben, als ungeniert jedem Patienten den gleichen Mix aus Nieren-, Leber- und einem weiteren Stoffwechselmittel zu verschreiben (etwa in Form der bekannten Fides-Serie zur Entgiftung).

Bei Ansprechen der Organtestampulle „Nieren“ sollte man natürlich unter anderem eine chronische Pyelonephritis und beginnende Niereninsuffizienz ausschließen. Bewährt haben sich Solidago und die bewährten harntreibenden Kräutermischungen, wobei ich mehrmals bei Patienten, die literweise Brennesseltee trinken, nicht unerhebliche Hypokaliämien festgestellt habe. Die Harnblase habe ich merkwürdigerweise in Jahrzehnten niemals als Herdorgan getestet, weshalb sie im Organtest-

[52] Ich möchte die bereits an früherer Stelle gemachte Einschränkung wiederholen, daß den Energieblockaden durch Geopathien und den seelischen Konflikten bei den meisten chronischen Krankheiten pathogenetisch eine proportional viel größere Bedeutung zufällt als den traditionell angeschuldigten Toxinen und Schlacken, was bedauerlicherweise von vielen Therapeuten übersehen oder in seiner Bedeutung falsch eingeschätzt wird. Wer als Patient beispielsweise einen seelischen Frust mit sich herumträgt und deswegen übergewichtig geworden ist, dessen Problem sollte der Therapeut an der Wurzel packen und den Konflikt des Patienten auflösen, statt unnötigerweise nur eine Entgiftungstherapie zu starten (was erst in zweiter Linie sinnvoll ist). Genauso sollte ein Mensch mit einer Energieblockade im dritten Chakra zunächst diese Blockade aufgelöst bekommen, bevor sein Darm entgiftet und saniert wird.

satz auch nicht vorkommt. Da die Primärdiagnostik der Harnblase bereits mit einem simplen Teststreifen möglich ist, braucht man hier natürlich keine testmäßigen Verrenkungen zu machen.

Eine weitere wichtige Ursache eines gestörten Milieus liegt im Zellstoffwechsel selbst. Oft kann man durch entblockierende Universalpräparate wie Ubichinon comp.® (als Eigenblutserie) oder Utilin S® (als Injektion bei Malignomen) das Milieu anregen. Gut wirksam sind auch Lactopurum®-Infusionen bzw. Sanuvis®-Ampullen. Meist brauche ich solche Umstimmungsmittel jedoch nicht mehr, seit ich die Energieblockaden der seelischen Konflikte und Chakrablockaden auflösen kann. Ich möchte sie trotzdem erwähnen, weil es bekanntlich nie ein Fehler ist, zusätzliche „Pfeile im Köcher" zu haben.

Abschließend möchte ich schildern, wie ich bei Kontrolluntersuchungen vorgehe. Spricht dabei die Acidum lacticum-Ampulle als Stufe Ø oder Stufe 1 an, ist die Sache normalerweise erledigt. Meist ist dann auch das Dunkelfeld wesentlich besser und die vorher nachweisbaren „Schlacken" sind verschwunden, ebenso die Zeichen der Übersäuerung wie Geldrollen-Phänomen und fädig aneinanderklebende Erys. Man kann sicherheitshalber noch die vorher gestörte Organtestampulle nachprüfen, um festzustellen, ob noch nachbehandelt werden muß. Natürlich spielen auch die Beschwerden des Patienten eine Rolle; allerdings ist für mich das Testergebnis ausschlaggebend. Hat nämlich zum Beispiel ein Reizdarm-Patient noch Restbeschwerden, obwohl die Testampulle „Colon" nicht mehr anspricht, handelt es sich in aller Regel mehr um vegetativ-energetische Ursachen statt um eine Dysbiose. Man kann den Patienten dann beruhigen und ihm versichern, daß er eine große Hürde auf dem Weg zur Gesundung bereits erfolgreich genommen hat. Die Restbeschwerden verschwinden dann in aller Regel durch eine psychoenergetische Nachbehandlung (durch Auflösen der Konflikte) und eine darmgerechte Lebensweise (viel Bewegung, mediterrane Kost usw.).

Kapitel 12

Sinnvolle und sinnlose Zusatztherapien

In jeder Wissenschaft geht der Irrtum der Wahrheit voraus,
aber es ist besser, er geht voran als hinterher.

Horace Walpole

Als ganzheitliche Behandler sind wir heute zunehmend in ein ganzes Orchester von Zusatztherapien eingebettet. Deshalb erscheint es naheliegend, die Psychosomatische Energetik zu anderen Verfahren in Beziehung zu setzen. Dabei geht es mir im Folgenden auch um meine persönliche Einschätzung bestimmter Methoden und Außenseiter-Verfahren, die mit ähnlichem Anspruch wie die Psychosomatische Energetik auftreten. Denn Patienten wollen von mir wissen, wie ich etwa zur klassischen Homöopathie, zur Theorie der Hamerschen Herde oder zur Psychokinesiologie stehe. Daneben erhebt sich natürlich auch die Frage, was der Patient zusätzlich für die Wiederherstellung seiner Gesundheit tun kann.

Aus den bisherigen Ausführungen sollte meine Einstellung als Arzt hinreichend klar geworden sein, was die konventionelle Seite der Therapie anbelangt. Dabei sind das rationale Zweckmäßigkeitsdenken („der gesunde Menschenverstand") und die alltägliche praktische Erfahrung als Arzt ausschlaggebend. Beispiel: Ein stark arthrotisches und schmerzhaftes Hüftgelenk sollte schnellstmöglich mit einer Totalendoprothese statt teurer, letztlich sinnloser Akupunkturen behandelt werden. Ich scheue mich fast, solche Binsenwahrheiten hinzuschreiben, aber ich werde tagtäglich mit den abenteuerlichsten Schilderungen aus dem Dschungel der Heilkunde konfrontiert.

Natürlich sind die Grenzen zwischen Sinn und Unsinn in der Medizin fließend, wie man aus den ständigen Kehrtwendungen der offiziellen Therapieempfehlungen ersehen kann: Gerade wurde die klimakterische Hormongabe noch als Wunderwaffe gegen alle Krankheiten und das Altern gepriesen – seit dem Jahr 2002 wurde sie plötzlich aufgrund niederschmetternder Studienergebnisse verteufelt. Doch es gibt natürlich unumstößliche Erfahrungen, die zu weltweiten medizinischen Standards geführt haben. Ich begreife die Psychosomatische Energetik dabei als rationales, preiswertes und logisch nachvollziehbares Verfahren, das die solide Schulmedizin und Psychotherapie ergänzt, aber nicht ersetzen soll.

Bei der notwendigen schulmedizinischen Therapie handelt es sich fast immer um eine sinnvolle Maßnahme, die dann ihre Grenzen findet, wenn der Patient dadurch energetisch blockiert und von der Vitalität heruntergedrückt wird. Beispielsweise schießt die Chemotherapie solider Tumoren oft über das Gebotene hinaus und blockiert die gesamte Regulation, oder die psychiatrische Medikation ist falsch gewählt oder überdosiert, wodurch der Patient zu sehr gedämpft, „benebelt“ und energetisch regelrecht „schachmatt gesetzt“ wird. Das Problem ist dann häufig nicht die Änderung der Therapie, sondern die Fairneß unter den Kollegen bzw. die Angst des Patienten, sein „Fremdgehen“ beim Naturheilkundler dem schulmedizinischen Kollegen gegenüber offen zu bekennen.

Anders beurteile ich die Notwendigkeit weiterer alternativer Verfahren und Psychotherapien. Dabei unterscheide ich sinnvolle Zusatzverfahren von harmlosen Spielereien, die weniger dem Patienten als seinem Geldbeutel schaden, bis hin zu unsinnigen, manchmal mit logischem Verstand nicht nachvollziehbaren[53] und dabei oft noch schädlichen „Therapien“. Sinnvolle Zusatzverfahren scheinen mir solche zu sein, die den Patienten zu mehr Selbstverantwortung anregen, ihn seelisch harmonisieren (ohne ihn zu verdummen) und seine körperlichen Selbstheilungskräfte anregen. Dazu rechne ich die meisten (nicht alle) Psychotherapien und seriösen Naturheilbehandlungen.

Harmlose Zusatzverfahren sind solche, die den Patienten zwar nicht wesentlich gesünder machen, ihm aber auch nicht schaden, das heißt Schönheits- und *Wellness*-Kliniken oder die meisten Bäderkuren. Wer mir das nicht abnimmt, sollte spaßeshalber mit dem Reba-Testgerät die Energiewerte vor und nach einer solchen Behandlung messen. In aller Regel verändern sich die Meßwerte nicht oder nur minimal, obwohl der Patient sich subjektiv wohler fühlt. Wenn man dann genauer nachfragt, sind die alten Beschwerden und die gestörte Befindlichkeit unverändert geblieben, aber es gehört wohl zu den unbewußten Mechanismen von uns Menschen, das eigene Verhalten schönzureden und Rechtfertigungen für die teure Heilbehandlung zu suchen. Sicher kommt es auch bei etlichen solcher Patienten zu tatsächlichen (temporären) Besserungen, die jedoch nach einiger Zeit eine Wiederholung der *Wellness*-Kur, Bade-Kur usw. erfordern.

[53] Darunter verstehe ich beispielsweise modisch aufgepeppte Diagnose- und Therapiecomputer, an die man den Patienten nur noch anzuschließen braucht, und die Wunderkiste soll angeblich den Rest erledigen. Jeder halbwegs vernünftige Therapeut sollte bei solchen Anpreisungen höchst mißtrauisch werden. Ein kritischer Kollege hat die Wunderkiste überprüft und sich bei einer großen Medizinermesse zweimal messen lassen, was normalerweise von den Ausstellern mit allerlei Ausreden abgelehnt wird, aber hier deswegen nicht bemerkt wurde, weil das diensthabende Personal zur Mittagszeit wechselte. Die von der Wundermaschine ausgespuckten Diagnosen waren völlig verschieden!

Damit komme ich zu den sinnlosen Verfahren, die bereits dadurch schädlich sind, daß in gutem Glauben das Falsche getan wird und notwendige Veränderungen unterbleiben, ganz abgesehen von direkten Schädigungen, die solche Verfahren verursachen können. Dazu rechne ich alle Abschirmungsmethoden bei Geopathien, weil sie den Patienten im trügerischen Irrglauben lassen, bereits das Richtige getan zu haben. Eine weitere Abschirmung beruht auf dem mental gesteuerten Pseudoeffekt, daß bestimmte Symbole wie zum Beispiel ägyptische Bildzeichen, Amulette mit Schriftzeichen oder dergleichen eine Testreaktion unterdrücken können. Der Tester wähnt sich dann in dem Glauben, die unterdrückte Testreaktion sei mit dem Verschwinden eines Schädigungsfaktors gleichzusetzen. Das ist natürlich eine anfangs faszinierende Illusion, die realistisch betrachtet in den allermeisten Fällen auf purer Selbsttäuschung beruht.

Auch die Radionik und bestimmte magische Heilungsrituale arbeiten mit solchen virtuellen Wirkungen. Bei Patienten, die zu mir in die Praxis kommen und vorher solche Verfahren angewandt haben, kann ich keinerlei meßbare Veränderungen feststellen. Natürlich bin ich mir der Tatsache bewußt, daß Radionik bei bestimmten Anwendern und bestimmten Patienten tatsächlich Wirkungen erzielt. Aber alle Magie – und dazu rechne ich die Radionik – funktioniert vermutlich nur bei starken Heilerpersönlichkeiten, und diese sind relativ selten. Man kann sich deshalb nicht darauf verlassen, und aus diesem Grund rate ich von solchen Verfahren ab.

Eine weitere Gefahr magischer Verfahren sind nämlich „astrale" Verunreinigungen (das heißt negative emotionale Schwingungen), die auf ungewollte Weise dem Patienten Schaden zufügen können. In meinem Buch *Durch Energieheilung zu neuem Leben* habe ich einige Fälle geschildert (und damit nur von der Spitze des Eisbergs berichtet). Im Grunde besteht ein großer Teil des Sortiments esoterischer Messen aus magischen Gerätschaften (Mineralien, Pyramiden, Orgonstrahlern usw.). Besonders sensible und hochschwingende Menschen, die ich daraufhin befragt habe, machen um solche Dinge einen großen Bogen, vermutlich weil sie instinktiv die Gefahren ahnen, die damit verbunden sein können. Leider gibt es noch kein ökologisches Unbedenklichkeitssiegel im esoterisch-spirituellen Bereich, das Unerfahrene schützen könnte. Deshalb sehe ich die Aufgabe verantwortungsbewußter Energietester darin, ihre Patienten auf solche Gefahren aufmerksam zu machen.

Zu den unsinnigen Verfahren rechne ich auch die sogenannte elektronische Homöopathie, bei der Diagnosen und Homöopathika in Laptops usw. eingespeichert sein und dem Patienten angeblich die richtige, heilende Schwingung automatisch zuführen sollen. Natürlich klingt solch ein „Sesam öffne dich!" im ersten Moment wie ein verführerischer Traum, und die seltenen hochqualifizierten Tester mit höchster Konzentrationsfähigkeit können damit vermutlich auch gut arbeiten.

Aber für 99 Prozent aller Therapeuten stellen solche Geräte (die auf Naturheilkunde-Messen zuhauf angeboten werden) eine sinnlose Geldausgabe und völlig wertlose Bereicherung des Gerätefuhrparks dar.

Auch das „Aufschwingen" homöopathischer Schwingungen sowie das artifizielle Erzeugen von Homöopathika durch bestimmte Geräte funktionieren nur sehr begrenzt, weshalb ich davon abrate. Weil einmal einige Monate die Emotionalmittel der Psychosomatischen Energetik nicht lieferbar waren, griffen etliche Therapeuten im größeren Stil zum Aufschwingen als Notbehelf. Die Resultate waren entweder gleich null, oder es kam scheinbar zu kurzfristigen Verbesserungen, denen umso schwerwiegendere Verschlechterungen folgten. Beim Aufschwingen werden die obertonähnlichen Schwingungen der Emotionalmittel nicht übertragen; Konflikte bleiben von den „aufgeschwungenen" Mitteln offenbar unbeeinflußt. Aufschwingen scheint gelegentlich sogar schädlich zu sein und den Konflikt energetisch zu vergrößern.

Mit der Mora- und der Bicom-Therapie habe ich nur wenig eigene Erfahrungen, und ich konnte mich mit einer eigenen Maschine nie richtig anfreunden. Das elektronische Umkehren pathogener Schwingungen scheint sich bei Allergien manchmal gut zu bewähren, wie ich aus den lobenden Worten einiger Patienten schließe. Offenbar reichen bei Allergien die verabreichten schwachen Heilungsimpulse manchmal aus, während sie bei den meisten anderen Krankheitsbildern zu schwach erscheinen. Ich habe viele Patienten mit riesigen aktiven Konflikten behandelt, die vorher jahrelang Bioresonanztherapien mitgemacht hatten. Ich folgere daraus, daß solche Therapien nicht stark genug sind, um Konflikte aufzulösen.

Zu den besonders schädlichen *spirituellen* Methoden, die mit der Psychosomatischen Energetik absolut nicht konform gehen, rechne ich diejenigen von Sekten wie Scientology.[54] Deren Gründer Ron Hubbard operiert bei „Auditing" und „Clearing" sehr geschickt mit archetypischen Heilungserwartungen, denen ein wahrer Vorgang zugrunde liegt, der auch bei der Psychosomatischen Energetik eine Rolle spielt. So sollen die Mitglieder der Scientology auf seelische Traumata sowie auf Bilder und Worte, die sie irritieren, mit der Zeit gleichgültig reagieren. Ich halte das für einen gänzlich falschen Ansatz, weil das Endziel ja überhaupt nicht in der stoischen Starre gesehen werden kann („Jetzt ist mir alles wurscht!"), sondern im Sichöffnen und Sensiblerwerden. In der Psychosomatischen Energetik wollen wir im Gegenteil die Starre beseitigen, die ein seelisches Trauma auslöste, und die ursprüngliche empfindsame Berührtheit und seelische Offenheit wieder herstellen.

[54] Alle fundamentalistischen Sekten und dogmatischen Weltanschauungen haben letztlich eine energetisch blockierende Wirkung (sie „versklaven" ihre Anhänger!) und erzeugen bei ihren Mitgliedern seelische Konflikte wie „falsch denken".

Abschließend möchte ich auf einige Verfahren näher eingehen. Klassische Homöopathie, ebenso Akupunktur und alle gängigen Naturheilverfahren vertragen sich problemlos mit der Psychosomatischen Energetik, werden jedoch in den allermeisten Fällen entbehrlich, weil man die blockierte Energie mit dem Auflösen der Konflikte auf einer viel tieferen Ebene zum Fließen bringt. Alle entspannenden, seelisch öffnenden Verfahren wie supportive Psychotherapie, Hypnose, humanistische Psychotherapien wie Gestalt, biodynamische Therapie, Bioenergetik und symbolhaft arbeitende behaviouristische Verfahren wie die Transaktionsanalyse sind sehr gut als Ergänzung zur Psychosomatischen Energetik anwendbar. Allerdings gilt für sie im allgemeinen das gleiche wie für die gängigen Naturheilverfahren, weil man auf sie in der Mehrzahl der Fälle verzichten kann. Es gibt natürlich Problemfälle – etwa bei ausgeprägten Psychoneurosen –, in denen man eine begleitende Psychotherapie als hilfreiche Ergänzung empfindet. Dabei scheint mir das supportive, das Selbstbewußtsein des Patienten unterstützende Vorgehen ganz elementar wichtig zu sein. Genauso hilft die Hypnose manchen Suchtpatienten, im Unbewußten positive Empfindungen mit der Enthaltsamkeit gleichzusetzen, wenn man das suggestiv verkoppelt. In die gleiche Richtung zielen positive Lösungssätze, die meine Frau für jedes der 28 Konfliktthemen entwickelt hat (siehe Tabelle der Konfliktinhalte). Es handelt sich um diejenigen positiven Vorstellungen, die sich aus dem jeweiligen Konfliktthema ableiten lassen und die sich der Patient als erstrebenswertes Ziel vorstellen und vorsagen kann. Solche positiven Lösungssätze können eine gute Hilfe sein bei dem Bemühen, dem negativen Sog der Konfliktinhalte etwas Positives gegenüberzustellen.

Den Patienten mit schwierigen Familienkonstellationen rate ich zum systemischen Familienstellen (hierzulande durch Bert Hellinger populär geworden). Die Herkunftsfamilie spiegelt bereits bei der Geburt das gesamte karmische Konfliktpotential eines Menschen, genauso wie man später als Erwachsener die eigenen Konflikte in seiner eigenen Familie inszeniert. Kinder sind deshalb oft die besten Lehrmeister, weil sie vorgeburtlich von den Sirenengesängen der Konflikte der Eltern regelrecht angelockt wurden. Sie scheinen Profis darin zu sein, die Konflikte der Eltern zu aktivieren und dadurch bearbeitungsfähig zu machen. Die Familie kann deshalb sehr gut als Spiegel und Katalysator des Unbewußten benutzt werden. Eine regelrecht heilende Wirkung scheint mir das Familienstellen jedoch nur selten zu haben, weil man auch bei Menschen mit viel Familienaufstellungserfahrung noch große Konflikte findet.

Der Familientherapeut Bert Hellinger sagte nach dem Aufstellen zu einer Patientin: „Ich kann Ihnen nicht helfen, dafür muß die große Seele sorgen!" Hellinger konnte ihr deshalb nicht helfen, weil die Patientin einen riesigen aktiven Zentralkonflikt hatte, der durch das bloße Hinstellen einer harmonischen Familie nicht beseitigt wird. Erst als die Patientin zu mir kam und den Konflikt auflöste, kam der Heilungsprozeß in Gang. Das Familienstellen ist sehr oft keine endgültige Lösung, sondern bloß ein Spiegel, in dem man seine Probleme sehen kann. Natürlich ist das als erster Schritt hilfreich, reicht aber nicht aus. Auch beim Familienstellen ist für mein Empfinden ein antiquierter Glaube an das magische Ritual wirksam, der bereits in der primitiven Gesellschaft den Schamanen beflügelt, die Welt des Patienten auf rituelle Weise zu heilen. Das Familienstellen scheint mir ein vergleichbares Ritual zu sein, das als Katalysator sicher gute Dienste leistet, aber eben den realen Heilungsvorgang in Form der Konfliktlöschung braucht, um gute Dauereffekte zu erzielen (was wir bei etlichen Patienten nachweisen konnten).

Als nächstes möchte ich ausführlich auf den umstrittenen Kollegen Hamer zu sprechen kommen, dessen Theorie oft mit der Psychosomatischen Energetik gleichgesetzt wird. Hamer steht stellvertretend für eine bestimmte Gruppe moderner Psychosomatiker, deren Schablonendenken mir zu stark vereinfacht vorkommt und deren Praxis mit bestimmten Gefahren verbunden ist. Hamer darf offiziell nicht mehr ärztlich tätig sein, weil er wegen seines rebellischen Auftretens Gerichte auf den Plan rief, die ihm die Approbation entzogen haben. Daraus entsteht natürlich leicht eine verklärende Legende, die Hamer schnell „zum Robin Hood der Kranken und Enterbten“ macht. Von der Theorie der Hamerschen Herde halte ich nichts, weil sie mir bereits im Ansatz falsch erscheint; gleichwohl bedaure ich Hamers Schicksal und halte seine Zivilcourage für ehrenwert (allerdings auch für weit überzogen).

Der Chirurg Gerd Ryke Hamer bekam bekanntlich nach dem Tod seines Sohnes, der von einem italienischen Aristokraten erschossen wurde, selbst einen Krebs und mußte zusehen, wie seine Frau (ebenfalls Ärztin) kurz nach dem Tod des Sohnes an Krebs verstarb. Daraus die allgemeine Folgerung abzuleiten, daß Krebs und andere chronische Krankheiten stets durch akute Traumata ausgelöst werden und daß außerdem die Tumorart und der Tumorsitz durch genau bestimmbare seelische Traumata verursacht sein sollen (zum Beispiel Brustkrebs links = Trauma durch Partner), erscheint mir an den Haaren herbeigezogen. Darüber hinaus riesengroße entzündliche Bereiche im Gehirn (Hamersche Herde) als Krebsursache zu postulieren, die im Computertomogramm sichtbar sein sollen, erscheint mir noch dubioser, weil es sich bei Hamers Herden entweder um Artefakte oder um Metastasen handelt. Erfahrene Radiologen können die Hamerschen Herde nicht bestätigen.

Hamer hat sicherlich recht mit seiner Vermutung, daß seelische Traumata die Krebsentstehung *begünstigen* können. So ist der Sitz des Zentralkonflikts, der ja immer einem bestimmten Energiezentrum zugeordnet werden kann, häufig mit dem Sitz des Primärtumors bzw. mit Regionen starker Metastasierung identisch. Aber das seelische Trauma durch den Tod des Sohnes, das bei Hamer und seiner Frau Krebs auslöste, war nach meiner Auffassung nur ein erneuter Aktivator des Zentralkonflikts. Das scheint mir ein wichtiger Unterschied zu sein, weil nämlich sonst Ursache und Wirkung verwechselt werden. Der Zentralkonflikt ist die Ursache, nicht aber das, was ihn aktiviert! Für meine Theorie spricht auch, daß sich nach meinen Befragungen viele Krebspatienten nicht an ein akutes Trauma erinnern können, das sie kurz vor der Krebserkrankung erlebt haben sollen (was aber laut Hamer stets der Fall sein soll). Bei solchen Patienten kam es entweder zu einer unmerklichen Energieblockade durch den Zentralkonflikt, oder der Tumor selbst hat den Konflikt erst aktiviert. (Auf die Vorgänge bei Krebs und auf die Psychogenese komme ich später ausführlich zu sprechen.)

Bei finaler Betrachtung zählt für den praktisch tätigen Mediziner in erster Linie der Erfolg, der bei den „eisernen Regeln des Krebses" (so der verräterische Begriff für Hamers Krebsgesetze) oft nicht eintritt. Aus therapeutischer Sicht stört mich bei Hamer am meisten, daß er die irrige Auffassung vertritt, bereits die Bewußtwerdung des Konflikts (etwa indem Hamer darüber redet und dadurch die vermeintliche Tumorgenese dem Patienten gegenüber in Worte faßt) reiche zur Heilung aus – eine Illusion, mit der bereits die traditionelle Freudsche Analyse gescheitert ist. Ich selbst habe eine Brustkrebs-Patientin gehabt, deren Tumor zum Zeitpunkt des ersten Kontakts mit Hamer noch operabel gewesen wäre. Ich hatte ihr dringend zur OP geraten, die sie aber nach dem Besuch eines Seminars bei Hamer unterließ, weil sie bis zuletzt den Glauben hegte, Hamers Lehre werde sie retten (ein Glaube, den sie mit ins Grab genommen hat). Ein Kollege, dem ich diese Geschichte erzählte, berichtete von einem völlig identischen Fall, so daß es sich nicht um Einzelfälle handeln dürfte (juristisch sind zahlreiche Fälle aktenkundig). Daß manche von Hamers Patienten gerettet werden, *weil* sie einen festen Glauben haben, will ich nicht in Abrede stellen. Denn eine große Glaubenskraft setzt verschüttete Heilungskräfte frei, selbst wenn der Glaube einer Irrlehre gilt.

Eine weitere, äußerst umstrittene Naturheiltheorie stammt von der amerikanischen Biologin Hulda Clark, die sich als Energietesterin betätigte und dabei feststellte, daß die Schwingung der Testampulle eines Leberegels mit Krebsschwingungen identisch war. Daraus die irrige Folgerung abzuleiten, der Leberegel sei die eigentliche Krebsursache, entspricht dem Fehler vieler Energietester, die die energetische Testaussage mit der materiellen Realität verwechseln. Faszinierend wirkt auf mich, daß der Leberegel niemals irgendwo real gesichtet wurde, daß aber eine riesige weltweite Fangemeinde, die selbst studierte Fachleute wie Ärzte einschließt, an diese abstruse Theorie glaubt.

Clarks austreibende Therapie des Leberegels entpuppt sich als die uralte Gallekur, die schon Ottinger und andere Naturheiler mit großem Erfolg angewandt haben. Dabei findet man immer wieder erhebliche Mengen an Gallegrieß und Steinchen, die dabei ausgetrieben werden – angeblich der Beweis dafür, daß man dem Lebergel den Garaus gemacht habe. Clarks Schwarzkümmel- und Walnuß-Therapie hat darüber hinaus sicher eine desinfizierende, antidysbiotische Wirkung, aber mir erscheint die *lege artis* angewandte Dysbiose-Therapie viel besser wirksam zu sein (die in den USA bis heute weitgehend unbekannt ist). Clarks *Zapper* ist ein Frequenzgenerator, der sich bei gesunden Versuchspersonen als großer „Vitalitätskiller" entpuppt hat (die Vitalität geht sofort auf 0 Prozent). Meine nächste Überlegung, ihn bei Krebspatienten anzuwenden, weil er vermutlich schädliche Krebsfrequenzen aussendet, erwies sich bei mehreren Testpersonen als goldrichtig, denn beim Krebskranken erhöht der *Zapper* die Vitalität! Ob das allerdings ein gutes Verfahren darstellt – gemäß dem Motto „Bös muß Bös vertreiben" –, wage ich zu bezweifeln, müßte jedoch weiter überprüft werden. Nur erscheint es mir vom Grundsatz her bedenklich, Kranken disharmonische Schwingungen zuzuführen.

Die Kinesiologie und besonders die von Dietrich Klinghardt in Deutschland propagierte Psychokinesiologie (PK) umfaßt weitere alternative Verfahren, auf die ich näher eingehen möchte. Die Kinesiologie hat das große Verdienst, vielen Menschen erstmals die Augen für Feinstoffliches und verborgene seelische Hintergründe von Krankheiten geöffnet zu haben. Sie ist von allen vorgestellten Methoden am engsten mit der Psychosomatischen Energetik verwandt. So verwenden zahlreiche Therapeuten – darunter auch ich selbst – mit bestem Erfolg die kinesiologische Technik der Energietestung (meist als Armlängentest). Des weiteren sind die Grundkonzepte beider Methoden ähnlich, und einige Kinesiologen benutzen die Kinesiologie und die Psychosomatische Energetik parallel.

Hinweisen möchte ich darauf, daß man bei der Psychosomatischen Energetik keine Vorbedingungen wie Überprüfung der Testbarkeit, des Switching usw. erfüllen muß. Hinzu kommt, daß die Psychosomatische Energetik den Zugang zum seelischen Kernproblem des Patienten wesentlich erleichtert und zeitlich stark abkürzt, so daß kinesiologische Testungen viel müheloser und effektiver ablaufen. Zusammengefaßt handelt es sich also bei beiden Methoden sozusagen um „Zwillingsverfahren", die einander auf den ersten Blick recht gut zu ergänzen scheinen.

Die Unterschiede sind jedoch in zwei Punkten unüberbrückbar, nämlich in den Fragen des diagnostischen Zugangs und der Heilung. Diese Unterschiede haben sich erst im Lauf der Jahre herauskristallisiert. Bei der Psychokinesiologie wird *mental* getestet, das heißt, der Therapeut gibt mental durch Gedanken, Mudras und/oder ausgesprochene Fragen einen Testrahmen vor, der völlig virtueller Natur ist. Nach meinen Erfahrungen gilt dabei die gleiche Einschränkung, die ich bereits bei der Radionik machte (wo man den radionischen Elektronikapparat bekanntlich genauso auf ein Stück Papier aufzeichnen bzw. sich gedanklich vorstellen kann – und die Testergebnisse sind trotzdem identisch). Bei all diesen virtuellen Mentaltestungen sind nach meinen Erfahrungen die meisten Tester überfordert, und die wenigen „Cracks", die solche Kunststücke hinbekommen, gehören selbst zu denjenigen, die sich mit Vorträgen und Seminaren für die Verbreitung dieser Methoden einsetzen.

Ich möchte näher begründen, wie ich zu diesen für mache Leser provokant klingenden Äußerungen gekommen bin. So erleben meine Frau und ich in unseren Seminaren fast immer krasse Unterschiede bei den Testergebnissen, wenn einer der Anwesenden mental testet (zum Beispiel: „Wann ist der Konflikt entstanden? Wie heißt der Konflikt? Wie hoch sind die Vitalwerte?"). Nach unserem Eindruck könnte man genauso gut würfeln und käme zu den gleichen zufälligen Ergebnissen. Mentale Testungen lehne ich deshalb grundsätzlich ab (außer man hat es mit einem der seltenen außergewöhnlich begabten Tester zu tun). Einmal hatten wir einen berühmten Rutengänger im Seminar, der unabhängig von meiner Frau und mir (die mit dem Reba-Testgerät und Test-Ampullen testen) mental testete und zu identischen Ergebnissen kam. Das war jedoch unter Dutzenden von Energietestern die seltene Ausnahme. Aber auch dieser kann einmal einen schlechten Tag haben – hingegen bringt das Testen mit realen Substanzen und Schwingungen immer noch die verläßlichsten Testergebnisse.[55]

Die zweite Schwachstelle der Psychokinesiologie beruht auf der mangelnden therapeutischen Effizienz im Hinblick auf die energetische Konfliktlöschung. Weder das Beklopfen mit gedachten oder gesprochenen Lösungsformeln noch die Farbbrillen noch sonst irgendeine Heilungstechnik der PK kann nach meinen Erfahrungen als effektiv eingestuft werden, wenn man die Ergebnisse mit der Psychosomatischen Energetik vergleicht. Die unbestreitbaren Erfolge der Kinesiologie wirken auf mich bei genauer Betrachtung in Bezug auf die Energieblockade so, als komme es nur zu Entkoppelungen des Konflikts. Nach meinen Erfahrungen – das heißt nach vielen Nachuntersuchungen kinesiologisch vorbehandelter Menschen mit der Methode der Psychosomatischen Energetik – hat bei der kinesiologischen Vorbehandlung in vielen Fällen keine tatsächliche Konfliktlöschung stattgefunden, deshalb scheinen

[55] Wenn sich der Kinesiologe bei seiner Testung von der Weisheit des Patientenorganismus leiten läßt, kommt es häufig zu identischen Testergebnissen wie mit der Psychosomatischen Energetik. Entscheidend für die Zuverlässigkeit des Testergebnisses scheint mir zu sein, das Mentaltesten im Sinne vorgefaßter Meinungen aufzugeben und stattdessen unvoreingenommen und vorsichtig zu testen (zu „lauschen"), was im Patienten tatsächlich vorgeht. Die Erfahrung mit vielen Testern bei unseren Seminaren zeigt, daß Testungen ohne reale Testhilfen (Testampullen, Testgerät) eher die Tendenz aufweisen, daß man seinen Vorurteilen erliegt und nicht mehr objektiv testen kann.

mir Rückfälle oftmals vorprogrammiert. Zahlreiche Kollegen, die kinesiologische Methoden wie PK anwenden, können mir das bestätigen.

Konflikte können nach meinen bisherigen Praxiserfahrungen durch Suggestionen (positives Denken, Hypnose), durch bestimmte psychoenergetische Manöver (Mudras, Farbbrillen usw.), durch zahlreiche Medikamente wie Allopathika (Antipsychotika, Neuroleptika usw.) und durch symbolhafte „Wiedergutmachung“ (Familienstellen, Transaktionsanalyse usw.) für einige Zeit daran gehindert werden, Symptome zu erzeugen. Natürlich ist das ein erster guter Schritt, der schnelle Besserung bringt. Wer aber dann schon an Heilung glaubt, ist sich nicht darüber im klaren, daß der Konflikt zu einem späteren Zeitpunkt wieder Beschwerden verursachen kann – denn er ist ja in den allermeisten Fällen nicht verschwunden, sondern nur „entkoppelt“ und dadurch häufig psychoenergetisch *passiv* geworden. Es ist, wie wenn man kurzfristig Schnüre vom Konflikt zum Patienten kappt; man wähnt sich in dem Glauben, das Problem wäre damit beseitigt. Irgendwann kommt es aber doch wieder zum Rückfall! Beim späteren Rezidiv kann es sich um dieselben Beschwerden wie vorher handeln, jedoch auch um völlig andere – in der Homotoxikologie Reckewegs spricht man hierbei von „Vikariation“, wenn beispielsweise ein unterdrückter Hautausschlag später zu Asthma führt. Identische Vorgänge liegen meiner Meinung nach der Scheinheilung von Konflikten zugrunde, so daß man die Krankheiten damit nur verschiebt, das heißt Vikariationen hervorruft.

Trotz dieser Einschränkungen sind kinesiologische Verfahren unzweifelhaft wertvolle Therapieverfahren. Von zahlreichen Kollegen weiß ich, daß die Kombination von Kinesiologie und Psychosomatischer Energetik hervorragend funktioniert. Mit der Konflikttestung der Psychosomatischen Energetik erspart sich der Kinesiologie viel Zeit und Mühe, weil es nur Minuten dauert und dazu relativ mühelos ist, den entscheidenden Konflikt zu finden. Anschließend wird der Konflikt mittels kinesiologischer Verfahren bearbeitet und gleichzeitig mit den Homöopathika der Psychosomatischen Energetik aufgelöst. Dadurch hat man den Vorteil der Sofortwirkung (Stichwort „Entkoppelung“) mit dem langfristig wirkenden Heilungseffekt der energetischen Konfliktauflösung verbunden.

Neben der Kinesiologie hat die orthomolekulare Therapie, die ebenfalls aus den USA stammt, ihren weltweiten Siegeszug angetreten. Deren Lehre geht davon aus, daß die meisten Krankheiten inklusive seelischer Störungen auf dem Mangel an bestimmten Stoffen beruhe. Als „Beweis“ wird dann mit dem positiven Heilungseffekt bestimmter zugeführter Stoffe geworben, der bestimmte Symptome sofort verschwinden lasse. Bei dieser Beweisführung wird übersehen, daß bestimmte Mineralien und Vitamine Enzymvorgänge und Stoffwechselkaskaden anstoßen, die zuvor blockiert gewesen sind. So regt alleine Zink über 100 verschiedene Enzymvorgänge an – es wirkt, wie wenn man Benzin in den Kamin eines schlecht ziehenden Ofens schüttet. Aber die *Ursache* dafür, daß der Ofen schlecht zieht, wird durch die orthomolekulare Medizin nicht beseitigt, weil dahinter die genannten Energieblockaden, Geopathien oder Herde als wahre Ursachen verborgen sind.

Grundsätzlich gehören natürlich echte Mangelzustände behoben; das betrifft vor allem die Stoffe Jod, Magnesium und Zink. Aber bei der Mehrzahl aller Patienten sind Mangelzustände durch Energieblockaden verursacht, die als blockierende „Software" die materielle „Hardware" des zellulären Körpers stören, sowie durch dysbiotische Zustände im Darm, bei denen die Kontrollfunktion der Darmwände für die Nahrungsaufnahme beeinträchtigt wird, so daß die betroffenen Menschen immer dicker werden (weil Kalorien ungehindert einströmen) und gleichzeitig immer mehr an Mangelernährung leiden (weil die komplizierten Resorptionsvorgänge für Eisen, Magnesium usw. gestört sind).

Abschließend möchte ich noch auf die Ausleitung von Schwermetallen (Amalgam, Blei usw.) sowie auf die Bedeutung von Umweltgiften (Insektiziden, Tensiden, Radioaktivität) zu sprechen kommen. Ich habe mich jahrelang, auch in Zusammenarbeit mit biologischen Zahnärzten und Ökomedizinern, intensiv mit diesem Thema beschäftigt und mit DMPS, Chlorella, Nosoden zur Entgiftung usw. gearbeitet. Mittlerweile gerät dieses Thema bei meiner täglichen Berufsausübung so sehr in den Hintergrund, daß ich mich manchmal selbst wundere, wo die vielen Amalgamkranken, Elektrosmog-Opfer, Hyperallergiker mit *chemical sensitivity syndrom* geblieben sind.

Wenn alle solchen unsichtbaren Belastungen des Organismus wie Energieblockaden, Giftbelastungen usw. bildlich dargestellt werden, bietet sich das Modell des „inneren Mülleimers" an (ein Bild, das in der Vergangenheit bereits von H. W. Schimmel und anderen benutzt wurde, um die Regulationsblockaden des Mesenchyms in ihrer Gewichtung darzustellen). Erst wenn der Mülleimer voll ist und überläuft, entstehen Symptome, so daß selbst relativ unbedeutende Schädigungsfaktoren als berühmtes „Tüpfelchen auf dem i" wirken können. Man mutmaßt dann fälschlicherweise, daß der relativ unbedeutende Faktor schuld sei, der das Faß zum Überlaufen brachte, statt die ganze Dimension des Problems zu erkennen und größere Schädigungsfaktoren zu beachten.

Es liegt mir völlig fern, das wichtige Thema Umweltbelastungen herunterzuspielen, aber ich kann nur aus der täglichen Praxis von mir, meiner Frau und ähnlich arbeitenden Therapeuten berichten, daß dieses Thema kaum mehr eine Rolle spielt, sobald man in der geschilderten Weise zu arbeiten beginnt. Meine Vermutung dazu ist, daß der „Milieu-Mülleimer" durch Energieblockaden und Herde so überfüllt ist, daß kleinste Belastungen das Faß zum Überlaufen bringen. In dem Moment, da der innere Mülleimer – durch eine sinnvolle Ausleitung – deutlich leerer wird, kann der Körper auch wieder mit viel mehr Giften zurechtkommen.

Der „innere Mülleimer"

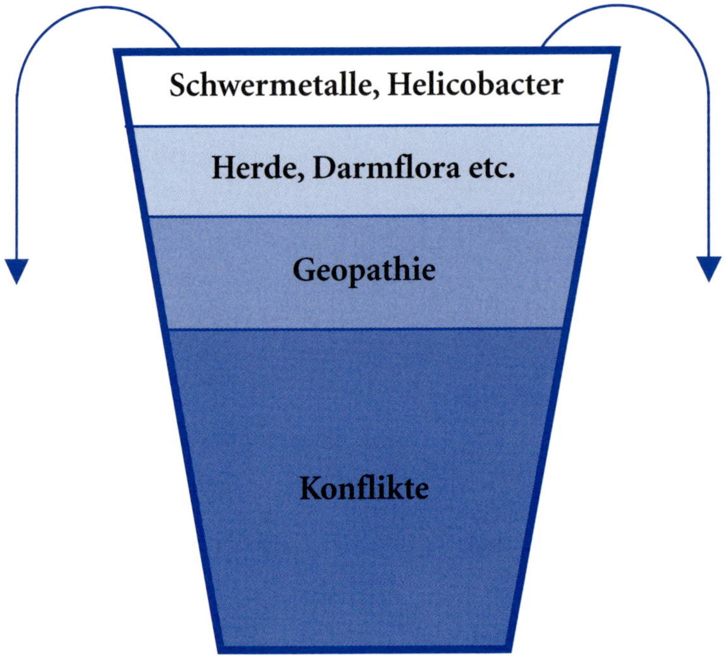

Erläuterung des „inneren Mülleimers":

Unter den Faktoren, die die Regulationsfähigkeit des Organismus beeinträchtigen, machen die Konflikte mindestens 60 Prozent, die Geopathien und Herde/Darmflora je 10–20 Prozent aus. Ein kleiner Rest von 5–10 Prozent entfällt auf echte Giftbelastungen in Form von Helicobacter pylori, Chlamydien, Cancerogenen und Schwermetallen wie Amalgam. Erst wenn der Mülleimer voll ist, entstehen Symptome, die fälschlicherweise oft den unwichtigsten Schädigungsfaktoren – in Form der echten Gifte – zugeschrieben werden. Viel sinnvoller ist es aber, die wirklich großen und wichtigen Belastungen in Form der Konflikte, Geopathien und Herde/Darmfloraschäden zu beseitigen. Viele Menschen können dann Giftbelastungen viel besser tolerieren und brauchen daraufhin keine teure Schwermetallentgiftung, mühselige Allergiebehandlung usw. mehr!

Energetische Testverfahren für den Basistest

Bevor ich einen einfachen Basistest vorstelle, durch den man in wenigen Minuten und mit einfachen Hilfsmitteln (Basistestkasten) bereits als Anfänger gute Testergebnisse erzielen kann, möchte ich zunächst auf den Testvorgang selbst eingehen. Unter Energietestung verstehe ich sämtliche Verfahren, bei denen recht schwache energetisch-psychische Veränderungen dermaßen verstärkt werden, daß sie sicht- und fühlbar werden. Bei manchen besonders feinfühligen Menschen ist das Testen überflüssig, weil sie das Testergebnis innerlich wahrnehmen, entweder als Kribbeln der Handflächen, ein aufsteigendes Gefühl von „Ja" oder „Nein" oder ein inneres Bild. Tiere reagieren ganz unmittelbar auf Energiefelder und richten ihr Verhalten danach aus, so etwa Wildtiere, die unterirdischen Wasserläufen bis zur Quelle folgen.

Meiner Erfahrung nach können alle Menschen energetisch testen, weil es sich um eine universelle Sprache handelt, mit der unser Organismus ständig auf Reize reagiert, seien es innerliche Reize wie ein unangenehmer Gedanke, der uns erschaudern läßt, oder äußere Reize in Form von Wasseradern, die beispielsweise bei manchen Autofahrern unbewußt zu einem Verdrehen des Lenkrades führen, so daß sich an bestimmten Strecken Unfälle häufen. Fast jeder reagiert auf starke geopathische Störzonen; das kann man an Lokalbesuchern beobachten, die sich unbeabsichtigt auf solche Zonen gesetzt haben – sei es, daß solche Leute mit der Zeit blaß und nervös werden, abwesend erscheinen oder mit dem Stuhl hin- und herrutschen. In Schulklassen hat die österreichische Rutengängerin Käthe Bachler immer wieder die Erfahrung gemacht, daß unaufmerksame Schüler (die oft „herumzappeln") häufig auf geopathischen Zonen sitzen. Die Beispiele ließen sich beliebig vermehren. (Weitere Fälle dazu finden sich im Buch meiner Frau: *Erdstrahlen & Co.*, und in den Büchern der Primarlehrerin Käthe Bachler.)

Energietests sollte man immer auf geopathisch ungestörten Zonen durchführen. Die einfachste Überprüfung gelingt mit einem muskelstarken Menschen, der seinen Arm im 90°-Winkel seitlich ausstreckt und auch dann in der Waagerechten hält, wenn eine andere Person den Arm herunterzudrücken versucht. (Hierbei handelt es sich um den kinesiologischen Basistest, sehr vereinfacht dargestellt.) Nachdem der Getestete 5 Minuten auf einer Störzone gesessen hat, schwächt ihn das energetisch bereits dermaßen, daß sich der Arm mühelos herunterdrücken läßt. Bleibt der Arm dagegen muskelkräftig, handelt es sich um eine neutrale Zone. (Anmerkung: Der Arm muß während der 5 Minuten natürlich nicht ausgestreckt gehalten werden, das Stillsitzen reicht völlig aus.) Mit demselben Test kann man übrigens auf einfachste Weise prüfen, ob ein Bett geopathiefrei ist oder nicht: indem sich die Versuchsperson einfach für fünf Minuten hinlegt und ihre Muskelkraft davor und danach testen läßt.

Bevor ich verschiedene Energietests beschreibe, möchte ich auf das größte Dilemma aller Energietestungen zu sprechen kommen, das mit ihrer fehlenden Objektivierbarkeit im wissenschaftlichen Sinn zu tun hat. Wenn Energietests wissenschaftlich überprüft werden, kommt es fast immer (von seltenen Ausnahmen abgesehen) zu katastrophalen Fehlern, die im Bereich der Ratewahrscheinlichkeit liegen. Kritiker schließen daraus, daß man genauso gut würfeln könne, statt eine Wünschelrute, Kinesiologie oder EAV zu benutzen, und unterstellen den Anwendern regelrechte Scharlatanerie oder zumindest eine naive Selbsttäuschung. Die Kritiker haben dabei große Mühe zu begreifen, daß das Problem bei ihnen selbst liegt. Denn Energietests reagieren extrem empfindlich auf jede Form von Mentalstreß, etwa wenn der Energietester bei Anwesenheit kritischer Personen durch seelischen Streß in seiner Testfähigkeit blockiert wird. Der Streß wird vom Tester selbst oft gar nicht bewußt wahrgenommen, aber er scheint bei nahezu allen Testern vorhanden zu sein, wenn eine mit dem Testergebnis verknüpfte Prüfungssituation entsteht.

Jede Skepsis gegenüber dem Test selbst wird zum Anlaß einer sich selbst erfüllenden Prophezeiung, weil der Energietest umso schlechtere Ergebnisse ergibt, je mehr man an ihm zweifelt. Nun gehört der Zweifel bekanntlich zu den wichtigsten Instrumenten des Wissenschaftlers. Wenn der Wissenschaftler aufhört, skeptisch zu sein, gerät er in die unerwünschten Gefilde der Spekulation und des Glaubens. Wissenschaftler müßten an dieser Stelle über ihren Schatten springen und eine unwissenschaftliche, unvoreingenommene und positiv zugewandte Haltung einnehmen. Aber auch als Energietester steht man ständig vor dem Problem, seinen eigenen Testergebnissen entweder Glauben zu schenken, wobei man in dieser Haltung durch gute Testergebnisse bestärkt wird, oder an der Richtigkeit der Testergebnisse zu zweifeln und dadurch häufig nur noch unzuverlässige Ergebnisse zu produzieren.[56]

[56] Unter Testern, bei denen das Zweifeln zum endgültigen Abbruch aller Energietestungen führt (weil sie zu mißtrauisch sind und bei ihnen einfach alles zu 100 Prozent stimmen muß), finde ich überzufällig häufig zwanghafte Charaktere. Sie sollten lernen, das Wichtige vom Unwichtigen zu trennen und gleichzeitig lockerer zu werden. Tester mit schizoider und depressiver Charakterstruktur scheinen mir die besten zu sein, während hysterische Naturen oft zum Chaotischen und zum ständigen Ausprobieren von etwas Neuem neigen, was der Qualität der Testergebnisse ebenfalls schadet.

Sobald in irgendeiner Weise *Zweifel an der Energietestung* auftauchen, erhöht sich die Fehlerquote dramatisch. Schon die Ankündigung einer wissenschaftlichen Überprüfung verhindert bei fast jedem Probanden gute Resultate. Ich habe zusammen mit anderen, erfahrenen und renommierten Testärzten an Doppelblindversuchen in einem Krankenhaus teilgenommen, wo unkenntlich gemachte Testampullen (gefüllt mit diversen homöopathisierten Krebsnosoden) unbekannten Kranken zugeordnet werden sollten. Die Versuche erbrachten vernichtende Ergebnisse in Höhe der Ratewahrscheinlichkeit. Das Fazit zahlreicher solcher Versuche läuft darauf hinaus, daß Energietests wissenschaftlich nicht überprüfbar sind, sobald in irgendeiner Form Zweifel im Spiel sind. Schon das verunsichernde Gefühl beim Tester („Werde ich mich womöglich blamieren? Hoffentlich teste ich das Richtige!") reicht dazu aus, die Testfähigkeit vollständig zu sabotieren.

Trotzdem funktionieren solche Testverfahren in der täglichen Praxis, und zwar in einer erstaunlich präzisen Weise! Der Stuttgarter EAV-Zahnarzt Dr. Fritz hat mir im persönlichen Gespräch versichert, daß er in über dreißigjähriger Praxis stets die Testergebnisse bekam, die dem späteren Operationsbefund und der Histologie entsprachen. Ich selbst habe an Hunderten von Patienten Herddiagnosen gestellt, die so gut wie immer von Fachärzten bestätigt wurden. Meine täglichen Testergebnisse wie diejenigen meiner Frau decken sich praktisch immer mit dem Eigenempfinden des Patienten, und sie bestätigen sich durch anamnestische Angaben wie: „Das von Ihnen festgestellte Trauma hat mein Psychoanalytiker auch schon zum Thema gemacht." Bei unseren Seminaren erleben meine Frau und ich mit steter Regelmäßigkeit, daß unterschiedliche Tester, die in verschiedenen Räumen gearbeitet haben (also nicht heimlich zugeschaut haben können), zu den immer gleichen Testergebnissen kommen (beim Testen von Konflikten mittels Reba-Testgerät). Aussagen wie: „Diesen Konflikt hat meine Heilpraktikerin vor einem Monat auch bei mir getestet!", höre ich so häufig, daß er für mich zum Normalfall geworden ist. Das Testen bringt demzufolge in der täglichen Praxis außerordentlich sichere Ergebnisse.

Der Energietester sollte sein Augenmerk darauf richten, allzu skeptische Patienten und natürlich auch zweifelnde Angehörige von Energietestungen auszuschließen. Denn es ist niemandem geholfen, wenn solche Testverfahren zu unzuverlässigen Ergebnissen führen. Ich möchte behaupten, daß ich als Arzt mich während der Energietestung überwiegend in einem Feld der breiten Zustimmung und des Vertrauens aller Anwesenden befinde. Denn der Kranke will wissen, was energetisch mit ihm los ist, und er möchte vor allem gesund werden. Auf der Basis dieser positiven Zustimmung des Kranken und meines eigenen Wunsches, ihm zu helfen, funktioniert auch mein Energietest und erbringt zuverlässige Resultate.

Bei manchen Menschen jedoch gehören die Skepsis und das nagende Mißtrauen zum Charakter. Solange ich als Tester mich von solchen Gefühlen nicht anstecken lasse, ist die Sache in Ordnung. Dazu kann ich folgendes anschauliche Beispiel geben:

Während eines Seminars wurde bei einem der anwesenden Therapeuten ein großer Konflikt mit „Mißtrauen" festgestellt. Befragt, ob der Konflikt ihm irgendetwas sage, wollte sich der Getestete überraschenderweise nicht vor dem Publikum äußern. Es war eine peinliche Situation, weil keine Klarheit über die Qualität des Testergebnisses hergestellt werden konnte. Ich geriet in Zweifel, ob der Test womöglich schief gelaufen sei, und sprach die Person daraufhin in der Pause unter vier Augen an. Dabei überraschte mich der Therapeut mit dem Geständnis, daß das Testergebnis genau stimme. Nur wolle er das nicht öffentlich sagen, weil er mit anderen Therapeuten (die im Raum waren) ständig schlechte Erfahrungen mache, da diese ihm bei seinen Seminaren (er war eine anerkannte Autorität auf bestimmten Gebieten) wichtige Ergebnisse stählen und diese später als die eigenen ausgäben. Aus dem Gefühl des Mißtrauens entstand also sein Bedürfnis der Geheimhaltung, sein Wunsch, vor der Gruppe nicht über sein seelisches Thema zu sprechen. Denn sonst hätten die Diebe seines geistigen Eigentums womöglich durch sein Geständnis erfahren können, daß er ihnen hinter die Schliche gekommen sei.

Offenbar hatte dieser Therapeut mit dem *Thema* „Mißtrauen" ein ganz *reales* Problem mit Mißtrauen, und der Clou des Ganzen war, daß sein Schweigen vor dem Publikum genau diesem Mißtrauen entsprungen war! Eine prägnantere Darstellung eines Konflikts habe ich selten bei Testdemonstrationen in solcher Deutlichkeit erlebt. Schade nur, daß ich durch das einsame Geständnis in der Pause der einzige war, der den diagnostischen Triumph der Psychosomatischen Energetik in aller Stille auskosten durfte. Solche Kuriositäten erlebe ich aber auch in anderer Form immer einmal wieder. So überraschen mich manche neue Patienten damit, daß sie mir anamnestisch nichts von sich erzählen wollen (schließlich sei die Diagnose gefälligst mein Job). Ich fördere dann regelmäßig so etwas wie „Mißtrauen" zutage. Solange man sich von solchen Aggressionen (genau das sind nämlich solche Attacken) nicht anstecken läßt, sondern seine Ruhe und seinen Humor bewahrt, kann einem als Tester in solch provokanten Situationen nicht viel passieren – es handelt sich gewissermaßen um eine milde Form von Skeptizismus, die im Gegensatz zu wissenschaftlichen Versuchen das Testergebnis nicht stört.

Damit bin ich auch gleich bei den wichtigsten Fehlerquellen. Wenn Mentalstreß ein derartiges Gift für gute Energietestungen darstellt, sollte man jede Form der Mentaltestung unbedingt vermeiden! Nach meinen Erfahrungen scheint derjenige Energietester mit besonders guten Ergebnissen belohnt zu werden, der sein Denken abschalten und sich völlig leer machen kann. Wenn ich als Tester innerlich denke: „Dieser Patient hat bestimmt den Konflikt XYZ!" oder „Hoffentlich spricht die Geopathie-Ampulle nicht an!", dann unterliege ich einem zwar diskreten, aber deutlichen Mentalstreß, der das Testergebnis völlig sabotieren kann. Das betrifft meines Erachtens auch jede Form von mentalem Fragenstellen: „Wann ist der Konflikt entstanden?" oder „Wieviele Tropfen braucht der Patient?" sind solche unzulässigen Fragen, denn dabei schalte ich als Tester meinen Denkapparat ein, der den Testvorgang allzu leicht blockiert.

Testen bringt dann die besten Ergebnisse, wenn man sich in einer spielerisch-lockeren Haltung befindet, bei der einem das Testergebnis im Moment des Testens völlig egal ist. Mir geht es beim Testen einfach so, daß es mir Spaß macht, ohne daß ich mich dabei angestrengt fühle. EEG-Fachleute sprechen vom entspannten, wachen und glücklichen Alphazustand und kennen das störende Phänomen des „Alphablocks", sobald ein stärkerer Streß das innere Gleichgewicht durcheinanderbringt. Gutes

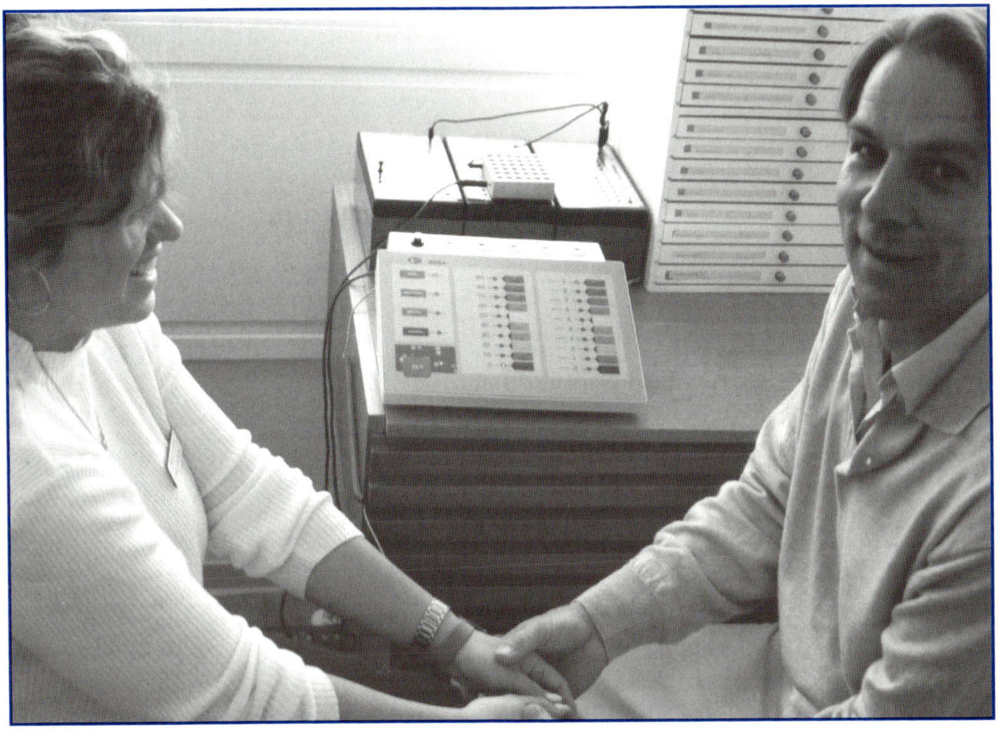

Der Armlängentest im Sitzen hat sich mir als einfaches Testverfahren außerordentlich bewährt. Anfängern empfiehlt sich der Test im Liegen, weil er klarere Testergebnisse bringt.

Testen ähnelt deshalb in gewisser Weise einer Meditation, bei der man sich einer entspannenden Tätigkeit hingibt. Je länger man testet, umso besser scheint man darin zu werden, so daß die Testfähigkeit trainierbar erscheint.

Tester sollten darüber hinaus selbst in einem energetisch besseren Zustand als ihre Patienten sein. Das klingt wie eine Selbstverständlichkeit, ist es aber häufig nicht! In den Seminaren der Psychosomatischen Energetik findet man scharenweise Therapeuten mit schlechten Energiewerten, die durch Geopathien, seelische Konflikte und dergleichen hervorgerufen worden sind. Es ist dann nicht verwunderlich, wenn solche Therapeuten nur falsche Ergebnisse testen. Ebenso wie die Psychoanalyse für Analytiker die Selbstanalyse vorschreibt und – um ein banaleres Beispiel zu geben – ein Chirurg sich vor dem Operieren die Hände waschen sollte, genauso sollte der Tester ein „sauberes", harmonisches und offenes Energiesystem besitzen und die Methode der Psychosomatischen Energetik am eigenen Leib erfahren haben.

Tester sollten außerdem beim Testvorgang ungestört von äußeren Reizen arbeiten können. Dazu gehören geschlossene Türen, abgeschaltete Telefone und möglichst keine Angehörigen oder sonstige Zuschauer im Raum. Denn Tester und Getesteter bilden energetisch ein gemeinsames Feld, das durch weitere Störquellen durcheinandergebracht werden kann. Beim Testen selbst schicke ich deshalb alle Personen aus dem Raum, soweit das möglich ist. Zu den äußeren Störquellen gehören auch alle elektromagnetischen Gerätschaften in circa 50 bis100 Zentimeter Radius um die Testperson und den Tester (Handys!) sowie energetisch abstrahlende Gegenstände wie Kristalle, Pyramiden und dergleichen.

Bei Kindern unter drei bis vier Jahren kann oft die Forderung nicht erfüllt werden, daß alle Personen inklusive der Mutter aus dem Raum gehen sollen, so daß die Mutter mitsamt ihrem Energiefeld im Raum bleiben muß. Man kann die Mutter entweder selbst vorher testen (mit dem Argument, daß das Kind ohnehin im Energiefeld der Mutter lebt), oder man verwendet die Mutter bei sehr ängstlichen Kindern als Surrogat, indem man ihr zuvor eine neutralisierende Brunler-Bovis-Ampulle in ihr Energiefeld legt (die weniger gute Alternative, wenn es schnell gehen soll und man die Mutter zuvor nicht auf ihre eigenen Konflikte testen konnte). Danach testet man an der Mutter das ängstliche Kind, das auf ihrem Schoß sitzt. Ich teste statt am Surrogat lieber an der zu testenden Person selbst und verwende den Armlängentest bzw. die Einhandrute *im* Energiefeld des kleinen Kindes (circa 10 bis 20 Zentimeter von seinem Körper entfernt), wobei ich das Kind am Reba-Testgerät einschlaufe und dann die Testreaktion beurteile.[57]

[57] Auf genau dieselbe Art kann man übrigens auch Tiere testen, wobei man die Testampullen einfach in das Energiefeld des ruhig daliegenden Tieres bringt (zum Beispiel die Ampullen in einen nebenstehenden Teller legt).

Wegen der Störwirkungen durch energetisch kontaminierende Fingerabdrücke lasse ich Patienten die Testampullen nicht direkt berühren. Wenn ich selbst als Tester die Ampullen anfasse, scheint das wenig auszumachen, weil der Organismus der Testperson offenbar gelernt hat, den Tester energetisch auszublenden. Nach dem Test sollte man (als Tester) eine kleine Verschnaufpause einlegen, um die „inneren Batterien" wieder aufzuladen, denn beim Testen verliert man immer eine gehörige Portion an eigener Lebensenergie. Man kann das spätestens an der Erschöpfung am Abend spüren, wenn man zu viele Patienten energetisch untersucht hat. Ich teste deshalb maximal sechs Patienten am Tag und brauche pro Test eine Stunde, und danach fühle ich mich oft ausgelaugter als nach einem herkömmlichen Zwölfstundentag als Kassenarzt. Weil das Energiesystem morgens und am frühen Nachmittag am besten arbeitet, sollte man die Testungen terminlich auf diese Zeiträume verteilen. Abends ab 17 Uhr teste ich grundsätzlich nicht mehr, weil die Testergebnisse zu ungenau werden.

Als günstig hat es sich herausgestellt, seine Hände nach dem Testen kurz unter fließendes Wasser zu halten – man braucht nicht immer Seife zu benutzen, sondern es reicht ein kräftiger Spritzer 70 Prozent Isopropylakohol, wenn man zusätzlich eine desinfizierende Wirkung erreichen möchte. Bekanntlich gehören die Hände des Arztes zu den größten Infektionsquellen, und das bezieht sich meines Erachtens auch auf den energetischen Aspekt, weil sich der Therapeut durch schmutzige Hände selbst verunreinigt. Manche Kollegen empfinden es auch als aufbauend, in der Pause zwischen zwei Patienten einige Minuten zu ruhen oder klares Mineralwasser zu trinken. Manche brennen Räucherstäbchen ab und installieren eine plätschernde Quelle, um sich besser zu zentrieren und gut zu fühlen. Jeder sollte seinen eigenen Weg finden, wie er am besten Kräfte für den nächsten Patienten sammeln kann.

Als nächstes möchte ich auf die *physiologischen Abläufe beim Testen* eingehen und damit auf die Kernfrage, was da eigentlich passiert. Skeptiker behaupten, daß alle Energietestungen auf eidomotorischen Bewegungen beruhen und der Tester unwillkürliche Muskelzuckungen und normale Ermüdungserscheinungen für bare Münze nimmt und daraus eine vermeintliche Testreaktion bastelt. Er täusche sich damit in Wahrheit selbst – was sicher zutrifft, solange man einen Skeptiker in seiner Nähe hat und dadurch in seiner Testfähigkeit blockiert wird. Doch jeder, der auch nur ein wenig praktische Erfahrung mit dem Testen gemacht hat, wird vom realen Phänomen des Testens überzeugt sein, wenn sich etwa beim Rutengehen mit einer Astgabel die gesamte festgewachsene Rinde eines jungen Zweiges abdreht, sobald man die Rute am Ausschlagen hindern will. Wenn man einen so starken Rutenausschlag künstlich erzeugen möchte, geht das nämlich gar nicht oder nur unter extremer Kraftanstrengung[58].

Die Hintergründe der Testreaktion, soweit sie mir bekannt sind, möchte ich näher beschreiben. Zusammenfassend kann man sie als energetisch-feinstoffliche Koppelung an physiologische Hirn- und Muskelreaktionen verstehen. Dadurch kommt es beim Testen zuerst zu einer deutlichen und abrupten Veränderung des feinstofflichen Kraftfeldes (der Aura) des Getesteten. Hellsichtige haben mir das bestätigt, und man kann das an sofortigen, drastischen Veränderungen der Ausdehnung der Aura nachmessen, wenn man beispielsweise ein Stück Zucker in die Hand nimmt. Die Breite des Kraftfeldes, das den Körper umgibt, geht dann kurzfristig von zum Beispiel 50 auf 5 Zentimeter zurück, das heißt sie schnurrt förmlich zusammen. Dadurch kommt es nach meiner Einschätzung zusätzlich zu einem Hirnstreß, der durch die Auraveränderung vermittelt wird. Bekanntlich hängen Aura und EEG eng zusammen, was man bereits bei der Funktionsweise des Reba-Testgerätes erkennen kann, das erfolgreich mit einem Hirnfrequenzspektrum arbeitet und so die Aura (indirekt) meßbar macht.

Der Hirnstreß führt nun augenblicklich zu einer Irritation der Koordination von rechter und linker Hirnhälfte bzw. der Muskelspannung zwischen rechter und linker Körperhälfte. Mir kommt das – um es mit einem Bild zu sagen – wie bei einem Kutscher vor, der zwei Pferde zu lenken versucht, nämlich je eines mit dem rechten und mit dem linken Arm, und der durch eine Störung – etwa den Stich eines Moskitos oder den Zuruf eines Passanten – plötzlich die Zügel nicht mehr gleichmäßig hält, genauso wie beim Körper die Arme unterschiedlich lang erscheinen, nachdem deren Muskelspannung sich geändert hat. (Das Ergebnis wird beim Kutscher sein, daß die Pferde eine Kurve einschlagen ...) Das trifft nicht nur auf rechte und linke Arme zu wie beim Wünschelrutengehen oder dem Armlängentest, sondern auch bei einseitiger Testung etwa beim Pendeln, der Einhandrute oder der EAV-Testung. Denn auch der eine zu testende Arm hat Agonisten und Antagonisten, deren Zusammenspiel beim Testen gestört wird, was dann zu einer positiven Testreaktion führt.

[58] Zahlreiche Menschen wie erfahrene Rutengänger, aber auch interessierte Laien haben den klassischen Versuch, mittels einer gabelförmigen Weidenrinden-Rute (d.h. eines entsprechend abgeschnittenen frischen Astes) Erdstrahlen und Wasseradern zu finden, dahingehend abgewandelt, daß sie zwei interessante Experimente durchgeführt haben. Beim ersten Versuch gelingt es so gut wie nie, die Weidenrinde mit Gewalt am Ausschlagen zu hindern, was sehr oft zum spektakulären Abdrehen der Weidenrinde vom Ast führt. Manche Rutengänger haben mir ihre Handflächen gezeigt, wo noch nach Tagen blutige Striemen vom gewaltsamen Festhalten zurückgeblieben sind. Beim zweiten Versuch wird das Abdrehen der Weidenrinde willentlich herbeizuführen versucht, was nur selten – und wenn, dann nur unter äußerster Kraftaufwendung – möglich ist. Man kann daran erkennen, welche starken Kräfte bei der Rutenreaktion beteiligt sein müssen – sicherlich ein interessantes Phänomen, das wissenschaftlich näher untersucht werden müßte und mit dazu beitragen könnte, das Phänomen der Energietestung besser zu verstehen.

Damit komme ich zum praktischen Testvorgang. Als erstes stellt sich die Frage, welches Testverfahren man bevorzugen sollte. Grundsätzlich sollte man dasjenige Testverfahren verwenden, das einem am besten liegt und an das man sich gewöhnt hat. Ich selbst habe früher EAV und BFD bzw. später die Vega-Test-Methode nach Helmut W. Schimmel angewandt. Dazu beherrsche ich den kinesiologischen Muskeltest, Pendeln, Einhandrute und die Lecher-Antenne, aber am liebsten verwende ich mittlerweile den Armlängentest. Ein Vorteil ist, daß die Störwirkung durch den Elektromagnetismus entfällt, der bei elektrischen Testverfahren im Spiel ist. Das Pendeln erscheint mir extrem störanfällig und ermüdend, und die Einhandrute hat darüber hinaus eine ungünstige Antennenwirkung, mit der man die Fremdenergie des Patienten regelrecht anzuziehen scheint.

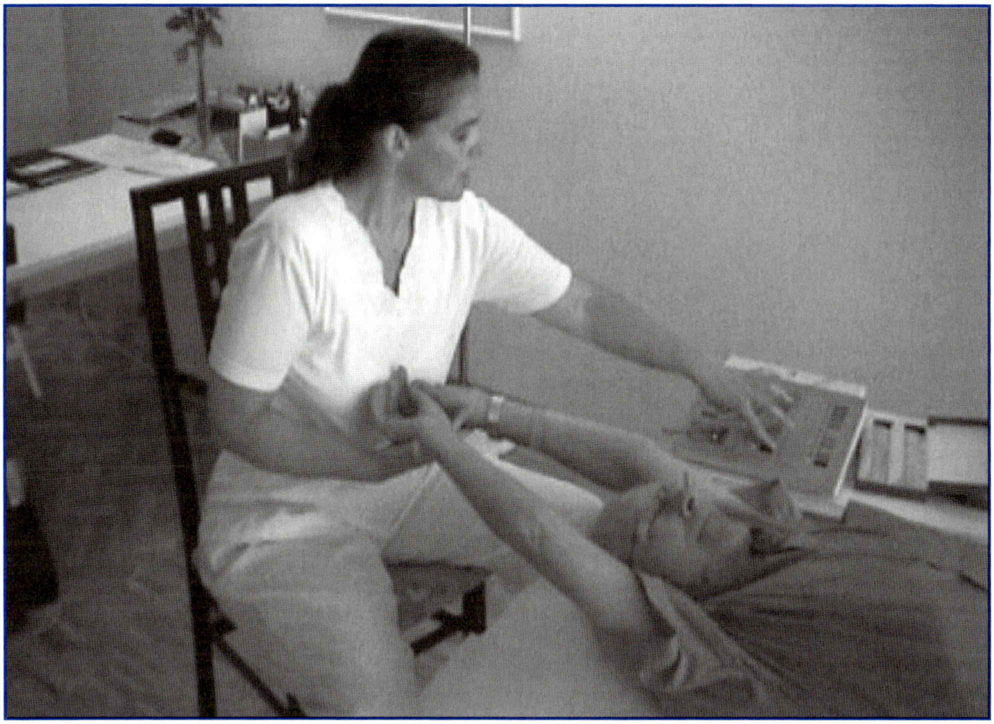

Armlängentest im Liegen – typische Testsituation, die hier von meiner Frau demonstriert wird

Der Armlängentest funktioniert im Sitzen und Liegen, wobei der Einsteiger die sichersten Ergebnisse am liegenden Patienten bekommt, dessen Arme er nach hinten zieht. Wichtig erscheint mir, den Zug so gering wie möglich zu halten, weil man sonst das richtige Ergebnis „wegzieht". Manche Therapeuten haben gegenteilige Erfahrungen und benötigen viel Zug, um klare Ergebnisse zu bekommen, was jedoch eher die Ausnahme zu sein scheint. Man kann das Testen zuerst mit etwas Toxischem wie einer kleinen Flasche Reinigungsbenzin, Fleckenentferner, Insektenvernichter usw. üben. Die besten Ergebnisse erhält man, wenn die Testperson das Testobjekt entweder in die Hand nimmt[59] oder auf die Brust gelegt bekommt (oberhalb des Zwerchfells). Ein anderer einfacher Test beruht auf dem 90° abgewinkelten Arm (kinesiologischer Basistest), dessen Muskelkraft der Tester überwinden möchte. Das Nachgeben des Arms bei Konfrontation mit „schwächenden" Testobjekten wird dabei als positive Testreaktion gewertet.

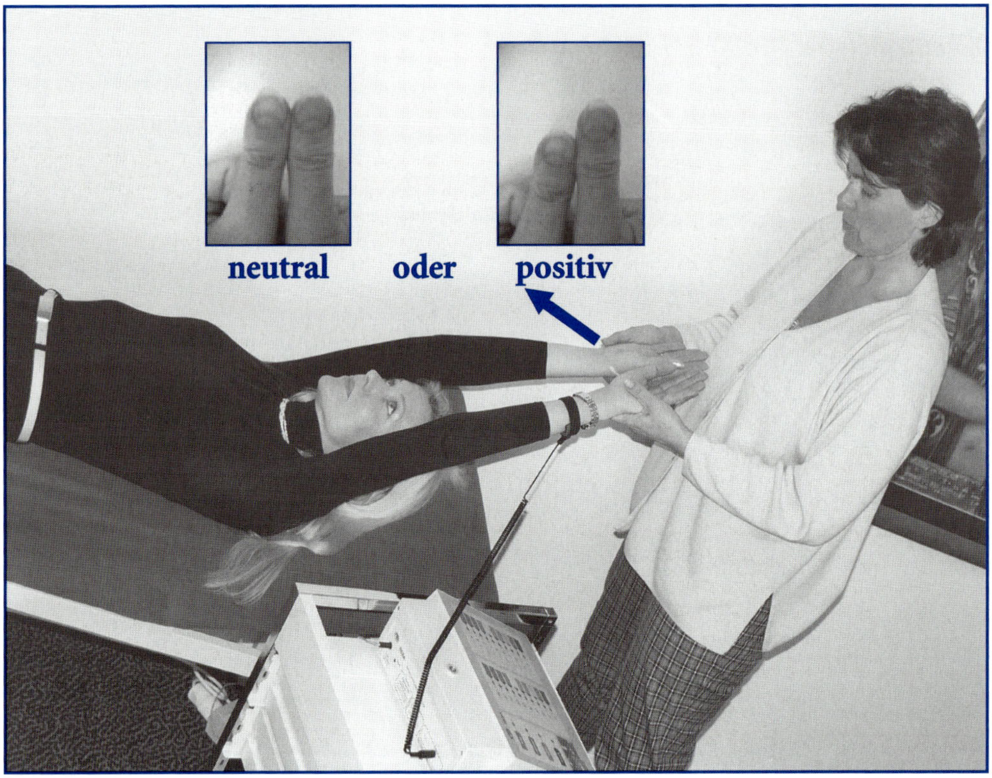

[59] Wer viel testet und kein Testgerät zur Verfügung hat (in dem bereits eine Wabe eingebaut ist), kann eine simple Nierenschale aus Chrom (vom Medizinerbedarfsgeschäft) mit einem Kabel versehen, das durch eine Krokodilklemme an der Nierenschale angeschlossen wird. Am anderen Ende des Kabels kann eine EKG-Handelektrode angebracht werden, die man als Klemmelektrode um das Handgelenk anschließt. Manche EAV-Hersteller bieten auch Handelektroden an, die oben mit einer Wabe versehen sind (2. Möglichkeit). Das eigentliche Motiv für dieses Vorgehen basiert auf möglichen Verunreinigungen der Testampullen durch den Patienten, etwa durch Fingerabdrücke, was zu ungenauen Testergebnissen führen kann. Der erfahrene Testarzt Dr. Dieter Aschoff rät deshalb, Testampullen regelmäßig mit siebzigprozentigem Alkohol zu reinigen. Ergänzend möchte ich den Rat geben, häufig benutzte Testkästen nach einiger Zeit durch neue zu ersetzen, weil unvermeidliche Verschmutzungen nach meinen Erfahrungen zu ungenauen Resultaten führen können.

Bei genügender Sicherheit kann man zur ersten richtigen Testung übergehen. Ich empfehle dazu den Basistestsatz der Psychosomatischen Energetik (Firma Rubimed, Bezug s. Anhang), der die folgenden wichtigen Fragen beantworten hilft:

- Liegt eine Geopathie vor? (= Ansprechen der Geovita®-Ampulle)
- Welches Chakra ist gestört? (= Ansprechen einer Chavita®-Ampulle)
- Welcher Konflikt liegt vor? (= Ansprechen einer derjenigen Emvita®-Ampullen, die dem zuvor getesteten Chakra zugeordnet sind)

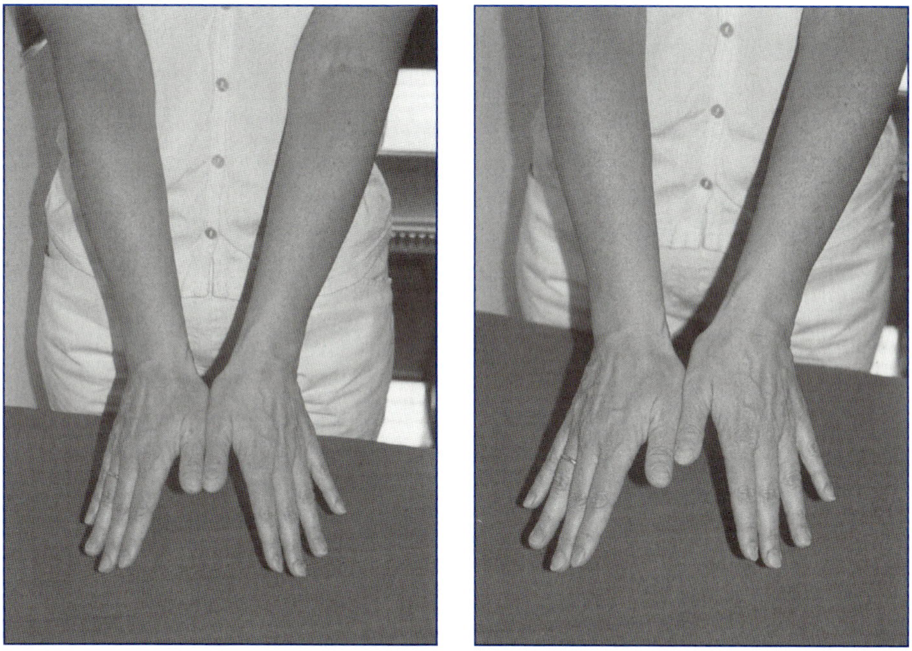

Der Armlängentest eignet sich auch als Selbsttest, den man als Tester – wie hier gezeigt – auch bei sich selbst durchführen kann. Links neutrale Ausgangsstellung, rechts positive Testreaktion mit circa 2 Zentimeter Armlängendifferenz durch positiv ansprechende Testampulle in der Tasche.

Zusätzlich kann man mit dem Basistestsatz noch Antworten auf vier weitere wichtige Fragen erhalten (wobei Diagnose und Therapie bei diesen Testampullen gleich sind, das heißt, eine Angsterkrankung wird mit Anxiovita® sowohl diagnostiziert als auch therapiert):

- Hat der Patient eine Angsterkrankung? (= Ansprechen von Anxiovita®)

- Leidet der Patient an starker nervlicher Daueranspannung? (= erkennbar am Ansprechen der Ampulle Neurovita®)
- Besteht eine Sympathikotonie? (= Ansprechen der Ampulle Simvita®)
- Liegt eine Parasympathikotonie vor? (= erkennbar an der Ampulle Paravita®)

Es steht zu erwarten, daß bei einer nichtselektierten Durchschnittsbevölkerung ungefähr 25 Prozent aller Menschen eine Geopathie (von unterschiedlichem Schweregrad) haben werden sowie 50 Prozent einen aktiven (meist kleinen bis mittelgroßen) Konflikt. Unter „nichtselektiert“ versteht man in der Statistik eine wahllos herausgegriffene Gruppe von Menschen, unter denen sich aller Wahrscheinlichkeit nach überwiegend gesunde Leute befinden. Bei Umfragen fühlen sich ungefähr 60 bis 70 Prozent aller Menschen wohl, was die Psychosomatische Energetik demnach mit ihren Untersuchungsergebnissen vollauf bestätigen kann. Ich erwähne das deshalb, weil es nicht wenige naturheilkundliche Diagnoseverfahren gibt, bei denen gesunde Menschen kaum vorkommen (gemäß der Redensart, „... daß jeder irgendwann krank ist, wenn der Arzt nur lange genug sucht“). So hörte ich vom Erfinder der Elektroakupunktur Fritz Voll, daß er einzig bei einigen sehr gesund lebenden Dorfbewohnern in den Pyrenäen Normalwerte getestet hat und daß alle sonst von ihm untersuchten Personen mehr oder minder krank waren. Meines Erachtens ist das diagnostische Raster bei dermaßen sensiblen Methoden zu engmaschig, wenn jeder als Kranker darin „hängenbleibt“. Andere Methoden wie die gängigen schulmedizinischen Untersuchungsverfahren (Labor, Röntgen usw.) sind dagegen zu grob, so daß man viele Menschen für gesund erklärt, obwohl sie sich krank fühlen. Die diagnostische Rastergröße der Psychosomatischen Energetik spiegelt dagegen sehr realitätsgerecht das Krankheitsempfinden vieler Menschen.

Während sich die meisten Menschen – wie erwähnt – in Umfragen als gesund bezeichnen und sich wohlfühlen, verhält sich die Situation bei denjenigen Menschen ganz anders, die zu uns in die Praxis kommen. Es sind weniger als 5 Prozent Patienten darunter, die sich selbst als gesund bezeichnen und mit der Psychosomatischen Energetik Krankheitsprophylaxe betreiben wollen. Die meisten sind Kranke, von denen 30 bis 40 Prozent eine Geopathie haben (meist von schwerem Kaliber) sowie 100 Prozent eine Chakrastörung, der zu 99,9 Prozent ein seelischer Konflikt zugrundeliegt. Fast immer (in 95 Prozent der Fälle) sprechen nur ein Chakra und ein zugehöriger einziger Konflikt an, was die Sache sehr überschaubar macht. Zwei Chakren testet man relativ selten, und wenn man in solch einer verzwickten Situation das Reba-Testgerät zu Hilfe nimmt (das man in dieser Situation zur Differenzierung benötigt), stellt man fast immer fest, daß davon ein Konflikt wichtig und der andere weniger wichtig ist.

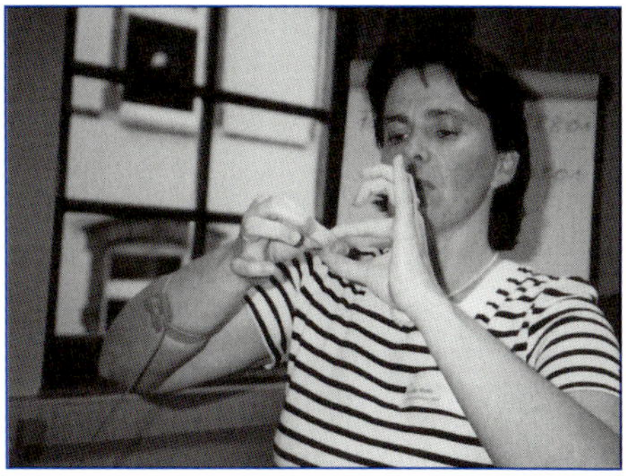

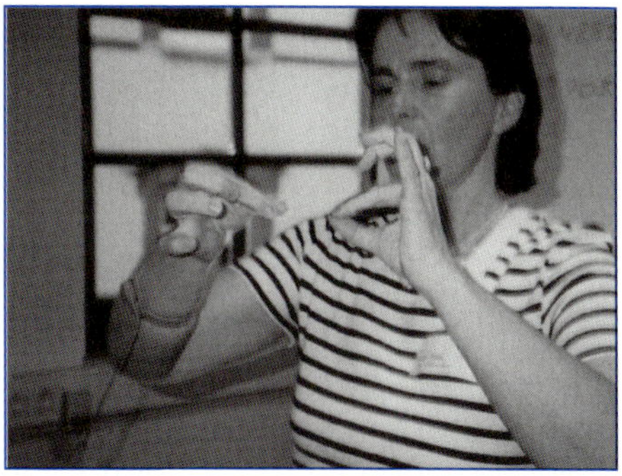

Der Omura-Test kann gut als schneller und unauffälliger Selbsttest durchgeführt werden, etwa beim Einkaufen von Lebensmitteln. Man bildet aus Daumen und Zeigefinger kräftig zusammengepreßte Ringe, die man ineinandersteckt und mit starkem Zug auseinanderzieht. Eine positive Testreaktion führt dazu, daß man die Ringe nicht halten kann (rechtes Bild).

Man sieht also, daß man bereits mit dem einfachen Basistestsatz solide Diagnostik und Therapie betreiben kann. Der Testanfänger kann darüber hinaus anhand solcher Wahrscheinlichkeiten abschätzen, ob seine Testergebnisse etwas taugen. Denn wer bei *jedem* Patienten eine Geopathie testet (bzw. fast *nie* eine findet), der testet höchstwahrscheinlich falsch. Der Grund dafür liegt häufig in der eigenen Geopathie! Das Gleiche gilt natürlich auch für die Chakren, wobei man seine Testfehler dort schwerer erkennen kann. Trotzdem gibt es einen wertvollen Hinweis, denn wer bei seinen Patienten überzufällig häufig immer die gleichen Konflikte testet, der diagnostiziert möglicherweise seine eigenen Konflikte am Patienten (in Form einer energetischen Projektion).

An dieser Stelle möchte ich auf zwei verbreitete **Testfehler** zu sprechen kommen. Der erste Fehler beruht auf dem zweimaligen Testen *aller* Testampullen. Der erste Test ist immer der beste! Man sollte nicht zweimal testen, weil man sich sonst unbewußt allzu leicht in Streß versetzt, ob man das gleiche wie beim ersten Mal findet. Denn durch den unterschwelligen Psychostreß testet man dann nur noch Chaos und könnte in dieser Situation genauso gut würfeln. Die einzige berechtigte Ausnahme von dieser Regel ist die Kontrolle, ob eine bestimmte, bereits gefundene Ampulle die richtige ist, indem man sie nochmals überprüft. Denn manchmal ist die Testreaktion nicht deutlich genug und man braucht die Kontrolle, um eine sichere Aussage machen zu können.

Der zweite Testfehler beruht auf der Testung aller 28 Konflikte. Das ist deswegen Unsinn, weil es die Weisheit der Natur so eingerichtet hat, daß nur der aktive, geburtsreife Konflikt zu einer Chakrastörung führt. Man kann das mit einer Sicherung im Haushalt vergleichen, die wegen eines defekten Gerätes herausgesprungen ist. Genauso wie der Elektriker zunächst im Sicherungskasten nachschaut, überprüft man in der Psychosomatischen Energetik zuerst die sieben Chakren (mit den Chavita®-Testampullen). Meist spricht ein einziges Chakra an, zu dem man dann den passenden Konflikt sucht:

Die 7 Chakren mit den zugehörigen 28 Konfliktthemen (in Klammern die dazu passenden Emotionalmittel „Emvita")[60]

Chakra 1:

1. Konfliktthema (Emvita® 1): Selbständigkeit
2. Konfliktthema (Emvita® 2): Konzentrationsmangel
3. Konfliktthema (Emvita® 3): Ausgeliefert
4. Konfliktthema (Emvita® 4): Extrem selbstbeherrscht

Chakra 2:

5. Konfliktthema (Emvita® 5): Hektisch, nervös
6. Konfliktthema (Emvita® 6): Durchhalten, somatisierte Ängste
7. Konfliktthema (Emvita® 7): Vermeintliche Stärke, trotzig

Chakra 3:

8. Konfliktthema (Emvita® 8): Isoliert
9. Konfliktthema (Emvita® 9): Explodieren
10. Konfliktthema (Emvita® 10): Mehr haben wollen
11. Konfliktthema (Emvita® 11): Hungrig nach guten Gefühlen

[60] Lieferbar als 50 ml Tropffläschchen im Violettglas (apothekenpflichtig) als Einzelmittel (Emvita©); Dosierung: Erwachsene und Schulkinder: 2 x 12 Tropfen auf die Zunge – Kinder unter 6 Jahren: 2 x 4 Tropfen. Bezugsquellen siehe Anhang.

Chakra 4:

12. Konfliktthema (Emvita® 12): Geistig überanstrengt
13. Konfliktthema (Emvita® 13): Zurückgezogen, tief verletzt
14. Konfliktthema (Emvita® 14): Eingeschlossen, Zwänge
15. Konfliktthema (Emvita® 15): Verängstigt
16. Konfliktthema (Emvita® 16): Panik

Chakra 5:

17. Konfliktthema (Emvita® 17): Gefühlsleere, Schock
18. Konfliktthema (Emvita® 18): Hastig, Opfer der Umstände

Chakra 6:

19. Konfliktthema (Emvita® 19): Zaghaft, mutlos
20. Konfliktthema (Emvita® 20): Selbstgenügsamkeit
21. Konfliktthema (Emvita® 21): Körperlich überanstrengt
22. Konfliktthema (Emvita® 22): Unruhe, mental übersteuert
23. Konfliktthema (Emvita® 23): Angespannt
24. Konfliktthema (Emvita® 24): Unbehagen, Mißempfindungen

Chakra 7:

25. Konfliktthema (Emvita® 25): Mißtrauen
26. Konfliktthema (Emvita® 26): Haben über Sein stellen
27. Konfliktthema (Emvita® 27): Realität nicht sehen wollen
28. Konfliktthema (Emvita® 28): Falsch denken

Abschließend möchte ich auf die Therapie und die konkreten Empfehlungen eingehen, die bereits der einfache Basistest ermöglicht. Wenn man eine Geopathie findet, geht man so vor, wie ich das bereits (im diesbezüglichen Kapitel) beschrieben habe. Die einfachste Empfehlung besteht in der sofortigen Änderung des Schlafplatzes und Hinzuziehen eines Rutengängers. Zu dem gefundenen Chakra- und Emotionalmittel verschreibe ich das entsprechende Chavita® oder Emvita®. Beispiel:

Nur für Therapeuten:

Rp.[61]

Emvita® Nr. 9 OP Rubimed
S. 2 x 12 Tropfen auf die Zunge

Chavita® 3 OP Rubimed
S. 2 x 12 Tropfen auf die Zunge

Unterschrift

Normalerweise bitte ich den Patienten, nach sechs Wochen wiederzukommen (so lange reichen in der Regel auch die Tropfen), und teste dann nach, welche Chakrastörungen und zugehörigen Konflikte vorhanden sind. Dabei gibt es zwei Möglichkeiten – entweder überprüft man, ob die alten Chakra-/Emotionalmittel immer noch ansprechen (was dafür spricht, sie weiter einzusetzen), oder man testet ganz neu, ohne sich um die vorherigen Ergebnisse zu kümmern (was die Fehlerquote wegen des Psychostresses erhöhen wird: „Mal sehen, ob die alten Mittel immer noch ansprechen …“).

Ich benutze bei der Testung normalerweise das Reba-Testgerät, das mir diese Entscheidung abnimmt. Denn mit dem Reba-Testgerät kann ich die Größe eines Konflikts messen (wie das vor sich geht, beschreibe ich im nachfolgenden Kapitel), und ich verschreibe dem Patienten aufgrund der Konfliktgröße so viel an Emotional- und Chakramitteln (manchmal je 3 Flaschen für 4 Monate), wie er erfahrungsgemäß benötigt, um den Konflikt komplett aufzulösen. Deshalb teste ich normalerweise bei der Kontrolltestung alles von neuem, weil ich davon ausgehen kann, daß der alte Konflikt bereits abgeheilt sein wird.

[61] Zu jedem Rezept der Rubimed-Mittel gebe ich dem Patienten einen ausgefüllten Faxbestellschein mit (bei der Fa. Rubimed kostenlos zu beziehen). Der Grund dafür liegt darin, daß der Apotheker die Rubimed-Mittel derzeit im EU-Raum und in der Schweiz nur mit dem Faxbestellschein bestellen kann. Wenn man als Therapeut den Faxbestellschein ausfüllt, d.h. angibt, wieviele und welche Emotional- und Chakramittel notwendig sind, reduziert man die Fehlerquote.

Kapitel 14

Testen mit dem Reba-Testgerät

Einsteigern in die Psychosomatische Energetik möchte ich den Rat geben, zunächst mit dem einfachen Basistestsatz seine Erfahrungen zu sammeln. Er kann dadurch auf preiswerte und leichte Weise überprüfen, ob ihm die Methode überhaupt liegt. Doch auf Dauer ist eine umfassende und tiefgreifende Anwendung der Methode ohne das Reba-Testgerät nicht möglich. Das Reba-Testgerät gibt drei wichtige, allesamt unverzichtbare Auskünfte, die den meisten Therapeuten nach kurzer Zeit so unentbehrlich werden (wie ich regelmäßig von begeisterten Kollegen zu hören bekomme), daß sie sich eine vernünftige Energiemedizin ohne diese Werte überhaupt nicht mehr vorstellen können:

- Wie hoch sind die Energiewerte des Patienten in Prozent, das heißt wieviel Vitalität hat er, wie stark ist er emotional und mental blockiert, und wie offen ist er auf der Kausalebene?
- Wie hoch ist die Konfliktladung? Die Höhe der Konfliktladung verrät, wie lange man den Konflikt behandeln muß, ob es sich möglicherweise um den Zentralkonflikt handelt und wieviel Energie der Konflikt dem Patienten geraubt hat. Die Konfliktladung dient darüber hinaus auch als Therapiekontrolle.
- Wie stark wirken sich bestimmte Medikamente auf den Patienten aus (quantitativer Medikamententest)?

All diese Fragen können nicht ohne das Reba-Testgerät beantwortet werden. Es wird manchmal als „energetisches Blutdruckmeßgerät“ bezeichnet, was sehr klar seine universelle Bedeutung als Meßgerät herausstreicht. Im Gegensatz zum simplen Blutdruckmessen verrät das Reba-Testgerät aber noch viel mehr, weil es genauso auch als „Röntgenapparat des Unbewußten“ bezeichnet werden kann. Zusätzlich leistet es wertvolle Dienste als Zielvorrichtung für punktgenaue Therapien, was ich immer wieder dadurch mit großem Staunen bestätigt finde, daß Menschen Energiewerte wie beispielsweise 100/80/100/70 zeigen, ohne daß ich in diesem Moment deren frühere Werte zur Verfügung habe. Meist zieht dann der Betreffende lächelnd einen Zettel mit genau diesen Werten aus der Tasche – etwa ein Therapeut, der seinen Patienten begleitet hat und bei dem ich keine Karteikarte anlegen wollte, damit die kurze Testung beim Kollegen besonders schnell vonstatten geht.

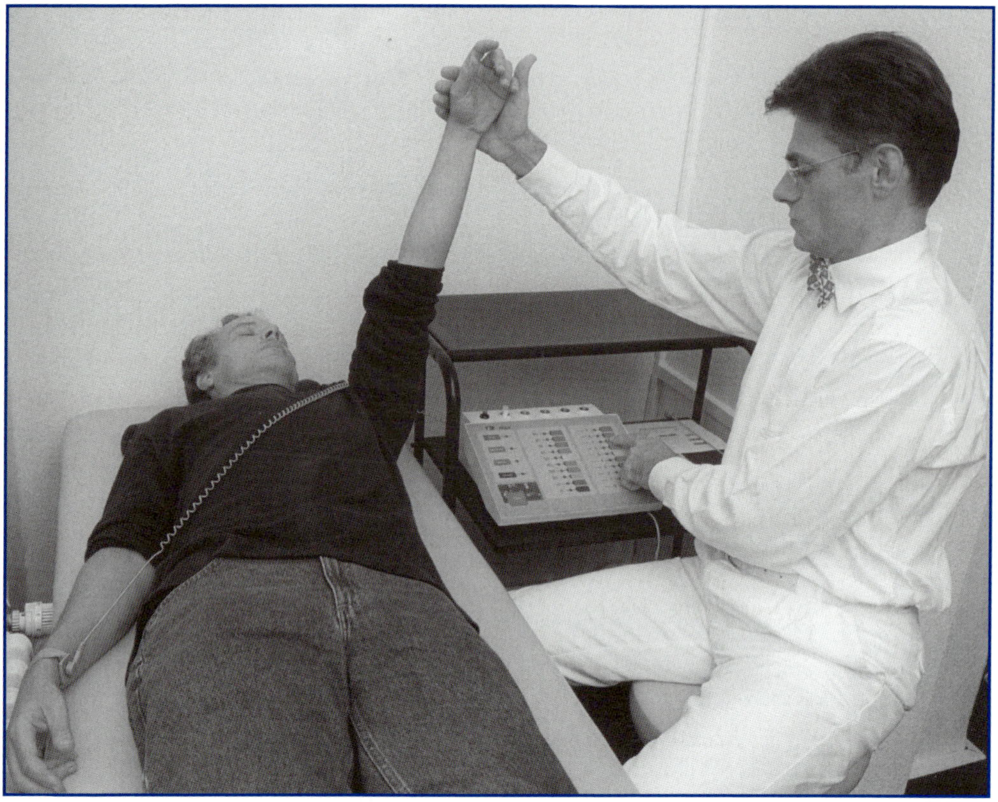

Traditioneller kinesiologischer Armtest – hier durch den Berliner Kollegen Höhn demonstriert

Wie man beim Test mit dem **Reba-Gerät** praktisch vorgeht, möchte ich im Folgenden beschreiben. Als erstes wird der Patient mittels einer Armelektrode mit dem Gerät verbunden. Anschließend testet man zuerst die Vitalebene von 0 Prozent beginnend bis 99 Prozent (was in Annäherung als 100 Prozent bezeichnet wird) und achtet bei jeder Erhöhung der Werte – jeweils in Zehnerschritten – auf eine Testreaktion. Sobald der Patient *eine deutliche, sich nicht mehr steigernde Testreaktion* zeigt, hat man den gesuchten Wert gefunden. Normalerweise reichen die 10-Prozent-Stufen aus, um verläßliche Ergebnisse zu erzielen. Nur bei Werten unter 10 Prozent oder über 90 Prozent nehme ich die 1-Prozent-Skala zu Hilfe. Die Werte des Patienten notiere ich mit zum Beispiel 70/30/100/70, wobei der erste Wert 70 Prozent Vitalität bedeutet und die weiteren Werte 30 Prozent emotionale, 100 Prozent mentale und 70 Prozent kausale Ladung.

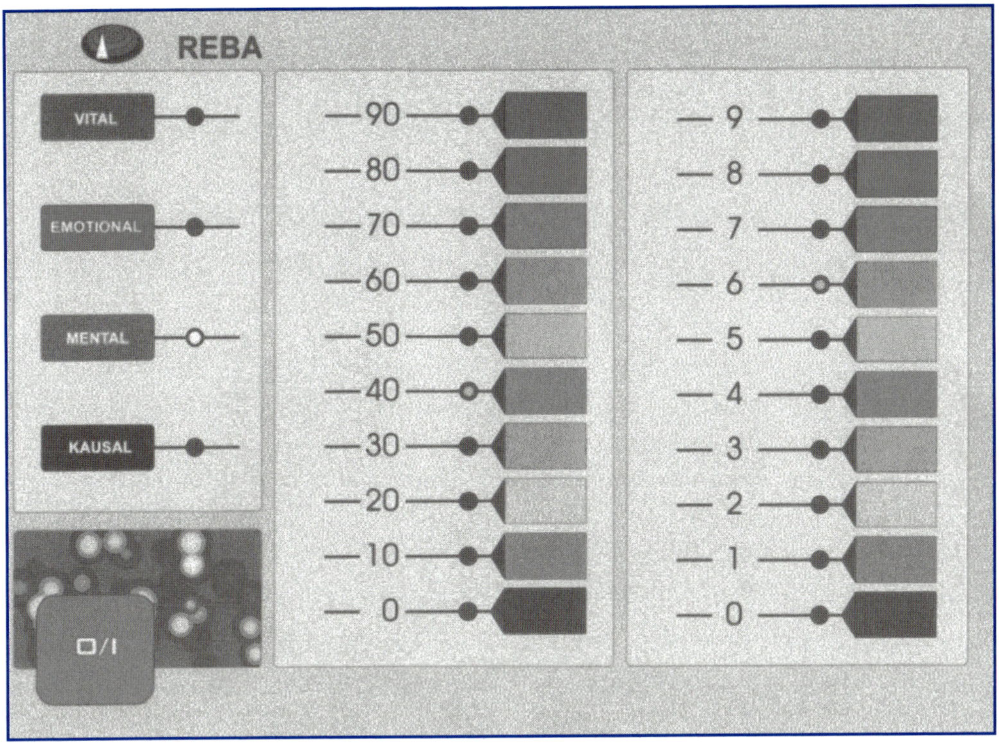

Frontplatte des Reba-Testgerätes. Links von unten nach oben der Einschalter sowie die Vorwähler für kausal, mental, emotional, vital. In der Mitte die 10-Prozent-Stufen und rechts die 1-Prozent-Skala.

Anschließend verwende ich den Basistestkasten und stecke zuerst die Geovita®-Ampulle in das Reba-Testgerät. Ich beobachte eine etwaige Patienten-Reaktion und stelle positiv testende Ampullen beiseite, um sie am Ende nochmals auf ihre Richtigkeit zu überprüfen. Daraufhin prüfe ich die sieben Chavita®-Ampullen und diejenigen Emvita®-Ampullen, die zu einem bestimmten Chakra gehören (das vorher positiv getestet hat). Dieser Testteil mit dem Basistestkasten ähnelt weitgehend dem Vorgehen ohne Reba-Testgerät; das Testgerät kann beim Testen der Ampullen behilflich sein und damit die Testung erleichtern.

Das kann entweder dadurch geschehen, daß man das Testgerät auf der Vital- *oder* Emotionalebene um 10 bis 20 Prozent niedriger stellt. Man wählt dabei diejenige Ebene, bei der der Patient zuvor die niedrigeren Werte gezeigt hat, das heißt bei vital 70 Prozent und emotional 30 Prozent stellt man das Gerät auf emotional 10 Prozent ein. Was ist nun der Zweck dieses Vorgehens? Der Patient wird hierbei mit ein wenig dissonant machenden Frequenzen „angeschossen“ und dadurch labilisiert, was die

Testung der Ampullen erleichtert, vergleichbar dem leichteren Umkippen eines Menschen, der bereits unsicher dasteht. Ich selbst stelle das Reba-Testgerät beim Testen der Ampullen auf Null (meist kausal), weil es mir das Nachdenken erspart und dazu sehr schnell geht. Auch dieses Vorgehen scheint mir bessere Testergebnisse zu bringen, als wenn das Gerät ausgeschaltet wäre.

Als nächstes wird die **Konfliktladung** getestet. Dazu verwendet man dasjenige Testmittel (enthalten im Reba-Testkasten), das dem getesteten Konflikt entspricht, das heißt für das Emotionalmittel Nr. 9 stecke ich das Testmittel Nr. 9 ins Reba-Testgerät und messe anschließend alle vier Ebenen. Die von mir in langwierigen Testungen gefundenen Testmittel dienen als energetisches „Vergrößerungsglas" und sorgen kurzfristig dafür, daß der Konflikt für den Moment der Testung riesenhaft vergrößert wird, als wäre er die Hauptperson und der Patient, an dem er hängt, ein unwichtiger Statist im Hintergrund. Man kann so mit Hilfe des Testmittels die Größe des Konflikts messen. Man erhält wieder vier Werte (etwa 60/80/10/80), nur daß sich die Werte diesmal auf den Konflikt und nicht auf den Patienten beziehen. Auf die Interpretation der Konfliktwerte komme ich später zu sprechen.

Wer sich die **Testmittel** genauer ansieht, wird mit Verblüffung zahlreiche Kulturdrogen wiederfinden – von Tabak, Coca-Cola bis hin zu Hopfen. Sie erzeugen für eine vorübergehende Zeit im Konsumenten ein Wohlbefinden, das vorher nicht da war. Testmittel täuschen ein positives Gefühl vor, während der zugehörige Konflikt die negative Seite des Gefühls darstellt. So gleicht der Hopfen im Bier die Unruhe der modernen Zivilisation aus und macht den Biertrinker so gleichmütig wie einen meditierenden Buddha. Der zugehörige Konflikt heißt „hastig", während Biertrinker mit ihrer Gemütsruhe alle Zeit der Welt haben. Die Bierwerbung arbeitet deshalb auch mit Slogans von gemütlicher Stimmung und dem ersehnten Zustand, endlich nach all der Hast des Alltags zu sich kommen zu dürfen.

Wer Tabak raucht (zugehöriger Konflikt: „mehr haben wollen"), hat das Gefühl, tatsächlich mehr zu bekommen – etwa den Geschmack von „Freiheit und Abenteuer", den ihm die Tabakwerbung verspricht. Coca-Cola gleicht Minderwertigkeitsgefühle aus (Konflikt „selbständig") und wird deshalb innerhalb einer hierarchischen Ellenbogengesellschaft besonders gern konsumiert, wo jeder besonders selbstsicher wirken möchte. Nicht ohne Grund ist Cola das weltweit am meisten verbreitete Getränk und verhilft unsicheren Heranwachsenden in der Hochzivilisation ebenso wie armen Menschen in der Dritten Welt dazu, sich besser und stärker zu fühlen. Ich möchte die gierige Konsumhaltung gegenüber Kulturdrogen von der bewußten Benutzung unterscheiden, etwa wenn ein Indianer eine Friedenspfeife raucht. Die Friedenspfeife macht gleichmütig und stimmt dadurch alle friedlich, und damit ist der Fall erledigt! Die süchtige Benutzung der Kulturdrogen offenbart dagegen auf schonungslose Weise, daß ein tieferliegender Gefühlskonflikt nicht behoben wurde, der nun als Treibriemen der Sucht arbeitet, wodurch eine Endlosspirale in Gang gesetzt wird.

Zuletzt komme ich als Tester zu meiner Hauptaufgabe, nämlich den Patienten gesund zu machen. Mit Hilfe des **Medikamententests** simuliere ich die zukünftige Heilung und veranlasse den Organismus so zu tun, als ob er die ausgetesteten Mittel bereits genommen hätte. Das geschieht dadurch, daß unterhalb des Zwerchfells – am besten in Beckennähe – aufgelegte Testampullen und Medikamente vom Organismus energetisch vollständig „resorbiert" werden, als hätte der Patient sie bereits eingenommen. Ich stecke dazu dem Patienten die gefundenen Geovita®-, Emvita®-usw. Ampullen in seine Hosentasche bzw. bei Damen in den Rockrand. (Natürlich kündige ich dieses Vorhaben zuvor an, damit der Patient / die Patientin nicht erschrickt.) Daraufhin teste ich, welche Energiewerte der Patient hat, beispielsweise:

- Vorher 10/30/100/70 – mit Geovita® 100/100/100/70 = starke Geopathie (die unbedingt saniert gehört)
- Vorher 10/30/100/70 – mit Geovita® 30/50/100/70 = leichte Geopathie (die nicht unbedingt sofort saniert werden muß)

Oder:

- Vorher 10/30/100/70 – mit Emvita®9 100/100/100/70 = großer Konflikt (der unbedingt behandelt gehört)
- Vorher 10/30/100/70 – mit Emvita®9 30/50/100/70 = kleiner Konflikt (der nicht unbedingt behandelt werden muß)

Man erkennt an diesen Beispielen, daß man sich als Tester normalerweise nur mit großen Heilungseffekten zufrieden gibt. Wie ein Sisyphus kleine Heilungseffekte „zusammenzukratzen" und dadurch große Effekte hinzubekommen (was ich über Jahre hinweg als Vega-Tester praktizierte, wobei Testen noch eine richtige Knochenarbeit war), gehört beim geschilderten Vorgehen der Vergangenheit an. Weil man es bei der Psychosomatischen Energetik fast immer mit großen Konflikten und starken Geopathie-Effekten zu tun hat, bekommt man große und häufig geradezu phantastische Effekte im Medikamententest. Wenn der Patient zur Kontrolle wiederkommt, kann man deshalb sehr häufig feststellen, daß der Medikamententest außerordentlich zuverlässige „Punktlandungen" erlaubt. Denn fast immer (sofern nicht neue Konflikte hinzugekommen sind) hat der Patient tatsächlich die anvisierten Werte!

Zuletzt möchte ich die Frage diskutieren, ob man zum Erlernen der Psychosomatischen Energetik unbedingt ein Seminar besuchen muß oder ob man auch als Autodidakt damit arbeiten kann. Grundsätzlich ist die Anwendung des Basistestkastens und des einfachen Grundtestes ohne Anleitung möglich, sofern man bereits ein Testverfahren beherrscht. Aber zur Anwendung des Reba-Testgerätes und des kompletten Testvorgangs erscheint mir der Besuch eines Eintags-Seminars (die zahlreich angeboten werden) unbedingt empfehlenswert zu sein. Ich habe schon einige Tester erlebt, die ohne Anleitung mit dem Gerät viel Unfug angerichtet haben, den man ihnen später nur noch mühsam wieder abtrainieren konnte.

Hinzu kommt, daß die Psychosomatische Energetik bei ihrer realen Anwendung viel höhere Anforderungen stellt, als man bei oberflächlicher Betrachtung vermutet. Dabei ist das nonverbale Sichabschauen bestimmter Testtricks und Verfahrensweisen meiner Meinung nach unverzichtbar. So habe ich selbst beispielsweise durch Hospitation bei berühmten Kollegen wie Helmut W. Schimmel in wenigen Tagen mehr gelernt, als ich zuvor in Jahren durch Bücher lernen konnte. Wie bei guten Köchen, die den *magic touch* beherrschen, sind es kleine Nebensächlichkeiten ebenso wie die psychoenergetische Gesamthaltung des Vorbilds, die durch Worte kaum vermittelt werden können. Wie jedes solide Handwerk sollte die Psychosomatische Energetik deshalb auch praktisch geübt und regelrecht erlernt werden.

Die Interpretation der Testergebnisse

Am meisten fühlt man sich von Wahrheiten getroffen,
die man sich selbst verheimlichen wollte.

Friedl Beutelrock

Als der schwierigste Teil der Psychosomatischen Energetik erweist sich die Erklärung der Testbefunde. Das liegt keineswegs am mangelnden Verständnis meiner Klientel, die sich aus überwiegend intelligenten und gebildeten Leuten zusammensetzt, oder an einer vermeintlich schwierigen Materie (die in Wahrheit ganz einfach ist), sondern vor allem am Zeitdruck, in der Kürze den aktuellen Befund, die Ursachen der Krankheit, dazu die Lebensdynamik des Charakters zu erklären wie auch noch einen Therapieplan zu entwerfen. Die Größe dieses Kraftaktes kann man daran ermessen, daß ich normalerweise über die Hälfte der Konsultation für das Besprechen des Testergebnisses brauche und danach oft schweißgebadet bin. Der Energietest dauert oft nur wenige Minuten und veranlaßt manche Patienten zu der ungläubigen Frage, ob denn schon alles vorbei sei. Das Testen selbst macht mir relativ wenig Arbeit, obwohl es auch da unterschiedliche Erfahrungen gibt – bei manchen Patienten verläuft der Test ganz mühelos, und bei anderen artet er zum regelrechten Ringkampf aus.

Das vernünftige Erklären der Testergebnisse verfolgt mehrere Zwecke. Erstens will ich als Tester meine Neugier befriedigen und vom Patienten erfahren, was es mit meinen Testergebnissen auf sich hat. Das möchte ich als den „Spaßfaktor“ ansehen, den ich brauche, damit ich engagiert bei der Sache bin. Natürlich sollte ich als Arzt darüber nicht mein eigentliches ärztliches Ethos vergessen, das aus dem Helfenwollen und anderen idealistischen Motiven besteht. Aber ich möchte doch so ehrlich sein zuzugeben, daß mir das reine Helfenwollen als Motivation nicht ausreicht. Ich bin nicht Albert Schweitzer, und den meisten Therapeuten scheint es genauso zu gehen. Wie so häufig im Leben setzt sich eine menschlich-praktikable Haltung aus einer gesunden Mischung von altruistischen und egoistischen Motiven zusammen.

Zweitens sollte dem Patienten in seiner Sprache erklärt werden, was bei ihm psychoenergetisch gestört ist und was diese Störung bedeutet. Die Kunst besteht darin, daß meine Erklärung so klar verständlich und eingängig ausfällt, daß der Patient sich darin wiederfindet und im besten Fall ein „Aha"-Erlebnis hat. Den Patienten möchte ich dabei von dem „Bahnsteig" abholen, auf dem er sich befindet. Mit weniger intelligenten Leuten rede ich anders als mit einem Universitätsprofessor, und mit einem depressiven Charakter gehe ich anders um als mit einem schizoiden.

Nach vielen Jahren der Berufserfahrung als Heilpraktiker und Arzt habe ich eine Gesprächsroutine entwickelt, die ich als goldenen Mittelweg bezeichnen möchte. Im Gegensatz zu früher, als ich noch um jeden Patienten kämpfte und manche Kompromisse eingegangen bin, äußere ich heute bei wichtigen Eckpunkten – etwa der Sanierungsnotwendigkeit der Geopathie oder der Ablehnung unsinniger Begleittherapien – ganz unverblümt meine Meinung. Ich habe das Gefühl, daß Patienten die paternalistische Autorität und dazu die ehrliche Klarheit als wohltuend empfinden, weil sie wissen, woran sie sind, und dazu die starke väterliche Führung des Arztes spüren. Aber der Patient muß umgekehrt genauso die Gelegenheit bekommen, seine Anliegen zu äußern und sich dabei als Person angenommen zu fühlen. Es geht also nicht um Machtkämpfe, sondern um Kooperation. Im besten Fall werden Therapeut und Patient zu einem verschworenen Team, das voller Begeisterung für die gemeinsame Sache der Heilung kämpft.

Als erstes erkläre ich dem Patienten seine Testergebnisse. Dazu male ich auf ein weißes Blatt eine Skizze (man kann genauso fertige Vorlagen verwenden):

Skizze eines Testergebnisses

	normal	Ihr Wert am 13. 3. 2000
vital	100	30
emotional	100	40
mental	100	70
kausal	40	70

Meine Erklärung sieht in diesem Fall so aus: „Sie haben insgesamt sehr niedrige Vital- und Emotionalwerte, wobei die niedrigen Vitalwerte – die Ihrer Lebensenergie entsprechen – mit Werten von 30 Prozent meist mit einem Gefühl von permanenter Erschöpfung verbunden sind. Der Emotionalwert von 40 Prozent – der Ihren Stimmungen und Gefühlen entspricht – macht in der Regel eine verdrießliche

Stimmung, bei der man sich oft freudlos fühlt und zu nichts richtig Lust hat. Der abgesenkte Mentalwert (der der Verstandestätigkeit und dem Denken zugeordnet ist) von 70 Prozent wird in aller Regel mit Konzentrations-, Denk- und Gedächtnisstörungen einhergehen. Der Kausalwert hat mit Ihrer Intuition und spirituellen Offenheit zu tun. Sein hoher Wert weist Sie als sensiblen Menschen aus.“

Bis auf wenige Ausnahmen bestätigen die meisten Patienten meine Erklärung, weil sie perfekt mit ihrer Befindlichkeit übereinstimmt. Doch erlebt man bei der Testung immer wieder Überraschungen, wie folgender Bericht eines erfahrenen Kollegen zeigt:

„In der Tat sehe ich manchmal Erstaunliches beim Reba-Test. Vor kurzem hatte ich eine Patientin mit einem somatischen Problem, die nicht besonders emotional erschien und diesbezüglich auch nichts vorbrachte. Bei der Reba-Messung war ihr Vitalitätswert nicht schlecht, jedoch der emotionale Wert war 20! Als ich ihr das zeigte, kam es heraus: erhebliche emotionale Belastung durch familiäre Probleme, zusammenhängend mit einer älteren Inzestsache, die sie betraf. Das hat mich schon gewundert, denn meistens ‚wittere' ich nach 29 Jahren Allgemeinpraxis schon, daß psychisch-emotional etwas nicht stimmt, hier jedoch war dem nicht so.“ (Zitat aus einer E-Mail von Harry Bodde, Arzt für Allgemeinmedizin aus Rotterdam)

Bestimmte Konstellationen beim Reba-Test sind wegweisend für bestimmte Krankheitsbilder und für charakteristische Symptome:

Charakteristische Reba-Testergebnisse des Patienten

10/10/100/60	= zum Beispiel Depression mit Antriebshemmung
90/20/100/70	= zum Beispiel Depression ohne Antriebshemmung (oft neurotischen Ursprungs)
10/90/100/50	= zum Beispiel bei Herdbelastung, einer zehrenden Organerkrankung oder Geopathie
50/20/30/60	= zum Beispiel Geopathie mit schwerer energetischer Kopfblockade und depressiver Antriebshemmung
80/30/20/70	= zum Beispiel Psychose mit depressiver Tönung
30/40/90/80	= zum Beispiel bei aktivem Zentralkonflikt
30/30/100/70	= zum Beispiel hyperkinetisches Kind (ADS)

Als nächstes male ich dem Patienten seinen Konflikt auf, wobei ich das betroffene Segment zum Ausgangspunkt der Konfliktblase mache. Diese einfache, schnell mit dem Kugelschreiber hingeworfene Skizze soll dem Patienten das Verständnis erleichtern, denn einmal gesehen ist besser als hundertmal gehört. Dazu schreibe ich das Hauptthema des Konflikts wie „Wut“ oder „falsch denken“ und notiere die Werte des Konflikts, zum Beispiel 70/80/10/70. Ich erkläre dem Patienten solche Werte mit folgenden Worten: „Ihr Konflikt hat mit unterdrückter Wut zu tun, die Sie vermutlich in früher Kindheit empfunden haben und damals nicht ausdrücken durften. Daraus hat sich eine Art Energieblase gebildet, in der das Wutthema eingeschlossen ist. Diese Wut saugt Ihnen jetzt ständig Energie ab, nämlich 70 Prozent ihrer Vitalität, und hat darüber hinaus mit 80 Prozent viel von Ihrer Lebensfreude geraubt. Der Konflikt ist Ihnen mit 10 Prozent relativ unbewußt und mit 70 Prozent ein hartnäckiges Gebilde, das mindestens 3 Monate (das heißt 3 Flaschen Emvita 9) zur Auflösung benötigt. Wenn der Konflikt einmal aufgelöst ist, dann ist er für immer verschwunden, und Sie bekommen die Lebensenergie und Lebensfreude zurück, die in ihm eingeschlossen war.“

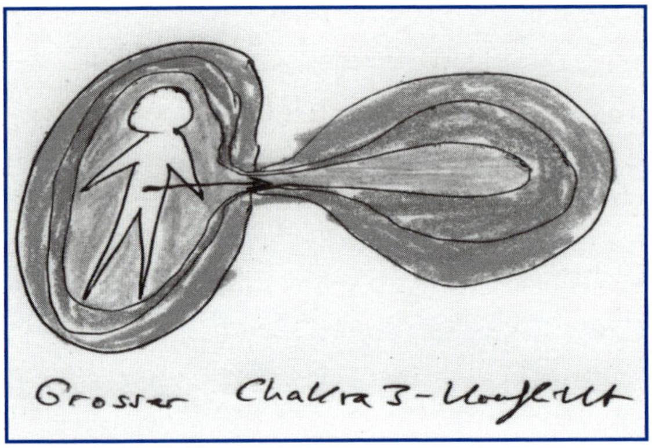

Genauso wie bei den Reba-Testwerten des Patienten gibt es auch beim Konflikt charakteristische Werte:

Charakteristische Reba-Testergebnisse, die aus der Messung der Konfliktgröße ableitbar sind

30/50/0/40	Mittelgroßer Konflikt, der dem Patienten relativ viel emotionale Energie wegsaugt und völlig unbewußt ist (0 Prozent)
10/80/20/70	Großer Konflikt mit starker emotionaler Energieräuberei, relativ bewußt (20 Prozent)
70/80/40/40	Großer Konflikt mit hoher Bewußtheit (40 Prozent), der sich bereits auflöst (kausal statt 70 Prozent nur noch 40 Prozent)
80/100/10/90	Sehr großer Konflikt zum Beispiel Zentralkonflikt (als Zentralkonflikt spricht er bei Auflegen der Brunler-Bovis-Ampulle immer noch an)

Generell gilt die Faustregel, daß hohe Konfliktwerte schlecht sind und niedrige Werte besser, denn ein großer Konflikt schadet dem Patienten mehr als ein kleiner. Wie bei der Bekämpfung von tollwütigen Tieren kann man konstatieren, daß „der beste Konflikt ein toter Konflikt ist“. Das ist keineswegs nur so salopp dahingesagt, sondern hat einen ernsten Hintergrund, weil nämlich jeder Konflikt in Wirklichkeit ein für unsere Gesundheit und unsere Seele elementar feindliches Etwas darstellt, das unbedingt aufgelöst gehört. Als Therapeuten haben wir deshalb die Aufgabe, den Konflikt wie einen Eisklotz abzuschmelzen, damit die darin gebundene Energie dem Patienten wieder zur Verfügung steht. Der Kausalwert gilt dabei als der Richtwert für das Maß der Abschmelzung bzw. der Konflikthärte, denn mit zunehmender Konfliktheilung gehen die Kausalwerte immer mehr gegen Null. Kausalwerte des Konflikts von unter 10 bis 20 Prozent braucht man meines Erachtens nicht mehr zu behandeln, weil sich solche Konflikte von selbst auflösen.

Als ein weiteres Maß für die Konfliktheilung kann der Mentalwert angesehen werden. Denn je bewußter der Konflikt dem Patienten wird, umso eher löst sich der Konflikt auf. Normal sind Konfliktwerte von 10 bis 20 Prozent, die im Lauf der Behandlung auf 30 bis 50 Prozent steigen können. Die Bewußtwerdung des Konflikts zeigt sich meist in Form heftiger Träume, seltener jedoch darin, daß der Patient bewußt an seinen Konfliktinhalt denkt. Genau das sollte man meiner Meinung nach als Therapeut auch nicht herbeiführen! Grundsätzlich halte ich nichts von provozierender Therapie, deren emotional aufwühlendes Pathos letztlich nur dem Konflikt zugute kommt, weil er dadurch mehr Aufmerksamkeit und Energie zugeführt bekommt.

So konnten meine Frau und ich nach bewegenden Sitzungen des Familienstellens feststellen, daß die Konflikte bei den Beteiligten deutlich größer waren als zuvor. Bei nicht behandelten Personen blieb das danach für längere Zeit so, während die mit den Emotionalmitteln therapierten Patienten bald kleinere Konflikte hatten, was mit dem Gefühl der Besserung und Heilung einherging. In gleicher Weise kann man bei Psychoanalyse-Klienten oft große Konflikte feststellen, die durch die therapeutische Situation ständig „gepuscht“ und dadurch größer gemacht werden. Genau das Gegenteil wäre aber der richtige Weg, nämlich den Konflikt als Drama dadurch zu entschärfen, daß man ihm eine gute Lösung gegenüberstellt.

Genau das scheint mir das Geheimnis von Bert Hellingers Erfolg zu sein, der beim Familienstellen immer auf das gute Ende achtet. Das halte ich aber für nicht ausreichend, weil man die Konflikte auch noch auflösen muß. Bei der Psychosomatischen Energetik kommt das gute Ende dadurch, daß man den Konflikt auflöst. Das scheint der allerbeste Weg zu sein, sich nämlich um den Konfliktinhalt gar nicht zu kümmern (was manchen voyeuristischen Therapeuten schmerzen dürfte, der dann nie hinter manche Geheimnisse kommt), aber sich mit aller Macht dafür einzusetzen, den Konflikt energetisch aufzulösen.

Hohe Vital- oder Emotionalwerte beim Konflikt zeigen, wieviel Lebensenergie und gute Stimmung er dem Patienten ständig raubt. Oft sehe ich bei Kontrolltestungen, daß sich die Vital- und Emotionalwerte beim Konflikt kaum bessern, so daß man vorschnell an ein Versagen der Therapie denkt. Solange jedoch der Mentalwert ansteigt und vor allem der Kausalwert sinkt, ist alles in Ordnung, und die Konfliktheilung geht ihren richtigen Weg. Am Ende des Heilungsvorgangs sinken dann auch die Vital- und Emotionalwerte, so daß man damit endgültig die Bestätigung für das baldige Ende des Prozesses bekommt.

Ein wichtiger Punkt ist aber noch nicht zur Sprache gekommen, der mit dem Konfliktinhalt zu tun hat. Grundsätzlich nenne ich normalerweise nur ein oder zwei Stichworte, die den Konfliktinhalt prägnant umreißen. In einigen Fällen benötigt man zusätzlich andere Formulierungen, die der Patient als stimmiger empfindet, etwa statt der Formulierung „hastig“ (Emotionalmittel Nr.18) eine alternative Aussage wie „Opfer der Umstände“ oder „das Gefühl, ständig im falschen Film zu sein“. Diese erweiterten Konfliktinhalte haben sich erst aus der täglichen Praxis heraus entwickelt, wobei wir manche Formulierungen anderen Therapeuten und einigen Patienten verdanken.

Grundsätzlich rede ich über den Konfliktinhalt so wenig wie möglich, um gewissermaßen nur einen ersten Anstoß zu geben. Dabei habe ich nichts dagegen, daß sich der Patient seine Gedanken über seinen Konflikt macht, etwa indem er Bücher über die Psychosomatische Energetik liest oder mit den eigenen Eltern über seine Kindheit redet. Doch als Therapeut bin ich für das Unbewußte des Patienten auch ein wichtiger Signalgeber, der mit Sparsamkeit und Zurückhaltung bei der Konfliktbesprechung vermittelt: „Nimm es nicht mehr so wichtig, denn das ist alles nur noch Vergangenheit!“ Wenn ich statt dessen im übertragenen Sinn eine Art von emotionalem „Blaulicht“ einschalte und aus dem Konfliktinhalt ein riesengroßes Drama mache, erzeuge ich eine ganz gegenteilige, völlig unerwünschte Wirkung. Ich will ja absichtlich nicht auf die Konflikte aufmerksam machen und auf den schmerzhaften seelischen „Hühneraugen“ herumdrücken, sondern dafür sorgen, daß sie vergessen werden und im Dunkel des Unbewußten in aller Ruhe abheilen können.

Etwa anderes ist die Besprechung des Charakters, der bekanntlich dadurch erkennbar wird, daß man den Zentralkonflikt feststellt. Wenn sich der Zentralkonflikt aktiviert zeigt, rede ich meistens auch über den Charakter (sonst eher nicht, weil ich dann davon ausgehe, daß die Seele noch nicht reif dafür ist). Der Charakter ist eine Sache des Alltagsbewußtseins und eine unvermeidliche Tatsache des normalen Lebens. Man hat es beim Charakter nicht wie beim Konflikt mit einer seelischen

Wunde zu tun, die im tiefen Unbewußten verankert ist, sondern mit Wesenseigenschaften, die ständig präsent sind. Man weckt also keine „schlafenden Hunde", sondern betreibt eine aktive Lebensberatung. Das Gespräch über den Charakter dient der Selbstfindung, der seelischen Neuorientierung und der Integration von Schattenseiten. Zugleich hilft es dem Patienten beim täglichen Zusammensein mit anderen Menschen, weil er deren Charakter ebenfalls näher kennenlernen und besser damit umgehen kann.

Die Charaktereigenschaften kommen in wechselnder Mischung vor, das heißt man kann gute und böse Merkmale unterscheiden. In religiöser Sprache faßt man sie als Tugenden und Laster auf, während Psychologen von Neurosen, asozialem Verhalten, Selbstunsicherheit usw. und im Gegenteil von positiven sozialen Fähigkeiten, Empathie, stabilem Selbstwertgefühl usw. sprechen. Wünschenswert ist es, viele gute und wenig schlechte Charaktereigenschaften zu haben, will man ein zufriedener und kultivierter Mensch werden, der seelisch in sich ruht und mit anderen Menschen gut kooperieren kann. Jeder Leser, der das Buch bis hierher aufmerksam gelesen hat, wird unschwer vermuten, daß negative Charaktereigenschaften entscheidend mit dem Zentralkonflikt zu tun haben. Menschen sind zum großen Teil durch die Einflüsterungen des Zentralkonflikts gewissermaßen „nicht bei Trost", „nicht ganz bei sich" und benehmen sich „daneben".

Das Ziel meiner ärztlichen Beratung ist es an dieser Stelle nicht, dem Patienten „den Kopf zu waschen" und ihn mit seinen ganz negativen Schattenseiten zu konfrontieren. Behutsam sorge ich dafür, daß der Betreffende seinen Charakter besser kennenlernt, bevor ich ihn auf einige seiner Schwachstellen hinweise, und auch das tue ich nur sehr verhalten und gleichsam „in Watte verpackt". Im wesentlichen folge ich dabei den Inhalten und Konzepten, die bereits im Kapitel über den Charaktertyp beschrieben worden sind. Ich sage dem Patienten beispielsweise:

„Sie haben einen feststehenden Charakter, der Ihre Seele und Ihren Stoffwechsel (und damit Ihre Gesundheit) beeinflußt. Ihr spezieller Charakter wurde in der Antike als ‚Choleriker' beschrieben, der gerne alles in sich reinschluckt und irgendwann explodiert. Solche Charaktere glauben, daß es vor allem anderen Menschen gut gehen muß, bevor sie an sich selbst denken. Dadurch lassen Sie sich aber auch leicht ausbeuten. Sie müssen lernen, nein zu sagen, wenn Sie nein meinen, und sich nicht alles gefallen zu lassen. Sie sind nicht immer auf andere Menschen angewiesen, um gut zurechtzukommen, und leben auch dann richtig, wenn Sie aus Ihrer eigenen Mitte handeln."

Für gewöhnlich ist es nicht ratsam, dem Patienten zu viel von seinen wirklich negativen Schattenseiten zu sagen, denn dadurch reißt man alte Wunden auf und verstärkt nur seinen Zentralkonflikt. Soweit ich mich erinnern kann, habe ich noch keinen Depressiven mit der Enthüllung brüskiert, daß er in der Tiefe seiner Seele von nagendem Frust gequält werde und überall ein „Haar in der Suppe“ finde. Oder daß der Schizoide im Grunde seines Herzens ein arroganter Besserwisser sei, der andere unnötig vor den Kopf stoße, oder der Hysteriker ein gemeiner „Triezer“, der sich am Leiden anderer erfreue und innerlich in Wahrheit ein äußerst selbstunsicherer Mensch sei, oder der Zwanghafte ein innerlich starrer „Korinthenkacker“, der gerne liebedienere, um seine übergroße Strenge zu vertuschen. Atmosphärisch reicht es offenbar aus, daß ich über die Abgründe der Patientenseele Bescheid weiß und daß es der Patient natürlich auch weiß (schließlich kennt er sich selbst gut genug), auch wenn keiner von uns beiden ein Wort darüber verliert.

Die entscheidende Kraft zur positiven charakterlichen Veränderung und Reifung kommt von der Auflösung des Konflikts. Ich möchte dies an einem Beispiel verdeutlichen: Da wird jemand ständig von Übelkeit und Durchfall geplagt wird und muß dadurch ein sozial isoliertes Leben führen, wird ganz unglücklich und fühlt sich ständig müde und lustlos. Wenn er durch die richtige Therapie seine Übelkeit und den Durchfall verliert, hat man es nach einiger Zeit mit einem völlig veränderten Menschen zu tun, der voller Tatendrang ein neues Leben beginnt. Die meisten Menschen verändern sich in gleicher Weise zum Positiven, sobald sie ihre großen Konflikte gelöst haben, die sie vorher innerlich frustriert, gereizt, neidisch und aggressiv gemacht haben.

Die traditionelle Psychotherapie hat ein anderes Konzept, das mit dem Modell der Integration der Schattenseiten operiert. Nach Sigmund Freud sind alle Menschen Bündel unveränderbarer schlechter und guter Eigenschaften und Triebe, so daß sich beispielsweise in Liebe immer auch Haß und Aggression hineinmischen. Wenn der Patient das Negative zu stark ausblendet oder alles Triebhafte unterdrückt, wird er demzufolge neurotisch und krank, und genauso muß er nach Freud – um nicht asozial und kriminell zu werden – eine zivilisierte, zur Sublimierung fähige Person sein, die eine Art von Überdruckventil in Form des Über-Ichs entwickelt, um das triebhafte Pulverfaß kontrollieren zu können. Tut er das zu stark, wird er auch wieder krank. Man hat es demnach mit einer seelischen Mechanik zu tun, die auf lauter Kompromissen aufbaut, die sämtlich auf der Existenz schlechter Neigungen und wilder Triebe beruhen.

Dieses Konzept scheint mir falsch zu sein, auch wenn es im ersten Moment recht wirklichkeitstauglich klingen mag. Nicht ohne Grund haben viele Kritiker Freud Nihilismus vorgeworfen. Meine Kritik geht aber noch viel weiter: Ich bemängele generell, daß die moderne Psychologie den *energetischen* Aspekt ausklammert, genauso wie die rein materialistisch-naturwissenschaftliche Betrachtungsweise die spirituelle Sehnsucht unserer Seele nicht wahrhaben will (und die Seele dabei regelrecht verhungern läßt). Ich will das hier nicht weiter ausführen und habe in meinem Buch *Durch Energieheilung zu neuem Leben* dazu ausführlich Stellung bezogen. Ich erwähne es nur, weil bei vielen Therapeuten (und Patienten) diese aufklärerischen Ideen Freuds im Hinterkopf sitzen, wo sie als nicht hinterfragte Vorurteile das Denken und Handeln beeinflussen.

Meine tägliche Arbeit mit der Auflösung der Konflikte zeigt ein optimistischeres Menschenbild als das von Sigmund Freud. Ich spreche deshalb wenig von den negativen charakterlichen Problemen des Patienten, etwa der Gefräßigkeit des Adipösen oder der zerstörerischen Leidenschaft des Spielsüchtigen, sondern von den Frustrationsgefühlen und ähnlichem, die den Patienten dazu treiben, sich anders zu verhalten, als es seinen wahren Motiven entspricht. Freud würde an diesem Punkt raten, daß der Patient lernen müsse, mit seinen Frustgefühlen besser umzugehen. Doch ich behaupte, daß diese Gefühle vom Konflikt ausgehen und daß sie verschwinden, wenn der Konflikt aufgelöst ist.

Ich mache dem Süchtigen jedoch keine festen Versprechungen, denn dann gerate ich in das unbewußte Maschennetz der Verschiebung von Verantwortlichkeiten, so daß der Patient sein späteres Versagen womöglich auf mich schiebt. Ich sage nur: „Ihr seelischer Frust macht Sie süchtig, und bei vielen Süchtigen sehen wir durch die Konfliktlöschung gute Erfolge.“ Und ich offeriere damit die wichtige Hilfe, den Konflikt als Frustrationsquelle auszuschalten. Der Patient ist danach freier als vorher und kann sich eigenverantwortlich entscheiden.

Aber es scheint mir – insofern gebe ich Freud recht – immer noch ein Rest von „innerem Schweinehund“ übrig zu bleiben, mit dem der Patient selbst zurechtkommen muß. Bei manchen sehr neurotisch erscheinenden Patienten mag in solchen Fällen eine begleitende Therapie, etwa als Psychotherapie oder Hypnose, hilfreich sein. Diesem diffizilen Problem sollte man sich in der Zukunft verstärkt zuwenden, weil es womöglich auch mit den bereits erwähnten 20 Prozent der „Therapieversager“ zu tun hat, die bei der Psychosomatischen Energetik bedauerlicherweise ungebessert bleiben. Bei den meisten Patienten (nämlich 80 Prozent) – das möchte ich nochmals betonen – kommt man jedoch ohne jede Begleittherapie aus!

Zuletzt möchte ich auf das heikle Thema der Wiedergeburt und der Partnerwahl zu sprechen kommen, die beide eng mit dem Zentralkonflikt verknüpft sind. Ich spreche nur dann vom Thema „Wiedergeburt“, wenn ich es mit einem seelisch stabilen Menschen zu tun habe, der solchen Themen tolerant gegenübersteht und einen Kausalwert von 70 Prozent oder höher haben sollte. Sonst verflacht das Thema zu einer mystischen Kuriosität und wird nicht richtig verstanden. Ich bespreche das Thema auch nur dann, wenn der Zentralkonflikt aktiv ist und ich das sichere Gefühl habe, daß der Patient die ungeschminkte Wahrheit vertragen kann.

Ein Beispiel: Den karmischen Aspekt des Zentralkonflikts Nr. 4 (Thema „selbstbeherscht“) erkläre ich dem Patienten mit folgenden Worten:

> „Ich kann Ihnen für Ihr Problem einige Anregungen geben, die sich mit den Erlebnissen von Menschen in Trance, von hellsichtigen Personen und von spirituellen Lehrern decken. Das Ganze ist ein Modell, das ich Ihnen als Erklärungshilfe anbieten kann. Demnach haben Sie irgendwann in grauer Vorzeit ein existentiell bedrohliches Erlebnis gehabt, das mit dem Thema Ihres Zentralkonflikts zu tun hatte. Sie waren vom Tode bedroht und starben dann auch tatsächlich auf qualvolle Weise, obwohl Sie Ihr Ende durch eine ‚selbstbeherrschte Haltung' verhindern wollten. Die seelische Haltung des Selbstbeherrschtseins hat zur Ausprägung eines melancholischen Charakters geführt ...“ (An dieser Stelle folgt der bereits besprochene Part über die Bedeutung von Zentralkonflikt und Charakter.) „Sie nehmen eine überwiegend verstandesmäßige und kontrollierte Haltung ein, träumen aber davon, Ihre verborgenen Sehnsüchte und emotionalen Seiten ausleben zu dürfen. Der einmal entstandene Zentralkonflikt prägt daraufhin Ihr gesamtes seelisches Leben, und Sie sehen alles durch seine Brille. In späteren Leben, wenn Sie sich wieder inkarnierten, haben Sie immer wieder Familien und Existenzen gewählt, bei denen das Thema Selbstbeherrschtsein angesprochen worden ist. Wie bei Zwiebelschalen reiht sich deshalb eine gleichartige Verletzung an die andere. Stets versuchen Sie unbewußt, Ihren Konflikt neu zu inszenieren, obwohl Ihr wahres inneres Wesen das gar nicht will.“

Für die meisten Patienten wird dieses Bild zur Offenbarung, das ihnen völlig neue Perspektiven eröffnet. Meist erfahre ich von solchen Patienten, daß sie erstaunlicherweise ganz ähnliche Vermutungen gehegt haben, weil bereits gewisse Träume und Vorahnungen um solche Themen kreisten. Oder ich höre zu meiner Überraschung, daß ihnen ein Medium vor längerer Zeit das gleiche erzählt oder daß ein Buch sie völlig aufgewühlt hat, in dem ähnliche historische Themen beschrieben worden sind. Für manche Patienten handelt es sich aber um ein neues und ungewohntes Bild, das ich dann auch nicht allzu sehr ausbreite, vor allem dann, wenn ich das ungute Gefühl bekomme, den Patienten damit zu überfordern. Falls das Ganze in eine Märchenstunde auszuarten droht, was hin und wieder vorkommt, ist die Grenze des Erträglichen eindeutig überschritten, und ich wechsle sofort das Thema.

Der wertvolle Kern dieses Bildes vom karmisch „wandernden“ Zentralkonflikt offenbart sich oft erst beim zweiten Hinsehen. Als Therapeut muß man in dieses

Bild hineinwachsen und sich damit vertraut machen. Doch dann wird es zum unentbehrlichen Hilfsmittel der Seelendiagnostik und Seelenheilung! Denn wenn der Zentralkonflikt durch Jahrtausende das gesamte Leben einer Einzelseele prägt, haben wir es mit einer Seelenevolution zu tun, die den einzelnen in die Gesamtentwicklung der Schöpfung einbezieht. Niemand ist dann ein verlorenes Geschöpf, das nur einmal (nämlich in diesem Leben) auf dieser Erde verweilt und danach für immer tot sein wird (gemäß dem gängigen, völlig trostlosen Bild der modernen, aufgeklärten Naturwissenschaft).

Ganz im Gegenteil vermittelt mein Modell das versöhnliche Bild einer ewigen und unsterblichen Seele. Der einzelne wandert auf dem Weg der Seelenreifung von einer Inkarnation zur anderen und wird dabei von vertrauten und geliebten Mitmenschen, aber natürlich auch von seinen Feinden (und seinem Zentralkonflikt, dem größten und dabei ganz heimlichen Feind) begleitet. Paradoxerweise entpuppen sich unsere ärgsten Feinde oft als unsere größten Wohltäter, weil sie (für uns zwar schmerzhafte, aber notwendige) Lektionen vermitteln, die ohne ihr Zutun nicht gelernt worden wären. Genauso scheint es auch hier zu sein, so daß der Zentralkonflikt zum Stock wird, an dem sich unsere individuelle Seelenentwicklung einer Weinrebe vergleichbar hochrankt.

Ich erläutere meinen Patienten nicht im einzelnen dieses uralte spirituelle Modell, das natürlich eine wertvolle seelische Heilserwartung mit einschließt und dadurch tiefe Heilungsimpulse vermittelt (weil es durchblicken läßt, daß wir nicht grundlos auf dieser Welt sind, sondern alle ein individuelles Ziel ansteuern – dasjenige der reifen Seele, die irgendwann am Ziel ihrer Reise wieder in sich ruht und dabei vollständig glücklich sein wird). Ich verwende dieses Modell aufgrund meiner eigenen inneren Überzeugung als das beste und realitätsgetreueste Bild, das ich kenne. Es entspricht im übrigen der ewigen Philosophie Aldous Huxleys, der die gesamten Weisheitslehren aller Völker und Hochreligionen in seinem berühmten Buch über die „Ewige Philosophie“ zusammengefaßt hat (siehe Literaturverzeichnis). Es entspricht auch den Erfahrungen und Gedanken vieler transpersonaler Psychoanalytiker, etwa des Jungianers Roger Woolger. Ich komme in einem späteren Kapitel darauf zurück.

Für den Patienten erscheint es mir wichtig, daß er begreift, was da in der Tiefe seiner Seele vor sich geht. Ein Konflikt, den man von einem Leben zum anderen weitertransportiert, mit immer neuen Erlebnissen füttert und nach dem man seine gesamte Existenz ausrichtet, wird zu einem viel umfassenderen Erklärungsmodell, das die meisten menschlichen Probleme unter einem völlig anderen Gesichtspunkt betrachtet, als es gemeinhin in der Praxisroutine üblich ist. Denn die Wahl der jeweils aktuellen Existenz, des Körpers mit seinen Schwachstellen und Vorzügen ebenso wie die Wahl der eigenen Eltern gehorchen demnach einer unbewußten Strategie, die entscheidend vom Zentralkonflikt gesteuert wird.

„Aber wer ist dann schuld an meinem jetzigen Leben?“, fragen mich viele Patienten. Ich sage ihnen ehrlich, daß ich nicht weiß, wer als erster Schuld hat, daß ich aber grundsätzlich davon überzeugt bin, daß der Zentralkonflikt am Anfang des gesamten Prozesses stand. Der Zentralkonflikt entstand natürlich auch nicht aus dem Nichts, sondern kann häufig wieder auf Mitmenschen zurückgeführt werden, die einem den ersten großen seelischen Schaden zugefügt haben und die damals selbst aus seelischer Not heraus handelten. Bei der Betrachtung dieser Kette von Verstrickungen landet man zuletzt vielleicht bei der „Erbsünde“, das heißt bei einer Verstrickung ohne Ende. Damit wird natürlich die individuelle menschliche Schuld nicht beseitigt, die jeder von uns tragen muß. Aber wichtig erscheint mir, daß durch solch eine Betrachtung das Schuld-auf-andere-Schieben aufhört, weil es sich dabei um eine sinnlose Endlosschleife handelt.

Damit komme ich zum zweiten Gesprächsthema, nämlich zu der Beziehung zum Partner und zu anderen Menschen. Dieses Thema spielt bei der Besprechung des aktiven Zentralkonflikts eine Rolle, weil dann der zugehörige Charaktertyp offen zutage liegt. Es gibt aber auch Patienten, deren Beschwerden ganz unmittelbar mit einem Partnerproblem zu tun haben. Bei der Beratungsfrage der mitmenschlichen Kompatibilität, des Gut-oder-schlecht-miteinander-Könnens, verwende ich das bereits dargestellte Schema der gut, weniger gut oder schlecht zueinander passenden Charaktertypen. Ich ziehe mich dabei auf den Standpunkt des rein Faktischen zurück und spiele nicht den Schiedsrichter.

Weder der Hysteriker noch der Schizoide, genauso weder der Depressive noch der Zwanghafte sind daran schuld, daß sie sich normalerweise so häufig in die Haare geraten und permanent mißverstehen. Man sollte nur nicht zu enge gemeinsame Lebensräume bewohnen, wenn man so gegenpolar „gestrickt“ ist. Manchmal kann man nichts daran ändern, etwa wenn es sich um inkompatible Familienmitglieder handelt. Man kann dem Patienten aber die Sache leichter machen, indem man ihm die heimliche und unbewußte, aber natürlich trotzdem ständig wirksame Gebrauchsanweisung des anderen Typs erklärt. „Marsmenschen haben nun mal diese und jene Spielregeln“, lautet die Hauptstoßrichtung meiner Erklärungsversuche. Meist ist bereits viel gewonnen, wenn die Strategien des inkompatiblen Typs nicht als persönliche Fehler und Schwächen, sondern als charaktertypische Eigenheiten anerkannt werden. Wenn der Patient akzeptiert – um im Bild zu bleiben –, daß Marsmenschen nicht aus böser Absicht Antennen auf dem Kopf tragen, sondern weil das bei Marsmenschen so üblich ist, dann ist der Weg für ein besseres Verständnis frei.

Kapitel 16

Die Therapie der Konflikte und der Medikamententest

Zur Auflösung der Konflikte benutze ich die „Emotionalmittel" (Emvita® Fa. Rubimed). Es handelt sich um 28 verschiedene homöopathische Komplexmittel, die ich im Laufe mehrerer Jahre entwickelt habe, um die zugehörigen Konflikte (die dieselben Namen tragen) auf sanfte und dauerhafte Weise aufzulösen. Den Vorgang beim Verschreiben der Medikamente habe ich bereits beschrieben. Bei fast allen Patienten verordne ich dazu das jeweilige „Chakramittel" (Chavita® Fa. Rubimed). Dabei leitet mich die Vorstellung, daß der Konflikt durch das Emotionalmittel abgeschmolzen wird, während das Chakramittel den Geburtskanal des Konflikts erweitert und mithilft, daß der Konflikt leichter aufgelöst wird. In seltenen Fällen (< 2 Prozent) braucht man nur das Emotional- oder nur das Chakramittel – meist bei hochsensiblen Personen mit besonders großen Konflikten, wobei letztere erst „geburtsfähig" gemacht werden müssen.

Wenn ich einen großen Konflikt getestet habe, der einen Kausalwert von 70 Prozent oder höher hat, verschreibe ich gleich genügend Medikamente für drei bis vier Monate (das heißt drei Flaschen) und empfehle dem Patienten während dieser Zeit die ständige Einnahme der Mittel (Dosierung für Erwachsene und Kinder über 6 Jahren 2 x 12 Tropfen auf die Zunge, bei sensiblen Personen in Wasser verdünnt, zum Beispiel in einer Flasche Wasser, die man über den Tag verteilt schluckweise trinkt). Bei Fragen kann mich der Patient kontaktieren, aber ich versäume nicht zu erwähnen, daß es normalerweise keine Fragen gibt und als Nebenwirkungen höchstens starke Träume beobachtet werden. Damit beende ich für gewöhnlich die Konsultation. Von Nebenwirkungen erzähle ich meist nicht mehr (weil es auch meistens keine gibt), um nicht sich selbst erfüllende Prophezeiungen auf den Plan zu rufen.

Eine Ausnahme bilden Patienten mit sehr stark „gespannten" Konflikten, die daran erkannt werden können, daß die Konflikte sehr groß sind (zum Beispiel 100/90/10/90) und den Patienten mit ihrer Symptomatik stark beschäftigen. Dazu rechne ich unter anderem Patienten mit Psychosen, Angsterkrankungen, stark empfundenen

Mißbefindlichkeiten und schweren Schmerzbildern (Migräne, Trigeminusneuralgie usw.). Solche Patienten reagieren in der Anfangsphase häufig mit Verschlimmerungen, wenn der Konflikt durch die Resonanz mit dem Emotionalmittel kurzfristig noch mehr aktiviert wird. Häufig sind solche Patienten bereits von sich aus verängstigt. Wenn ich als Therapeut nun in dasselbe Horn blase und meine Besorgnis über Verschlimmerungen äußere, verfällt der Patient häufig in eine vorschnelle Abwehrhaltung, aus der er nur noch mühsam herausgeholt werden kann.

In der Anfangsphase der Psychosomatischen Energetik quälte mich das Problem, daß manche Patienten längere Zeit mit Erstverschlimmerungen und starken Beschwerden zu kämpfen hatten, bis die Wirkung der Emotional- und Chakramittel zu greifen begann. Als Therapeut bangte ich dann mit und hoffte, daß der Patient während der rauhen Anfangsphase bei der Stange bliebe. Manche ganz Verzweifelte sprangen ab und brachen die Behandlung ab. Manchmal mußte ich auch allopathische Schmerz- und Beruhigungsmittel geben, die den Heilungsprozeß zusätzlich beeinträchtigten. Aus dieser Not heraus entwickelte ich vier Akutmittel, die entscheidend dabei mithelfen können, die lästigen Anfangsbeschwerden zu dämpfen und dem Patienten schnell eine Linderung zu verschaffen.

Es handelt sich um vier homöopathische Komplexe, die sich bei den folgenden Indikationen bewährt haben:

- Anxiovita® bei Angsterkrankungen sowie *ex iuvantibus* bei unklaren Erschöpfungszuständen, sofern Anxiovita® im Test anspricht. (Häufig liegt dann eine unerkannte Angsterkrankung vor.) Als Akutmittel bei Panikerkrankungen bewährt. Versuchsweise bei Angst- und Spannungszuständen, wenn andere Grunderkrankungen vorliegen (Schmerzen, Depression, Zwangserkrankung usw.)
- Neurovita® bei Spannungszuständen mit dem Empfinden, völlig am Ende und wegen der verkrampften Unruhe überhaupt nicht mehr zur Erholung fähig zu sein. Häufig bei langwierigen Leidenszuständen, die mit einer auszehrenden Überforderungssymptomatik einhergehen. („Burn-out-Syndrom“)
- Simvita® bei Sympathikotonie mit den Symptomen Nervosität, Hyperaktivität, Schwitzen, Hautrötung, Tachykardie, Mydriasis, feinschlägiger Handtremor – kurzum bei allen „Links-Überholern“, die im Leben ständig mit Vollgas fahren. Bewährt bei angeborener Yang-Polarität.
- Paravita® bei Parasympathikotonie (Vagotonie) mit den Symptomen Müdigkeit, Schwäche, Hypotonie, Hautblässe mit Trockenheit, Miosis, Krämpfe der glatten Muskulatur – bei Überforderungstypen, die erst auf die Nase fallen müssen, um zu wissen, daß sie mal wieder ihre Grenzen überschritten haben. Bei Somatisierern und Verdrängern sowie bei Menschen mit angeborener Vagotonie (Yin-Typen).

Erfahrungsgemäß verordne ich für die Anfangsphase ein Fläschchen des Akutmittels, das bei der Regeldosierung von 4 x 6 Tr. für fünf Wochen ausreicht und das danach meistens abgesetzt werden kann. Denn die Mittel dienen, wie erwähnt, nur dazu, die Beschwerden baldmöglichst zu dämpfen, damit der Patient schnell eine Besserung verspürt und nicht ungeduldig wird. Manche Patienten haben das Empfinden, das jeweilige Akutmittel ständig zu benötigen, und dann verschreibe ich es weiter. Häufig ist das bei Angstpatienten der Fall, die Anxiovita® oft als das beste Akutmittel loben, das sie je zur Verfügung gehabt haben. Sobald der Konflikt abgeschmolzen ist, der die Angst energetisch unterhält, verschwindet natürlich auch die Angsterkrankung, und dann braucht der Patient keine Akutmittel mehr.

Ein weiteres ungelöstes Compliance-Problem beruht auf der fatalen Situation, daß manche bedauernswerten Patienten ihre Beschwerden in unverminderter Stärke beibehalten, bis der Konflikt kurz vor seiner Auflösung steht (siehe Abbildung S. 139). Wenn beispielsweise ein Angstkonflikt dazu ein Jahr lang braucht, dann haben solche Patienten die engelhafte Geduld aufzubringen, ein Jahr lang den Doktor und die Medikamente zu bezahlen, dazu natürlich die Medikamente brav einzunehmen, ohne je einen Erfolg zu verspüren. Noch delikater gestaltet sich die Situation, wenn ein Patient einen Konflikt nach dem anderen entwickelt und seine Beschwerden dabei unverändert bleiben (siehe Abbildung S. 139). Man kann solche Patienten damit trösten, daß wir noch nie mehr als acht große Konflikte hintereinander gefunden haben, das heißt irgendwann wird Schluß sein mit der Konfliktkette[62].

Die übliche Erfahrung bei der Psychosomatischen Energetik ist, daß der Patient ein bis zwei aktive Konflikte hat und sie innerhalb von zwei bis sechs Monaten auflöst. Die meisten Patienten verspüren bereits nach wenigen Wochen eine deutliche Besserung, die immer länger anhält und schließlich zum Dauerzustand wird. Über den geschilderten Problemfällen, die proportional übermäßig viel Zeit und Energie des Behandlers schlucken, vergißt man allzu leicht die vielen Erfolge. Praxisberater behaupten, daß 10 Prozent der Patienten – die sogenannten „schwierigen" Patienten – annähernd 50 Prozent der Zeit des Behandlers beanspruchen. Praxisberater haben dabei das nötigende und nervenaufreibende Verhalten solcher schwierigen Patienten im Auge, während ich hier von der Schwierigkeit beim Gesundmachen spreche.

Schwieriges Verhalten und mühselige Heilungsversuche gehen dabei oft Hand in

[62] Meine Praxiserfahrungen zeigen, daß unter den zwei Dritteln aller Patienten, die mehrere Konflikte haben, bei einem kleineren Prozentsatz nur zwei Konflikte vorkommen, dagegen drei bis vier Konflikte die Regel sind. Da jeder Konflikt vier bis fünf Monate zur Auflösung braucht, erstreckt sich die komplette Behandlung in der Regel über etwas mehr als ein Jahr. Danach berichten die Mehrzahl aller Patienten über einen dauerhaft zufriedenstellenden Zustand. Rezidive von einmal aufgelösten Konflikten sind eher Raritäten und vor allem dann zu erwarten, wenn Allopathika (z.B. Antiepileptika, Neuroleptika) den Heilungsprozeß blockieren und parallel zu den Emotionalmitteln eingenommen werden (was meist nicht zu vermeiden ist).

Hand, weil Patienten oft so lange ein schwieriges Verhalten an den Tag legen, wie sie sich nicht sachlich anerkannt und menschlich gewürdigt fühlen. Das Hauptaugenmerk beim schwierigen Patienten sollte von Anfang an darauf gerichtet sein, die ungeschminkte Wahrheit zu sagen, die darin besteht, daß man keine allzu leichtfertigen und großartigen Heilungsversprechen macht. Wenn der Patient weiß, daß die Psychosomatische Energetik keine „Wunderkiste“ ist, sondern ein mühsamer, langer Weg, dann sind die Erwartungen viel realistischer. Gerade bei chronischen Schmerzpatienten, diffizilen Fällen und „Koryphäenkillern“ empfiehlt es sich, behutsam mit seinen Heilungsversprechungen umzugehen.

Damit komme ich zu den üblichen Fragen, die sich immer wieder stellen. Bei starken Verschlimmerungen empfiehlt es sich, die Dosis entweder auf 0 zu reduzieren und dann täglich um 1 Tropfen zu steigern, oder in weniger heftigen Fällen auf die Hälfte (in Wasser gelöst) zu verringern. Eine Kontraindikation ist wie bei allen Medikamenten das erste Trimenon der Schwangerschaft. Andere ernsthafte Gegenanzeigen sind mir nicht bekannt. Ganz generell sind für hochpotenzierte Homöopathika (die in den Medikamenten der Psychosomatischen Energetik enthalten sind) keine Nebenwirkungen oder Kontraindikationen beschrieben, die pharmakologisch bedeutsam sind.

Allerdings gibt es seltene Gegenanzeigen bei Hochpotenzen, nämlich dann, wenn das Reba-Test die Unverträglichkeit eines bestimmten Homöopathikums signalisiert. Das kommt beispielsweise bei sehr großen, hochaktiven oder noch nicht vollständig aktiven („halbgeborenen“) Konflikten vor. Man merkt das daran, daß ein bestimmtes Emotional- oder Chakramittel (oder die Kombination beider Mittel) die Vital- und Emotionalwerte des Patienten stark absenkt. Wenn ein Patient sich sehr stark über Nebenwirkungen oder fehlende Wirkung beklagt, lasse ich ihn zu einem „Ultrakurz-Check“ von fünf bis zehn Minuten wiederkommen, um mich zu vergewissern, daß alles mit rechten Dingen zugeht. Ich teste dann einfach die Rezeptur auf ihre Richtigkeit, und meist faßt der Patient danach wieder Vertrauen in meine Therapie.

Eine wichtige Fallgrube möchte ich unbedingt erwähnen, die dem noch unerfahrenen Therapeuten am Anfang seiner Beschäftigung mit der Psychosomatischen Energetik zum Verhängnis werden kann. Kontrollen innerhalb der ersten zwei bis drei Wochen nach Therapiebeginn führen oft zu dem voreiligen Schluß, daß die verordneten Mittel dann nicht mehr ansprächen und deshalb nicht mehr benötigt würden. Testet man einige Wochen später nach, so sprechen plötzlich wieder die alten Mittel an, die man zuvor dummerweise weggelassen hatte. Des Rätsels Lösung beruht auf einer „Scheinheilung“: Die verordneten Mittel wurden vom abheilenden Konflikt regelrecht aufgesaugt, so daß sie zwei bis drei Wochen nach Therapiebeginn nicht mehr testbar waren. Mein Rat lautet deshalb, Kontrollen frühestens nach vier bis sechs Wochen durchzuführen bzw. vorher mit voreiligen Therapieänderungen vorsichtig zu sein.

Testreaktion, Erstverschlimmerung und Konfliktabschmelzung

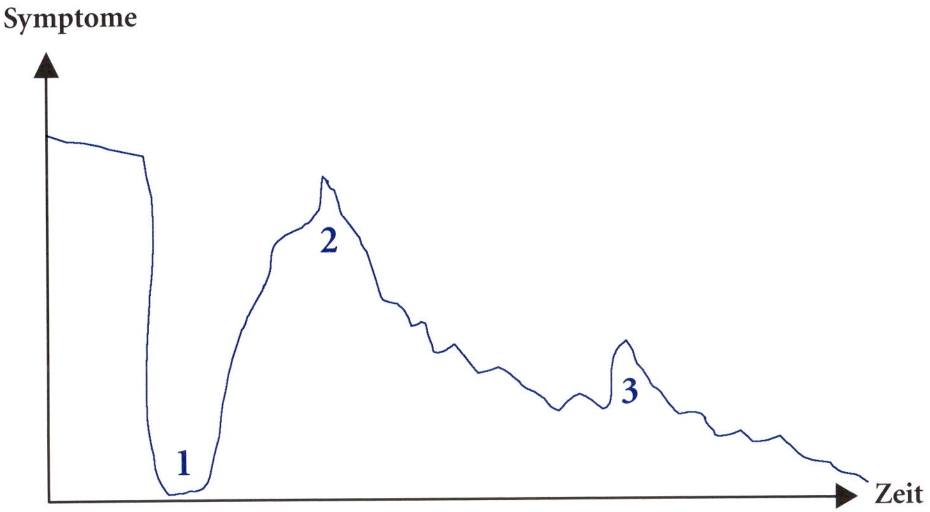

Legende:
1 = fehlende Testreaktion innerhalb von 1–3 Wochen nach Behandlungsbeginn („Scheinheilung")
2 = Erstverschlimmerung nach 4 Wochen
3 = nächtlicher Alptraum nach 8 Wochen

Als ungünstige *Begleitmedikation* haben sich alle stark dämpfenden Allopathika und Schmerzmittel herausgestellt. Auch starke Gifte wie viele Chemotherapeutika und hochdosiertes, längere Zeit gegebenes Cortison wirken energetisch blockierend. Was soll man nun in der vertrackten Situation tun, wenn Patienten auf diese Mittel angewiesen sind? Zunächst gilt als Regel, sich selbst ein Bild von jedem eingenommenen Medikament zu machen. Grundsätzlich bekommt dazu jeder Patient bei der Erstkonsultation von mir die Auflage, alle seine Mittel zum Testen mitzubringen. Nicht selten erlebe ich, daß Patienten ganze Plastiktüten voller Medikamente mitbringen. Jeder Energietherapeut hat irgendwann das Schlüsselerlebnis, daß seine Bemühungen ins Leere laufen, weil irgendein (meist von anderer Seite verordnetes) Medikament zur Therapieblockade führt, da es von ihm nicht auf seine Verträglichkeit und Wirksamkeit überprüft worden ist – ein Umstand, der natürlich mit steigender Zahl der eingenommenen Medikamente häufiger eintritt. Man sollte es sich deshalb zur Regel machen, alle eingenommenen Medikamente durchzutesten. Am einfachsten ist es, die Medikamente der Reihe nach auf die Wabe des Reba-Testgerätes zu legen (bzw. in eine separate Medikamentenwabe oder Chromschale) und dabei auf eine Testreaktion zu achten. In Blister eingeschweißte Pillen sollte man halb durchdrücken (nicht ganz, damit sie weiterbenutzt werden können), sonst bekommt man bei versiegelten Pillen keine sicheren Testergebnisse.

Bekomme ich beim Patienten eine neutrale Testreaktion, sagt mir sein Organismus damit: „Das ist mir energetisch gleichgültig." Als Regel gilt, daß neutrale Testreaktionen nicht schaden, aber auch nicht gesünder machen. Notwendige Mittel wie Insulin beim Diabetiker sollte man natürlich beibehalten, auch wenn sie neutral testen. Schließlich gibt es wie bei der täglichen Nahrungszufuhr viel, was der Organismus braucht, obwohl es ihn energetisch nicht verändert. Teure Mittel wie orthomolekulare Stoffe, Q10, Haifisch-Pillen usw. würde ich dagegen weglassen, wenn sie neutral testen, und dem Patienten raten, sein eingespartes Geld lieber in guten Restaurants oder für sonstige Vergnügungen auszugeben. Der Grund für das Neutraltesten liegt oft in nichts anderem als in der Gewöhnung.

Wie man sich an die Bilder in den eigenen vier Wänden so sehr gewöhnt, daß sie einem erst nach längeren Urlaubsreisen wieder auffallen, genauso scheint der Organismus angesichts vieler Heilungsreize energetisch regelrecht abzustumpfen. Grundsätzlich gilt aber als weitere Regel, daß man sich an *wichtige* Reize *nicht* gewöhnt. Wer einen echten *Picasso* an der Wand hängen hat, wird ihn vermutlich viel weniger übersehen als einen biederen Sparkassenkalender. Genauso testen *wichtige* Mittel auch bei längerer Einnahme niemals neutral! Als Therapeut verschreibe ich deshalb so gut wie niemals solche Substanzen, die bei den meisten Patienten neutral testen. Ich erfahre also bei solchen Medikamententests eine Menge und lerne dadurch, meinen Schatz an wertvollen Medikamenten begrenzt zu halten.

Bei positiver Testreaktion sagt der Organismus: „Das verändert mich energetisch!" Die Testreaktion verrät jedoch nicht, ob es sich um eine Veränderung zum Guten oder zum Schlechten handelt! Dieser wichtige Punkt wird von vielen Testern übersehen, die dem Irrglauben anhängen, jede Testreaktion komme einer Zustimmung gleich. *Man muß sich als Tester unbedingt darüber klar werden, daß auch negative Substanzen eine Testreaktion zur Folge haben.* Meine Aufgabe als Tester ist es, mit Hilfe des Reba-Testgerätes zu überprüfen, ob die Medikamente mit einer Testreaktion anschließend gut oder schlecht testen. Dazu lege ich die Medikamente in den Beckenbereich des Patienten und teste die Vital- und die Emotionalebene (gelegentlich auch die Mental- und die Kausalebene, die dabei aber von untergeordneter Bedeutung sind). Wie bereits erwähnt, bedeutet das Plazieren der Medikamente im

Beckenbereich eine unmittelbare energetische Integration – ein starker Yin-Effekt, der vermutlich einer energetischen Basisqualität des Beckens selbst entstammt. Der Effekt simuliert den Umstand, „als ob das Mittel bereits eingenommen wäre". Deshalb kann man damit sehr einfach und elegant die (energetischen) Therapiewirkungen eines Medikaments überprüfen.

In einem nächsten Kontrollschritt kann man die Wirkung der aufgelegten Medikamente quantifizieren – das heißt, man überprüft, um wieviel Prozent der Patient dadurch Veränderungen zeigt. Man mißt dazu die Energiewerte des Patienten vor und nach dem Auflegen der Medikamente. Das Reba-Testgerät kann nun je nach Medikament unveränderte (neutrale), schwach beziehungsweise stark positive oder schwach beziehungsweise stark negative Veränderungen anzeigen. Abgeleitet von diesen Werten kann ich dem Patienten aus meiner Erfahrung folgende Empfehlungen geben:

Charakteristische Medikamententest-Ergebnisse

Ohne Medikament	**Mit Medikament**	**Interpretation** (= Empfehlung für den Patienten)
30/50/100/70	50/100/100/70	Mäßige Besserung der Vitalsphäre, guter Heilungseffekt im Emotionalen, gute Therapie (sollte der Patient einnehmen)
	100/100/100/75	Optimale Therapie (sollte der Patient unbedingt einnehmen)
	30/30/100/70	Mäßige Verschlechterung (sollte der Patient eher weglassen, wenn es nicht essentiell notwendig ist)
	10/10/90/50	Starke Verschlechterung (Medikament sollte weggelassen werden). Häufig sieht man Nebenwirkungen.

In der Regel ist jede gute Heilwirkung auch an einer deutlichen Verbesserung der Energiewerte ablesbar. Schwache Heilwirkungen oder gar negative Effekte sind nicht erwünscht und sollten zum Weglassen des jeweiligen Präparates führen. Nun dienen bestimmte Allopathika einem anderen, lokalistischen Ziel, da sie Tumorgewebe zum Absterben bringen oder Bakterien bekämpfen, wobei der Gesamtorganismus (nach dem Motto: „Wo gehobelt wird, da fallen Späne.") unglücklicherweise mitleiden muß und dadurch energetisch beeinträchtigt wird. So kann die verzwickte Situation eintreten, daß ein wichtiges Allopathikum, das beispielsweise als Antiepilektikum Anfälle unterdrücken soll, extrem schlecht testet. Ich kann für solche Fälle nur den Rat geben, sich einen guten Vorrat an Alternativpräparaten zuzulegen und nachzuprüfen, ob ein Alternativmittel des Problems Lösung sein kann (das sich der Patient dann vom mitbehandelnden Facharzt möglichst verschreiben lassen sollte).

Generell kann ich aus fast dreißig Jahren Erfahrung mit dem Medikamententest das Fazit ziehen, daß mir eine vernünftige Energiemedizin ohne diesen Test und ohne die qualitative Differenzierung durch das Reba-Testgerät gänzlich unmöglich erscheint. Ich kann auch einige elementare Regeln destillieren, denen Allgemeingültigkeit zukommt. So sind gute Allopathika guten Naturheilmitteln ebenbürtig, und es gehört zu den unausrottbaren Vorurteilen, daß chemische Mittel schlechter seien als biologische. Das stimmt einfach nicht, und darüber hinaus gibt es Indikationen, bei denen Allopathika einfach unverzichtbar sind, etwa auf dem Gebiet der Hochdruckbehandlung.

Gemäß dem Grundsatz *primum nihil nocere* sind Homöopathika natürlich meist nebenwirkungsärmer, weil sie nur noch die heilsame Schwingung enthalten, aber nicht die zugehörige Substanz. Trotzdem gibt es viele schädliche Homöopathika, deren Heilschwingung der Patient mit der Zeit nicht mehr verträgt. Homöopathika sind *per definitionem schädliche* Schwingungen, deren Heilwirkung am Gesunden dadurch überprüft wird, daß sie ein Arzneimittelbild aus Krankheitssymptomen hervorrufen. Das klingt im ersten Moment ganz nachvollziehbar, wird in der Realität aber oft nicht beachtet, wenn Patienten jahrelang dasselbe Homöopathikum einnehmen. Sie brauchen sich dann nicht zu wundern, wenn sie irgendwann Beschwerden bekommen und ein entsprechendes Arzneimittelbild entwickeln! Das gilt im übrigen auch für die Biochemie-Mittel Schüßlers, die ebenfalls homöopathisierte Stoffe enthalten[63].

Abschließend möchte ich auf die Frage eingehen, ob andere Medikamente und Heilungsmethoden als die Emotional- und Chakramittel Konflikte auflösen können.

---

[63] Oft werde ich gefragt, ob andere Naturheilstoffe ebenfalls kurz- oder langfristig schädlich sein können. Bei Bach-Blüten habe ich nie Verschlechterungen gesehen, dagegen scheinen mir bestimmte ätherische Öle sowie Auszüge von pharmakologisch wirksamen Pflanzen (Tinkturen) und Heiltees energetisch erhebliche Wirkungen zu entfalten, die natürlich auch ins Gegenteil umschlagen können. Man sollte deshalb auch solche regelmäßig eingenommenen Substanzen auf ihre Wirkung hin testen, vor allem natürlich spätestens dann, wenn der Patient aus unbekannten Gründen nicht die erwarteten Heilungsforschritte zeigt. Von dem erfahrenen und hochsensiblen Wiener Energietester Dr. Erwin Schramm habe ich gehört, daß gelegentlich Heilpflanzen-Teemischungen (etwa die beliebten Heilkräuter-Mischungen) Abwehrbastionen des Organismus energetisch löschen können, die seiner Meinung nach sonst vor Krebs schützen sollen. Ob das stimmt, kann ich nicht bestätigen, aber es sollte unbedingt näher untersucht werden.

Ich habe jahrelang mit den Blütenessenzen Edward Bachs und mit homöopathischen Hoch- und Höchstpotenzen gearbeitet, dabei aber nicht die dauerhaften und tiefgreifenden Erfolge gesehen, die ich mir gewünscht hatte. Das gleiche gilt für sämtliche anderen Therapien. Das bedeutet jedoch nicht, daß ich Alternativen von vornherein ausschließe, und ich bin für alle konstruktiven Vorschläge dankbar, die die Auflösung der Konflikte beschleunigen und intensivieren helfen.

Eigene Versuche mit einer Höherdosierung der Emotional- und Chakramittel verliefen leider wenig erfolgversprechend. Offenbar braucht jeder Konflikt eine bestimmte Zeitspanne (Heilungsphase), bis er sich auflöst. Leider sind nach meinen Beobachtungen andere Therapieverfahren in der Mehrzahl der Fälle nicht in der Lage, Konflikte energetisch aufzulösen. Kritiker mögen mir vorwerfen, daß ich mit einer so pauschalen Aussage eine bestimmte Therapie übersehen habe, die ihrer Meinung nach dazu in der Lage ist. Zu meiner Verteidigung kann ich anführen, daß meine Patienten so gut wie alles ausprobiert haben, bevor sie zu mir gekommen sind. Deshalb gehe ich davon aus, daß ihr ungebesserter Zustand etwas mit solchen ungenügenden Vortherapien zu tun hat[64].

Die Testungen an meinen Patienten bzw. an Therapeuten, die unsere Seminare besuchen und oft Experten auf bestimmten Gebieten sind, verraten mir eine Menge über die Qualität alternativer Verfahren, und das meiste der derzeit angebotenen Therapien scheint mir relativ wenig wirksam zu sein, was die dauerhafte Auflösung der Konflikte anbelangt. Die derzeitigen Therapieempfehlungen der Psychosomatischen Energetik scheinen mir dagegen das Optimum darzustellen, das in dieser Hinsicht möglich ist. Die täglichen Therapieerfolge sprechen dafür, daß wir auf dem richtigen Weg sind.

[64] Selbstkritisch möchte ich zu diesem Punkt anmerken, daß ich mir selbstverständlich der Tatsache bewußt bin, daß nur bisher unzureichend behandelte Patienten zu mir in Behandlung kommen. Gäbe es demnach eine ebenso erfolgreiche Therapie zur energetischen Konfliktlöschung wie die Psychosomatische Energetik, würde ich solch ein erfolgreiches Therapieverfahren aus dem simplen Grund übersehen, daß geheilte Patienten eine weitere Therapieoption (nämlich meine) gar nicht mehr suchen würden. Nach der gleichen Logik trifft dieses Argument im übrigen auch auf die jeweiligen erfolgreichen Therapeuten zu, weil sie gar nicht das Bedürfnis verspürten, die Psychosomatische Energetik zu erlernen.
Diesen Argumenten möchte ich entgegenhalten, daß sich im Gesundheitssektor erfolgreiche Methoden in ungewöhnlich kurzer Zeit herumzusprechen pflegen. Beispielsweise sind viele Menschen mit großem Leidensdruck in Selbsthilfegruppen zusammengeschlossen, wo hochkompetente Informationsbörsen von Mitgliedern entstehen, die sich via Internet usw. über ihre Therapieerfolge (mit diversen Methoden) austauschen. Dort ist aber bislang nichts von einer Methode bekannt, die ähnliche Therapieerfolge hat wie die Psychosomatische Energetik.

Kapitel 17

Selbsterkenntnis und Heilwerden

An dieser Stelle des Buches möchte ich mich dem Seelischen zuwenden. Zunächst möchte ich *mit zwei zähen Vorurteilen aufräumen*, die leider weit verbreitet sind und mit der Interpretation und Verarbeitung seelischer Konflikte zu tun haben. Das erste Vorurteil ist mit dem Aufspüren seelischer Krankheitsursachen verbunden. Es vereitelt eine ehrliche und produktive Krankheitsbewältigung, weil es den Betroffenen in logische Sackgassen und sinnlose Beschuldigungen führt, die letztlich nur Scheinlösungen sind. Statt dessen möchte ich eine Haltung der unbedingten Offenheit dem Seelischen gegenüber und des bedingungslosen Annehmens des eigenen Schicksals empfehlen. Darüber hinaus möchte ich uns Therapeuten zu einer anderen seelischen Haltung raten, die wohl am treffendsten mit dem altmodischen Begriff der „Demut" umschrieben werden kann.

Das erste Vorurteil hat mit dem Glauben zu tun, das Aufspüren der seelischen Krankheitsursachen sei eine unentbehrliche Vorbedingung für das Gesundwerden. Natürlich haben sie mit dieser Vorstellung in gewisser Weise recht, aber sie übersehen dabei den Unterschied von oberflächlichem Bewußtwerden und echter Transformation. Den geheimen Grund für das Entstehen ihrer Krankheiten zu erfahren scheint für viele Menschen bereits ein magischer Universalschlüssel zur Heilung zu sein. „Magisch" deshalb, weil der Besitz des Wissens, wie die lästigen Krankheiten entstanden sind, automatisch vom Joch des Leidens befreien soll. Dieses Wissen um die vermeintliche Krankheitsursache wird anschließend von den Beteiligten – Patienten wie Therapeuten – oftmals genauestens beäugt und in Untereinheiten zerpflückt. Der Kranke glaubt, durch die intensive Beschäftigung mit der angeschuldigten Ursache seiner Leiden weiterzukommen. (Beispiel: Suche nach Antworten auf die Fragen, warum und von wem er als Kind mißbraucht worden ist.) Aber etwas bloß zu wissen oder tief in seinem Herzen eine Veränderung zu erleben – das sind ganz unterschiedliche Dinge. Tief im Innern muß man sich wieder lieben lernen, um zur verlorenen Ganzheit zurückzufinden!

Das zweite Vorurteil besteht darin, daß man anderen Menschen oder dem lieben Gott die Schuld daran gibt, daß man irgendeinen Mangel erlitten hat. Das Leben war nach diesem Glauben zu schlecht zu einem, und durch die Krankheit hat man zu allem Überfluß auch noch die (völlig ungerechtfertigte) Quittung dafür bekommen. „Ich habe nie das Leben führen können, das ich mir erträumt habe!", so wird oft gejammert, oder es wird geklagt: „Wenn ich nicht mit diesem hartherzigen Scheusal verheiratet gewesen wäre, hätte ich nicht den Brustkrebs bekommen!" All diese Theorien beruhen auf der Annahme, man habe durch irgendeinen Mangel etwas Essentielles im Leben vorenthalten bekommen.

Natürlich haben solche Leute recht damit, daß das Leben für viele Menschen ein Ort des Jammers ist und sie auf Dauer krank gemacht hat, aber sie durchschauen nicht, daß ihr Steckenbleiben im Sumpf des Selbstmitleids (oder – noch schlimmer – des tapferen Ignorierens) das Grundproblem nicht beseitigt. Denn anstatt demütig zu werden und sich mit der verschütteten eigenen Seele zu beschäftigen, vielleicht sogar noch einen Schritt darüber hinauszugehen und die eigenen Anteile am eigenen Schicksal kennenzulernen und akzeptieren zu lernen, wird in liebloser, sogar drangsalierender Manier herumgejammert und Gott, die Welt, der Partner und die Verwandtschaft beschuldigt. Am schlimmsten sind dabei quälende Selbstbeschuldigungen, weil sie meist keinen Millimeter weiterbringen, sondern das eigene Unglück vermehren.

Demütig die Fehlerhaftigkeit des eigenen Körpers anzuerkennen und das individuelle Schicksal bedingungslos anzunehmen, das fällt vielen Kranken unendlich schwer. Bei diesem Vorgang des Anerkennens des Faktischen (das unvermeidlich erfolgen muß, will man inneren Frieden finden) spielen das falsche Ego und das wahre Selbst bedeutsame Schlüsselrollen. Ich halte den Unterschied zwischen falschem Ego und wahrem Selbst für so bedeutsam, daß ich näher darauf eingehen möchte, weil er nicht nur theoretisch für Tiefenpsychologen von Interesse ist (die sich als erste damit beschäftigten), sondern für jeden Menschen von Bedeutung sein sollte, damit er ein vernünftiges Bild von seiner seelischen Lebensaufgabe entwickeln kann.

Unter dem „wahren Selbst" verstehe ich in Anlehnung an C. G. Jung den inneren, harmonisch in sich ruhenden und von göttlicher Weisheit durchdrungenen Wesenskern, der als unsterblicher Teil dem zukünftigen Menschen entspricht, der wir werden wollen. „Werden wollen", weil uns bei der Evolution unserer Seele eine tiefe Sehnsucht antreibt, die uns wieder in den paradiesischen Zustand des wahren Selbst bringen möchte. Unsere Seelenreise wird nach der Überlieferung aller Weisheitslehren und gnostischen Lehren der Hochreligionen dadurch angetrieben, daß wir unsere wahre Identität irgendwann einmal verloren haben, womit auf schmerzhafte Weise auch der paradiesische Glückszustand endete, der damit einherging.

Das wahre Selbst ist auch bei schweren Krankheiten immer unbeschädigt und von vollkommener Gesundheit. Man kann das daran erkennen, daß Blinde oder Taube bei Nahtoderlebnissen wieder sehen bzw. hören können. Hellsichtige können in der Aura von Amputierten deren Gliedmaßen erkennen. Bei Wunderheilungen dient das wahre Selbst als Matrize für das Gesundwerden. Es wird von Krankheiten und seelischen Störungen nicht befallen. Man kann es sich als „Blaupause der Gesundheit" vorstellen, die bei allen Heilungsvorgängen im Hintergrund das Bild des „Richtigen" wiederherstellt und das Falsche ausscheidet und beseitigt.

Das wahre Selbst hat aber noch eine tiefergehende Bedeutung, die mit dem evolutionären Prinzip der „Seelenreise" verbunden ist. Darunter verstehe ich die Reise der Seele durch verschiedene Inkarnationen, eine Reise, die sie unternimmt, um an ihren Problemen (Konflikten) weiter zu wachsen. Unser individuelles, von Konflikten befreites Ich wird mit zunehmendem Höherschwingen immer mehr mit dem wahren Selbst identisch und erlangt dadurch nach den übereinstimmenden Schriften spiritueller Weiser die ersehnte Unsterblichkeit. Dabei scheint es unser Hauptproblem zu sein, daß wir als Sterbliche im Grunde unserer Seele bereits unsterblich sind, es aber nicht wissen. „Der einzige Unterschied zwischen euch und mir ist, daß ich weiß, daß ich Gott bin", behauptet der indische Heilige Sai Baba und beschreibt damit das Dilemma, daß unsere tiefsitzenden Ängste es sind, die uns an der Erkenntnis unseres göttlichen Ursprungs hindern. Beim Prozeß der Entdeckung des wahren Selbst kann die Psychosomatische Energetik jedoch einen äußerst wertvollen Beitrag leisten, weil das falsche Ego überwiegend durch die Konflikte erzeugt und aufrechterhalten wird, während das hochschwingende wahre Selbst davon frei ist.

Wenn wir Menschen von ihren Konflikten befreien, machen wir sie fröhlicher, unbeschwerter und freier. Wir bringen sie dadurch wieder näher an ihr wahres Selbst – das „innere Kind". Wenn die Lebensenergie frei fließt, dann kann die „Blaupause der Gesundheit" wieder zu wirken beginnen. „Können Sie mich wieder gesund machen?", fragt mich der Patient, und ich antworte mit dem Bild der Pflanze, die sich erholt, wenn der Gärtner für genug Wasser und Licht sorgt. (Bei „Wasser" und „Licht" handelt es sich um uralte Symbole der frei fließenden Lebensenergie, die bei der Taufe, der Erleuchtung usw. wirksam werden.) „Nicht ich mache Sie gesund, sondern Ihre eigenen Heilkräfte und die göttliche Heilenergie lassen Ihre Blockaden verschwinden", antworte ich. Auch damit ist eine demütige Haltung ausgedrückt, die bei der Heilung elementar wichtig ist!

Demut scheint mir der wahre Schlüssel bei der seelischen Diagnostik und der wirklich tiefgreifenden, das ganze Leben verändernden Therapie zu sein. Was ist darunter zu verstehen? Keineswegs handelt es sich bei der Demut um eine unterwürfige

Haltung, wie manche Leser voreilig annehmen. Ich möchte den Begriff eher als Gegensatz zu einer egohaften und direktiven Therapiehaltung interpretieren, zusammengefaßt als Synonym für liebevolle Neutralität. Wenn ich als Therapeut den Energietest in offener, liebevoller Haltung dem Patienten gegenüber durchführe, zeige ich eine demütige Haltung. Nicht ich als Therapeut bin der Wissende, sondern die Weisheit des Organismus und der Seele lenkt mich, das Richtige zu finden und die richtigen Schritte zu tun. Ich trete innerlich zurück und sehe nur nach, was faktisch da ist, das heißt, welche Testampullen eine Reaktion zeigen und ab wann der Patient auf die Signale des Reba-Testgeräts reagiert. Genauso versuche ich, beim Besprechen der Konfliktthemen eine demütige und liebevolle Haltung einzunehmen.[65]

Grundsätzlich weiß der Patient selbst am besten, was ein Symptom bedeutet, während ich als Therapeut niemals den Richter spielen darf, der womöglich mehr weiß als der Patient und der dessen Probleme durchschaut. Auch wenn ich dem Patienten seinen Charaktertyp erkläre, bin ich als Therapeut nur ein Dechiffrierer, der die vorher unbewußten Schattenseiten und negativen Tendenzen im Charakter des Patienten erklärt. Dabei beobachte ich eine merkwürdige Umkehrung, weil ich als Therapeut in dem Moment viel effektiver und tiefgreifender zu wirken scheine, wenn es mit absichtsloser Demut erfolgt, als wenn ich machtorientierte und egozentrische Überzeugungen habe wie diese: „Ihren Fall werde ich lösen! Ihre Krankheit werde ich bezwingen! Sie sind zwar unfähig dazu, Ihre eigenen Probleme zu durchschauen und selbst zu meistern, aber mit meiner Hilfe packen Sie das! Ihre seelischen Knackpunkte habe ich längst durchschaut!“ Dabei überhöre ich dann als Therapeut die wirklich wichtigen Signale und kann nicht zum Werkzeug der höheren Weisheit werden.

[65] Mir widerstrebt es deshalb auch, den Patienten mit allzu provokant klingenden Konfliktthemen zu brüskieren. Den Patienten vor den Kopf zu stoßen bringt erfahrungsgemäß nie etwas, weil es fast immer mit Widerstand beantwortet wird. Meiner Erfahrung nach vertragen Patienten die ungeschminkte Wahrheit über ihr Konfliktthema umso besser, je stabiler ihr Ich geworden ist und je höhere Kausalwerte sie haben. Man braucht deshalb als Therapeut ein Gespür dafür, wem man was sagt und in welcher Weise man das tut.

Kapitel 18

Hinweise zum Erlernen und Anwenden der Methode

Das vorliegende Lehrbuch setzt zum vollen Verständnis die Lektüre weiterer Bücher voraus. Dazu gehört in erster Linie das Grundlagenwerk der Psychosomatischen Energetik mit dem Titel *Durch Energieheilung zu neuem Leben*, in dem die Geschichte der Energiemedizin, die Chakren, die einzelnen Konflikte sowie die Charaktertypen in aller Ausführlichkeit beschrieben sind. Dieses Buch vermittelt auch wichtige tiefenpsychologische Wissensinhalte, etwa über die Etagen des Unbewußten und das erstaunliche Phänomen der Seelenreifung. Es ist allgemeinverständlich und wendet sich sowohl an Therapeuten wie Patienten. Es kann daher interessierten Patienten zur vertiefenden Lektüre empfohlen werden. Das vorliegende Lehrbuch und das besagte Grundlagenwerk bilden eine Einheit, weshalb ich parallel zur Lektüre des Grundlagenwerks rate, während man das Lehrbuch durcharbeitet, weil dann die wichtigsten Bausteine hinzukommen, aus denen sich die Methode zusammensetzt.

Wer wenig Zeit hat, sollte im Grundlagenwerk zumindest die Kapitel über Konfliktentstehung, den Zentralkonflikt und die Charaktertypen nachlesen, um die Hintergründe des Lehrbuchs zu verstehen. Wer bereits beide Bücher gelesen hat und nun mit der Methode arbeitet, braucht praktische und anschauliche Fälle aus der täglichen Praxis, um weiter zu lernen. Für diesen Zweck ist das Buch *Praxis der Psychosomatischen Energetik* gedacht, geschrieben von meiner Frau. Sie beschreibt zu jedem Chakra und Konfliktthema typische Praxisfälle, die sehr klar und prägnant dargestellt sind. Hierbei wird auch deutlich, daß die Methode keineswegs komplizierte und tiefschürfende Erklärungsmodelle voraussetzt, wie manche Leser möglicherweise befürchten, sondern im Prinzip eine ganz klar strukturierte und einfache Handlungsanweisung darstellt, die hilft, Energieblockaden zu erkennen und aufzulösen.

Auf den Punkt gebracht ist die Psychosomatische Energetik eine (vordergründig) relativ simple Methode, so daß man damit jeden Patienten behandeln kann, ohne großartige und komplizierte Erklärungen mitzuliefern. Wenn ich einen durchschnittlichen Menschen vor mir habe, rede ich vom „Lebensthema" statt vom Zentralkonflikt und versuche, die Energieblockade und das Konfliktthema in möglichst klaren und prägnanten Worten zu umschreiben. Habe ich dagegen einen Akademiker, einen spirituell Vorinformierten oder jemanden mit viel Hintergrundwissen und entsprechender Neugier vor mir, ziehe ich alle Register und erläutere die Problematik in aller Breite und Tiefe, wie ich das im vorliegenden Lehrbuch dargestellt habe. Man kann die Methode also in dieser Weise dosiert vermitteln, wie es dem jeweiligen Patienten entspricht, ohne Qualitätseinbußen bei der Therapie hinnehmen zu müssen. Wie erwähnt, braucht der Patient seine Probleme nicht zu verstehen, um geheilt zu werden. Man kann das sehr deutlich bei der Heilung von Tieren oder kleinen Kindern sehen. Aber es ist aus verschiedenen Gründen natürlich vernünftig, wenn der Patient begreift, was sich in den Tiefen seiner Seele abspielt – er soll ja etwas daraus lernen und sein Leben zukünftig entsprechend umgestalten.

Wer als Therapeut noch weitergehende Informationen wünscht, bekommt sie bei einem Besuch der Seminare über die Psychosomatische Energetik. Insbesondere das Intensivseminar stellt die Methode in ihrem ganzen Umfang dar und beinhaltet darüber hinaus eine Prüfung zum „zertifizierten Energietherapeuten". Hinweisen möchte ich in diesem Zusammenhang auch auf das medizinische Diskussionsforum der Webseite der Fa. Rubimed (www.rubimed.com, Codewort „vital"), wo eine Fülle von Anfragen beantwortet worden ist; aus diesem Wissensreservoir kann man gut schöpfen. Bei dieser jungen und noch stark wachsenden Methode vermehrt sich das Wissen praktisch täglich, und jeder ist eingeladen, seine Erfahrungen mitzuteilen und mit anderen Kollegen auszutauschen (etwa im Expertenseminar, durch E-Mail an mich oder meine Frau bzw. durch regionale Gesprächsgruppen von Anwendern).

Aus der Beratung zahlreicher Kollegen haben sich **Beobachtungen** ergeben, zu denen ich **hier Stellung nehmen** möchte. *Erstens* beobachten meine Frau und ich immer wieder, daß einzelne Therapeuten in geradezu manischer Begeisterung mit der Psychosomatischen Energetik loslegen, um dann überraschenderweise nach kurzer Zeit entweder etwas völlig anderes zu machen oder – noch schlimmer – die Methode nach ihrem Gutdünken umzustricken. – Um mit einer Methode erfolgreich arbeiten zu können, muß man oft einige Schicksalsprüfungen bestehen, die den Anfang zugegebenermaßen recht hart gestalten können, und dabei muß man notwendigerweise auch eine gewisse Frustrationstoleranz aufbringen. Neben etwas Geduld sollte man darüber hinaus die Regeln der Methode sorgfältig befolgen, um am Ende wirklich erfolgreich zu sein – auch das wird oft nicht beherzigt.

Die in diesem Lehrbuch formulierten Regeln sind nämlich nicht etwa einer Laune des Verfassers entsprungen, sondern beruhen auf jahrzehntelangen Erfahrungen.

Dazu gehören Irrungen und Wirrungen, die jeder interessierte Kollege sich ersparen kann, sofern er die Regeln der Methode befolgt. Diese Testregeln bieten die sichere Gewähr dafür, daß man bei der Mehrzahl aller Patienten zum Erfolg kommt. Man kann das mit der Reparatur eines PKW vergleichen, für die Autofirmen ihren Werkstätten ebenfalls einen festen Arbeitsweg vorschreiben, oder mit den chirurgischen Operationsstandards, die weltweit ziemlich gleich festgelegt sind.

Mein Wunsch ist es, daß mit der Psychosomatischen Energetik zukünftig auch so verfahren wird. Das setzt natürlich zuerst kooperative Therapeuten voraus, die damit einverstanden sind, einer vorgegebenen Arbeitsweise zu folgen. Doch es gibt noch andere Kontrolleure eines guten Arbeitsstils, nämlich die Patienten selbst! Interessanterweise haben Patienten für derartige Abweichungen ein untrügliches Sensorium und beschweren sich bei mir als dem Inaugurator der Methode, ein Therapeut X habe die Methode ganz anders durchgeführt, als das in den Büchern stehe. Solche Patienten sind in meinen Augen keineswegs Pedanten oder sonstwie schwierig, sondern verspüren nur das nachvollziehbare Bedürfnis, in ihrer Notlage die bestmögliche Diagnose und Therapie zu bekommen.

Zweitens gibt es neben dem Fehler, geradezu manisch eine Methode nach der anderen durchzuprobieren oder eine Methode nach eigenem Gutdünken „umzustricken“, einen weiteren Fehler, den man bei manchen Therapeuten beobachten kann. Er hat mit der Haltung der Demut zu tun, die schon mehrfach anklang und in erster Linie bedeutet, daß man als Therapeut die Methode *lege artis* anwenden sollte. Man testet dabei nur, was tatsächlich los ist, und macht sich innerlich weitgehend frei von Vorurteilen. Man bestimmt bei solch einer demütigen Vorgehensweise nicht als autokratischer Besserwisser, was dem Patienten fehlt – wie in antiquierten Arztfilmen, wo der Arzt als eine Art Gottvater-Ersatz auftritt und in einsamer Entscheidung festlegt, was mit dem Patienten los ist und was zur Heilung zu geschehen hat.

Eine solche autoritäre Haltung prägt nach wie vor große Teile der Medizin. Zwar spricht man viel vom „mündigen“ Patienten, aber damit sind oft nur vorgeschobene Manöver gemeint, die die realen Verhältnisse verdecken sollen. Nach wie vor ist der Therapeut derjenige, der die Entscheidungen trifft. Das ist bei vielen Therapien auch völlig in Ordnung, etwa bei Herzoperationen oder bei der Festlegung einer internistischen Therapie. Es wird jedoch fragwürdig, wenn man sich in der unsichtbaren Sphäre des Feinstofflichen bewegt. Hier wird eine andere, vorsichtig sich vortastende und seelisch offene Haltung notwendig. Doch viele Therapeuten bekommen beim Energietesten Probleme, die gewohnte Machtposition zugunsten einer offenen, nichtdirektiven und demütigen Haltung aufzugeben[66]. Für einen guten Energietester ist diese Haltung allerdings unverzichtbar. Der gute Energietherapeut lauscht auf sanfte, vorsichtige Art der Natur ab, was an Störungen bei seinem Patienten vorliegt. Das ist der sicherste und beste Weg zum Erfolg und zugleich der objektivste Weg, die tatsächlich vorhandenen Energieblockaden festzustellen. Man kann das altmodische Wort „Demut“ genauso gut mit Objektivität und Geschehenlassen übersetzen, das heißt, man mischt sich diagnostisch nicht vorlaut in die Probleme des Patienten ein, sondern wird ganz still und läßt sich von dem überraschen, was die Weisheit des Patientenorganismus mitteilen will. Therapeutisch läßt man die Heilung geschehen, indem der Organismus durch Auflösung der Blockaden von selbst – ohne unnatürlich dirigistische und oftmals sogar entmündigende Aktionen von außen – zur heilenden Harmonie zurückfindet.

Bei der Frage der Objektivität erscheint es mir wichtig, detaillierter auf die Frage von Wahrhaftigkeit und Allgemeingültigkeit der Psychosomatischen Energetik einzugehen[67]. Meine Mutter tadelte mich nach dem Durchlesen des Grundlagenwerks, ich würde andere Methoden zu stark „herunterputzen“ und nur meine eigene Methode gelten lassen. Damit hat sie natürlich recht, nur daß ich das nicht als moralischen Tadel empfinde, sondern bei richtiger Betrachtung als Lob. In der Wissenschaft gibt es – anders als im Sport – kein *Fairplay*, sondern häufig nur einen einzigen optimalen Weg, um den begreiflicherweise hart gestritten und gekämpft wird. Dadurch

---

[66] Um meine Haltung ganz unmißverständlich deutlich zu machen, spreche ich von der höheren Weisheit des Patientenorganismus, die durch den Energietest verrät, was an unbewußten Konflikten beim Patienten vorhanden ist. Ich spreche mich keinesfalls für eine Patientenmitbestimmung aus, weil der Patient meist auch nicht weiß, was mit ihm los ist. Wenn dagegen Ärzte bestimmen, was energetisch mit dem Patienten los ist (das andere und häufiger zu beobachtende Extrem), kommt es zu unheilvollen Scheinheilungen und akrobatischen Mentaltestungen. Den einzig vernünftigen Weg stellt die möglichst objektive Befragung des Energiesystems dar, bei der nüchtern geschaut wird, was wirklich hinter den Kulissen der vordergründigen Symptome los ist.

[67] In der naturwissenschaftlich orientierten Medizin benutzt man die Begriffe der Sensitivität und Spezifität, um die Genauigkeit und Aussagekraft einer diagnostische Methode zu beurteilen. Unter der Sensitivität versteht man die Fähigkeit einer Diagnosemethode, in einer Gruppe von Menschen die tatsächlich Kranken mit möglichst großer Genauigkeit zu erkennen. Unter der Spezifität versteht man das Gegenteil, d.h. die tatsächlich Gesunden in einer Gruppe von Menschen zu erkennen. Obwohl die Psychosomatische Energetik mittels solcher wissenschaftlich meßbaren Begriffe nicht beurteilt werden kann, weil sich – wie erwähnt – Energietests einer objektiven Überprüfung weitgehend entziehen, benutzt man als Arzt in der täglichen Praxis gleichwohl ein vergleichbares Beurteilungsraster. Denn eine Diagnosemethode – gleich welcher Art – muß die Realität möglichst getreulich abbilden, damit man mit ihr vertrauensvoll arbeiten kann. Die tägliche Erfahrung zeigt, daß die Diagnosesicherheit der Psychosomatischen Energetik sehr hoch ist, weil die gefundenen Werte und Konflikte in der Regel so gut wie immer vom Patienten bestätigt werden. Dazu decken sich diese Ergebnisse der Psychosomatischen Energetik fast immer mit dem objektiven klinischen Befund. Da diese Testsicherheit im übrigen auch dann gegeben ist, wenn man von bestimmten Vorbefunden nichts weiß, bestätigen solche Übereinstimmungen das Gesagte. Beispielsweise wird man bei Menschen mit Depressionen ausnahmslos niedrige Emotionalwerte finden und bei Psychotikern niedrige Mentalwerte. Umgekehrt sprechen hohe Emotional- und Mentalwerte mit großer Zuverlässigkeit gegen eine Depression bzw. Psychose. Sensitivität und Spezifität der Psychosomatischen Energetik sind also erfahrungsgemäß sehr hoch.

kommt es im Bereich der Heilverfahren zu einem – von außen betrachtet – harten und unerbittlichen Verdrängungswettbewerb, der im Kern der Sache untrennbar mit der Suche nach der richtigen Vorgehensweise verknüpft ist.

Hinter dem Wettbewerb der Methoden verbirgt sich also vor allem die Suche nach der Wahrheit bzw. dem bestmöglichen Weg zur Heilung! Denn der richtige Weg ist der einzige, der in kürzester Zeit mit vorhersehbaren Mitteln und geringstmöglichem Einsatz zum gewünschten Ergebnis führt. Andere Wege sind zwar denkbar, jedoch letztlich nichts als Fehlwege oder im glücklichsten Fall lästige Umwege. Denn genauso wie ein Vergaser in jeder Autowerkstatt auf diesem Planeten relativ ähnlich repariert wird oder ein bestimmter pathogener Bakterienstamm von Ärzten weltweit mit den gleichen Antibiotika bekämpft wird, so gibt es offenbar auch im Feinstofflichen strenge Gesetzmäßigkeiten, die *alleine* zum Ziel führen – nämlich genau jene Gesetzmäßigkeiten, die der Psychosomatischen Energetik zugrundeliegen!

Natürlich bin ich auf der anderen Seite nicht so vermessen zu behaupten, es gäbe keine anderen Wege, um Konflikte dauerhaft aufzulösen und die blockierte Energie des Patienten wieder fließen zu lassen. Es gibt bestimmt etliche gute Möglichkeiten, dieses Therapieziel auf anderen Wegen zu erreichen. Es gibt neben der Konfliktauflösung noch zahlreiche andere Möglichkeiten, für mehr Gesundheit und Wohlbefinden zu sorgen. Andere therapeutische Wege als die Psychosomatische Energetik haben deshalb selbstverständlich weiterhin als Zusatztherapie ihre Berechtigung. Man braucht den medizinischen Spezialisten genauso wie den Psychiater, den Psychologen oder den Familientherapeuten, nur geht deren Arbeit erfahrungsgemäß viel leichter voran, wenn zuvor die Konflikte aufgelöst worden sind.

Manche Menschen schießen nun in anderer Richtung über das Ziel hinaus. Anstatt die Methode unterzubewerten, *überschätzen* sie die Bedeutung der Konfliktauflösung und spekulieren, man habe damit den Universalschlüssel für die Glückseligkeit gefunden – gewissermaßen das berühmte Arkanum schlechthin. So fragten mich schon Seminarteilnehmer: „Wenn Sie Ihre Konflikte aufgelöst haben, müßten Sie doch der glücklichste und gesündeste Mensch sein, den man sich vorstellen kann!“ Wenn man energetisch offener geworden ist, behält man bedauerlicherweise trotzdem seine unveränderlichen, genetisch gespeicherten Schwachstellen, die selbstverständlich jeder von uns hat, sowie weiterhin bestimmte antrainierte Neurosen, gewisse unvorteilhafte Beziehungsmuster und dergleichen mehr.

Darüber hinaus ist man natürlich weiterhin bestimmten Umweltbelastungen ausgesetzt, so daß man sich trotz relativer Konfliktfreiheit nach wie vor tageweise schlechter fühlt als an anderen Tagen; und trotz aufgelöster Konflikte bemerkt man immer noch Reste von Verhaltensweisen, die einem als konditionierte Reflexe anhaften. Die

Konfliktauflösung ist nicht als Endziel aufzufassen, sondern nur als erster, großer und wichtiger Schritt zu einem besseren, gesünderen und glücklicheren Leben. Die Auflösung der Energieblockaden stellt nicht die Lösung aller Probleme dar, sondern versetzt uns in die glückliche Lage, unsere Probleme besser als vorher lösen zu können – ist also der allerwichtigste Schritt zur Selbsthilfe.

Die Auflösung der Energieblockaden hat mich trotz dieser Einschränkungen zu einem zugegebenermaßen wesentlich gesünderen, tatkräftigeren und glücklicheren Menschen gemacht, als ich das vorher jemals in meinem Leben gewesen bin. Genauso schildern das auch diejenigen Patienten, die ihre Blockaden aufgelöst haben. „Es ging mir noch nie so gut wie jetzt", erzählen mir Patienten freudestrahlend, und daß sie von Freunden und Verwandten darauf angesprochen werden, sie sähen um Jahre jünger aus. Die Psychosomatische Energetik hat eine umfassend heilende und regenerierende Wirkung, die über die Begrenzungen der traditionellen Medizin und Psychologie weit hinausreicht und in Wahrheit universellen Charakter hat. Nur möchte ich das nicht zu stark hinausposaunen, denn der traditionelle Mediziner in mir verspürt eine Abneigung gegen medizinisch verbrämte Heilslehren. Dem Patienten gegenüber empfinde ich mich daher nicht wie ein Heilsbringer, sondern wie ein simpler Helfer, der einen Splitter aus der schmerzhaften „Seelenferse" zieht, oder wie ein Müllmann, der uralten „Seelensperrmüll" zur Seite schafft, damit die Lebensenergie wieder voll fließen kann. Erst das Fließen der vollen Lebensenergie schafft dann alle die Heilungswirkungen, die uns tagtäglich in Erstaunen versetzen.

Schlußwort: Was die Psychosomatische Energetik leisten kann

Absichtlich habe ich hier nur wenige praktische Fälle vorgestellt, weil ich ein möglichst kompaktes Buch schreiben wollte. Natürlich sind praktische Fälle „das Salz in der Suppe“ und der Hauptgrund, warum ich den Beruf des Therapeuten als spannendsten und ausfüllendsten Beruf bezeichnen möchte, den es für mich gibt. Oft stellen meine Frau (sie ist ja ebenfalls Ärztin und wir arbeiten in einer Gemeinschaftspraxis) und ich beim Fernsehen oder im Kino enttäuscht fest, daß unsere täglichen Praxiserfahrungen viel aufregender sind als jeder Spielfilm. Das liegt vor allem an der Psychosomatischen Energetik, die unsere Praxis seit etlichen Jahren so überaus inhaltsreich und interessant gestaltet. Die Erfahrungen eines Praxisvormittags reichen normalerweise schon aus, um darüber ganze Romane zu schreiben, die einen Leser vor Spannung fesseln und in helle Begeisterung versetzen könnten.

Wer sich intensiver mit der Psychosomatischen Energetik beschäftigen will, den möchte ich auf die Seminare und die weiterführenden Bücher verweisen. Besonders im *Handbuch der Psychosomatischen Energetik* wird der Interessierte viele Praxisfälle finden, die das Verfahren unter Alltagsbedingungen und an konkreten Krankheitsfällen anschaulich werden lassen. In meinem Grundlagenwerk *Durch Energieheilung zu neuem Leben* können Therapeuten ebenso wie Laien die wesentlichen Grundlagen der Methode kennenlernen, dazu weiterführende Informationen über den Charakter finden und sich über die schwierigen Themen von Karma und Wiedergeburt informieren.

Hier möchte ich noch einige Worte zu *Kritikern* der Psychosomatischen Energetik sagen, und zwar in erster Linie nicht etwa deswegen, weil ich annähme, daß viele Kritiker dieses Buch in die Hand nehmen, sondern weil ich (wie jeder Therapeut) immer wieder mit Außenstehenden zu tun habe, die die Position des Kritikers einnehmen – seien es skeptische Ehepartner oder andere Verwandte, deren Kritizismus sich auf eine naturwissenschaftliche Ausbildung oder auf rein materialistisch ausgerichtetes Denken stützt.

Solche Kritiker werden monieren, daß Anwender der Psychosomatischen Energetik einer gigantischen Selbsttäuschung erliegen und für ihre Patienten eine grandiose Placebo-Show veranstalten. Ich weiß, daß sich viele Schulmediziner und Psychologen hinter vorgehaltener Hand so abfällig äußern, und weil ich selbst das entsprechende naturwissenschaftliche Denken beherrsche, kann ich mich sehr gut in die Haut solcher Kritiker hineinversetzen. Diese werden sich dabei zuallererst an der unseriös erscheinenden Testmethode reiben, die von ihnen als nicht validiertes Verfahren ohne jede Beweiskraft angesehen wird.

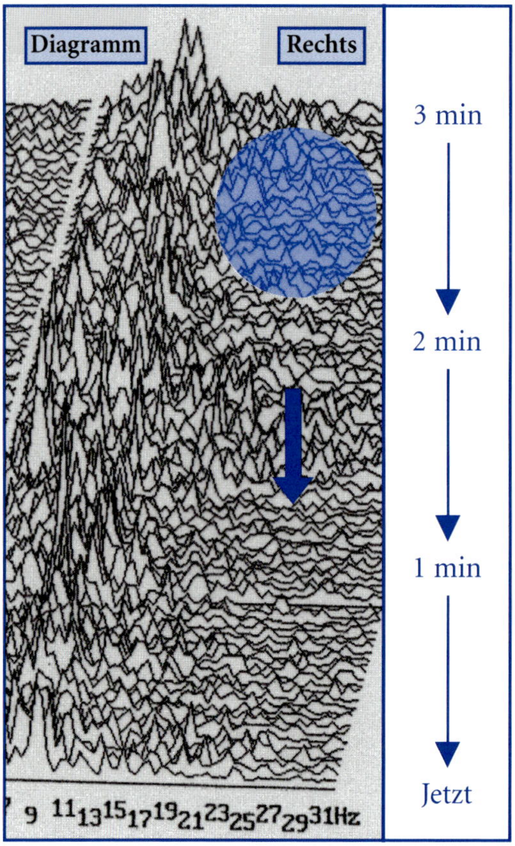

Aus der EEG-Dauerableitung wird ersichtlich, daß bereits Sekunden (Pfeil) nach dem Auftropfen des Emotionalmittels „angespannt, unruhig" auf die Zunge eines Probanden die Streßwellen im Beta-Bereich (Kreis) verschwinden und die Hirnwellen auf einmal völlig harmonisch geworden sind. (Untersuchung im Institut für Kommunikation und Hirnforschung/Stuttgart)

Dem möchte ich entgegenhalten, daß meine Frau und ich als gestandene Allgemeinärzte mit jahrzehntelanger Berufserfahrung sehr genau einschätzen können, was sich da tagtäglich in unserer Praxis abspielt. Darüber hinaus sprechen unsere großartigen und konstanten Praxiserfolge ebenso wie die vieler anderer Kollegen für die hohe Qualität der Methode. Wissenschaftlich orientierte Kritiker verlangen normalerweise die statistische Überprüfung einer Methode. Das ist bei der Psychosomatischen Energetik deswegen schwierig, weil jeder Skeptizismus von vornherein verhindert, daß gute Testergebnisse zustandekommen. Trotzdem haben wir natürlich viele Einzelbeobachtungen, die unbemerkt zustandegekommen und dadurch bei ihrer Entstehung frei vom Makel der skeptischen Haltung gewesen sind, die energetische Testergebnisse normalerweise verfälscht.

Zwei typische Beispiele möchte ich erwähnen. *Im ersten Fall* wurde ein australischer Kollege anläßlich eines Seminars in Europa von einer Kollegin getestet. Als er am Ende des Tages seine alten Seminaraufzeichnungen im Koffer nachschaute, mußte er zu seiner größten Überraschung feststellen, daß seine aktuellen Reba-Testergebnisse sowie das Konfliktthema, dessen Werte und das zugehörige Chakra vollständig – bis hin zu den Stellen hinterm Komma – mit denjenigen Werten übereinstimmten, die meine Frau bei ihm anläßlich eines Seminars in Australien genau zwölf Monate vorher gefunden hatte! Er hatte den Konflikt aus verschiedenen Gründen in dem seither vergangenen Jahr *nicht* behandelt.

Wenn man das statistisch als Wert begreifen will, das heißt, wenn man prüft, ob es sich um einen bloßen Zufall handelt, kann man die zehn 10 Prozent-Skalen der vier Aura-Ebenen miteinander multiplizieren (10x10x10x10), dazu die 7 Chakren und 28 Konflikte und dann noch die vier Aura-Ebenen des Konflikts (10x10x10x10). Man kommt auf die Zahl 19.600.000.000, die statistisch der Zahl an Versuchen entspricht, dasselbe Ergebnis durch puren Zufall zu wiederholen. Man müßte also ewig lange weiter testen und die gesamte derzeitige Erdbevökerung viermal messen, um einen vergleichbaren Wert durch Zufall zustandezubringen.[68] Als der australische Kollege (Dr. med. Donne Bloemhard aus Coffs Harbour, NSW), der als wissenschaftlich gebildeter Arzt die Tragweite des Ergebnisses abschätzen konnte, den schwindelig machenden „Zufall“ realisierte, war er danach die halbe Nacht vor Aufregung schlaflos![69]

Im zweiten Fall testete ich bei einer Frau denselben Konflikt und dasselbe Chakra, die ihre Therapeutin in Brasilien einige Wochen zuvor auch ermittelt hatte. Dazu muß ich hinzufügen, daß wir diese Situation sehr häufig erleben, wenn Testpersonen in unserer Praxis oder bei Seminaren sagen: „Komisch, genau dieses Chakra- und Emotionalmittel hat meine Heilpraktikerin vor einem Monat auch gefunden!“ Bei der Multiplikation von sieben Chakren und 28 Emotionalmitteln braucht man 196 Versuche, um dasselbe Ergebnis durch Zufall zustandezubringen. Wenn ich sechs Patienten pro Tag untersuche (bei mir der tägliche Durchschnitt), so brauche ich fast zwei Monate, um alleine einen solchen Zufallstreffer zu landen!

Am überzeugendsten fallen aber die zustimmenden Äußerungen der Patienten zu dem aus, was wir als Therapeuten an Konfliktthemen herausgefunden haben, und das funktioniert Tag für Tag, Jahr für Jahr und bei fast jedem Patienten! Natürlich

---

[68] Dabei möchte ich hinzufügen, daß wir solche Erlebnisse wie mit dem australischen Kollegen immer wieder einmal haben, etwa wenn wir Kollegen bei Seminaren testen und solche verblüffenden Übereinstimmungen feststellen. Es handelt sich also nicht um einen Einzelfall, sondern um die Regel!

[69] Kritiker mögen nun einwenden, ich würde mogeln, weil das gefundene Chakra beim Testen die Zahl der möglichen Konflikte ohnehin verkleinert und ein gesund erscheinender Arzt, der im gesunden Klima Australiens lebt, höchstwahrscheinlich keine Reba-Testwerte unter 50 Prozent haben wird (– auch das kommt jedoch vor, wie wir in Australien bei dortigen Kollegen feststellen mußten) und weil gesunde Erwachsene im allgemeinen einen Mentalwert von 100 Prozent haben usw. Demnach wäre die Zahl zugegebenermaßen kleiner. Trotzdem ändert sich an der tatsächlichen Monstrosität der hohen Zufallswahrscheinlichkeit nichts Wesentliches. (Ein korrigierter Wert, der mit zu erwartenden Faktoren berechnet wird, liegt nach meinen Berechnungen immer noch bei 21.000.000.)

kann man an der Selbsteinschätzung dieser Menschen seine Zweifel haben, und die Kritiker werden argwöhnen, daß die Patienten zu Teileinschätzungen ihrer Persönlichkeit immer ja sagen werden. Dem muß ich aus der Erfahrung widersprechen, weil schlecht testende Kollegen bei Seminaren viel mehr Ablehnung ernten als gut testende. Die wirklich stimmigen Konfliktinhalte decken sich darüber hinaus praktisch immer mit der Einschätzung von Fachleuten wie Psychoanalytikern oder Yoga-Lehrern, wie nachfolgendes Beispiel zeigt.

Am Beginn der Erforschung der Psychosomatischen Energetik haben wir ein Dutzend Yoga-Schüler vor und nach der Yoga-Unterrichtsstunde getestet, um zu überprüfen, ob Yoga-Übungen Effekte erzielen und wie hoch diese Effekte sind. Das Ergebnis fiel ernüchternd aus und zeigte, daß nur ein Drittel von der Stunde profitiert hatte, und das nur in bescheidenem Ausmaß, nämlich mit Vitalitäts- und Emotionalzuwächsen von rund 10 Prozent. Ein Drittel hatte gar keine Effekte und ein Drittel der Teilnehmenden sogar leichte Verschlechterungen. Obwohl das Ergebnis zu weitreichenden Überlegungen Anlaß geben mag, will ich das hier nicht weiter diskutieren, weil die Fallzahl zu klein erscheint.

Der Clou der ganzen Versuchsreihe stellte sich als Nebeneffekt heraus, der ursprünglich gar nicht beabsichtigt war. Weil meine Frau und ich den Teilnehmern das Mitmachen versüßen wollten, hatten wir bei allen Teilnehmern ihre Konflikte gemessen und später mit gutem Erfolg behandelt. Nach der Testung besprachen wir das Ergebnis mit dem Yoga-Lehrer, der die einzelnen Schüler seit Jahren menschlich sehr intensiv kennt, wie das beim Lehrer-Schüler-Verhältnis im Yoga üblich zu sein scheint. Der Yoga-Lehrer hatte, kurz gesagt, die Funktion eines Vertrauten und sogar die eines Therapeuten, der in schwierige Lebensprobleme seiner Schüler sehr gut eingeweiht und bei problematischen Situationen zu Rate gezogen wurde.

„Ihr habt bei elf von zwölf Schülern das beherrschende Seelenthema hervorragend getroffen, nur bei einem Schüler nicht!“, so zog der Yoga-Lehrer das Fazit unserer Untersuchung. Meine Frau und ich waren mit dem Erfolg von statistisch mehr als 90 Prozent sehr zufrieden und verschmerzten es, bei einem einzigen Schüler versagt zu haben. Vier Wochen später trafen wir uns erneut und wurden mit der freudigen Botschaft überrascht, nun doch zu 100 Prozent ins Schwarze getroffen zu haben! Denn einige Tage zuvor war die Frau des angeblich falsch eingestuften Schülers, der das Seelenthema „mehr haben wollen“ hatte, beim Yogalehrer und klagte ihm ihr Leid: Es gehe der Familie finanziell nicht gut, weil der Ehemann – nach ihren Worten – „immer mehr haben will“, als es den finanziellen Möglichkeiten entspreche. Sie gebrauchte dabei genau die Worte des Konfliktthemas ihres Mannes (was den Yoga-Lehrer völlig sprachlos machte!) und berichtete, das sei sein Hauptproblem, das er natürlich nach außen hin geschickt zu verbergen wisse.

Damit möchte ich den Disput mit den Kritikern schließen. Ich bin mir bewußt, daß etliche immer noch nicht überzeugt sein werden. Wenn aber einige skeptische Leser durch meine Worte ermuntert werden, sich der Methode der Psychosomatischen Energetik intensiver zuzuwenden, haben diese ihr Ziel erreicht.

Darüber hinaus bestätigt das zuletzt angeführte Beispiel mit dem Yoga-Schüler auch die Erfahrung, daß Ehepartner die besten Kenner des dominierenden Schattens einer Person sind. Ich ziehe deshalb bei der Besprechung des Zentralkonflikts häufig den Ehepartner mit hinzu (sofern das opportun erscheint), statt ihn im Wartezimmer sitzen zu lassen. Denn die Psychosomatische Energetik ist vom Prinzip her eine offene Methode, die Menschen zu einem besseren Miteinander und zu mehr Offenheit verhelfen soll.

Damit komme ich zum eigentlichen Therapieziel. Was will die Psychosomatische Energetik eigentlich? Natürlich möchte ich durch meine Arbeit dafür sorgen, daß meine Patienten offenere Menschen werden, die besser miteinander umgehen können. Die Patienten sollen von ihren Krankheiten geheilt werden, denn deswegen kommen sie zu mir. Aber das reicht auf Dauer nicht aus, denn es gibt nur drei „harte Währungen", wenn man sich das Leben eines Menschen anschaut: den Spaß, die Liebe und den Sinn. Für diese drei harten Währungen im Seelischen meiner Patienten kämpfe ich; ich unterstütze die Patienten dabei, sie freizuschaufeln und womöglich zu vermehren:

- Spaß und Freude, weil ohne sie das Leben ganz fade und langweilig wird – erreichbar durch gute Vitalwerte;
- Liebe, weil sie das Licht in der einsamen Finsternis des Universums darstellt, das uns seelisch Trost und Wärme gibt – erreichbar durch ein volles Schwingen des Emotionalkörpers;
- Sinn, weil jeder Mensch seine individuelle Lebensaufgabe erfahren muß, damit er sein Leben als sinnvoll erkennt – erreichbar durch das Öffnen des Kausalkörpers.

Denn wenn man ernsthaft darüber nachdenkt, was uns Menschen ständig antreibt und unsere Sehnsüchte dominiert, so sind es die Suche nach Lebensfreude, die Liebe und das Empfinden einer tiefen Sinnhaftigkeit im eigenen Leben. Das Erstaunliche bei der Arbeit mit der Psychosomatischen Energetik ist die Mühelosigkeit, mit der die meisten Menschen zu einem glücklichen Leben zurückfinden, sobald sie ihre Konflikte aufgelöst haben. Dann bekommen sie all das geschenkt, was sie vorher auf mühseligen Umwegen zu erreichen versuchten, nämlich Lebensfreude, Liebesfähigkeit und das Empfinden einer Sinnhaftigkeit im eigenen Leben.

Ablaufdiagramm einer Testung

1. Welche Energiewerte hat der Patient?

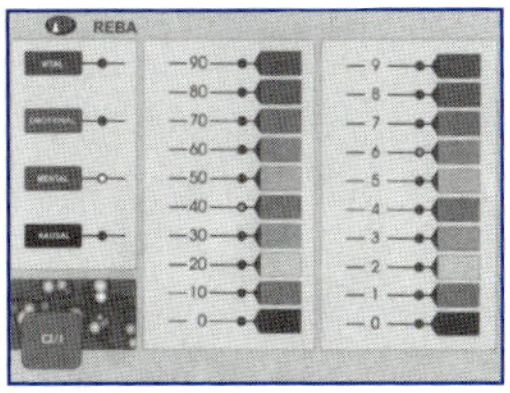

→ Messung der vier Energieebenen → Werte notieren

Das Weitertesten der nachfolgenden Testampullen geschieht entweder mit dem auf Null geschalteten Gerät, oder man wählt als Testreiz 10–20 Prozent unter dem Vital- oder Emotionalwert, je nachdem, welcher der beiden Ebenen schlechtere Werte hat; zum Beispiel bei vital 30 Prozent und emotional 50 Prozent wählt man 20 Prozent Vitalwert zum Weitertesten.

2. Liegt eine Erdstrahlenbelastung vor?

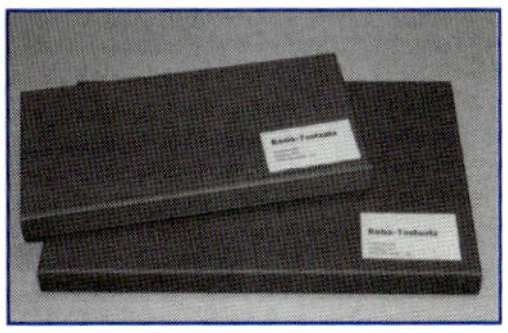

→ Testung auf Geopathie (Geovita®) → Nein = keine Geopathie

↓

Ja → Unbedingt Bettplatzsanierung!

↓

Wo?

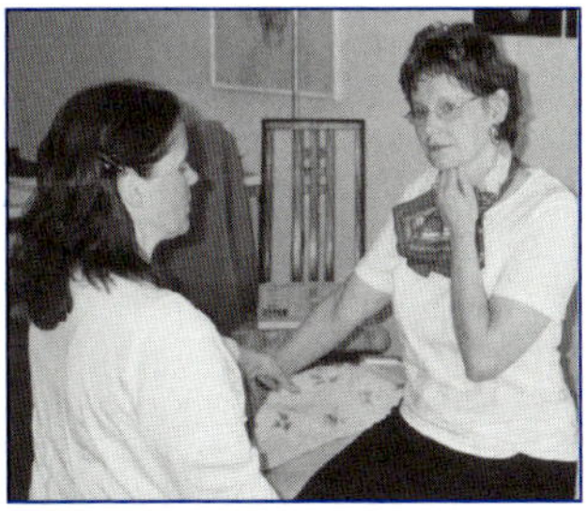

Weitertesten mit Auflegen der Geovita®-Ampulle = Welche Segmente sind befallen? Linkes Bild: Testen der Halsregion, rechtes Bild: Test des Oberbauchs.

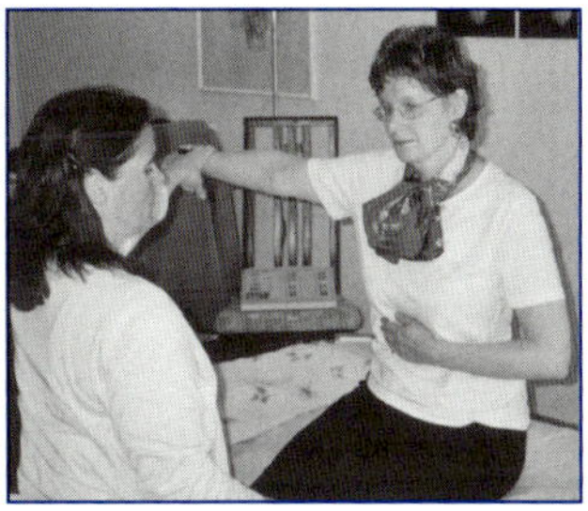

3. Welches Chakra ist testbar[70]?

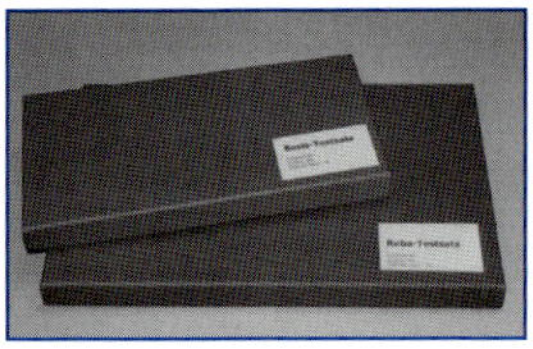

→ Welches Chakra ist gestört? (Testampullen von Chavita 1–7® testen)

4. Welcher Konflikt ist aktiv?

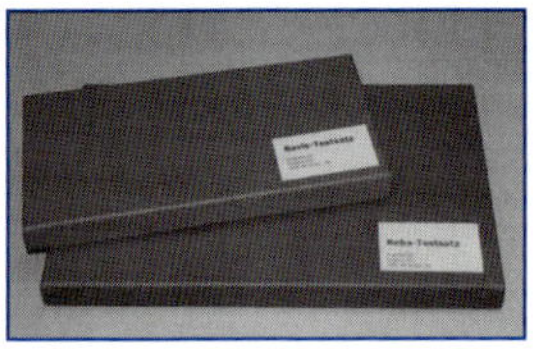

→ Welches zum gestörten Chakra gehörende Emotionalmittel (Emvita®) spricht an? (So spricht bei Chakra 3 beispielsweise meist eine Ampulle von Emvita 8–11 an usw.)

5. Welche der vier Ergänzungsmittel sprechen an?

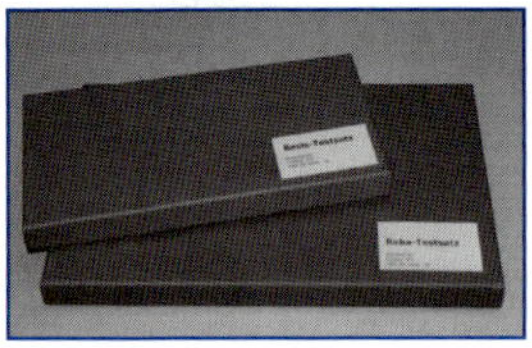

→ Anxiovita spricht für Angsterkrankung, Neurovita für nervliche Daueranspannung, Simvita für Sympathikotonie und Paravita für Vagotonie (Parasympathikotonie).

6. Medikamententest

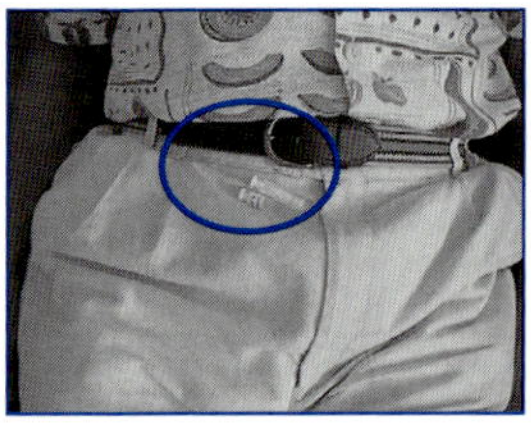

→ Welche Reba-Testwerte erhält man für den Patienten, wenn man ihm das getestete Chavita und Emvita bzw. zusätzlich eines der vier Ergänzungsmittel ins Energiefeld legt? (Die Testampullen sollten dabei im Unterbauchbereich liegen.)

[70] Meine Frau empfiehlt im Unterschied zu mir, die sieben Chakra-Ampullen vor dem Test durchzumischen (wie Spielkarten), um möglichst objektiv zu bleiben. Sie weiß danach nicht, welches Chakra sie testet. Mich selbst macht es nervös, wenn ich nicht weiß, was ich teste – ich teste deshalb die Chakraampullen 1–7 der Reihe nach durch. Jeder Therapeut sollte ausprobieren, was ihm beim Testvorgang am besten liegt und am wenigsten inneren Streß verursacht. Meine Frau geht übrigens beim Testen der Konflikte analog vor (indem sie die Emvita®-Ampullen vorher vermischt).

7. Wie groß ist der Konflikt? Wie lange muß er behandelt werden?

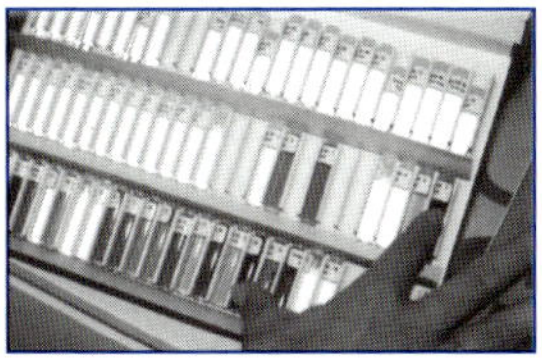

Das zum getesteten Konflikt gehörige Testmittel (zum Beispiel für Emvita 9 Testmittel 9) kommt in das Reba-Testgerät. Danach testet man die vier Energie-Ebenen.

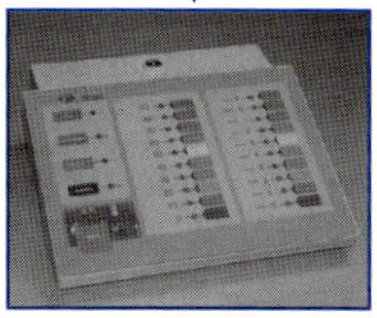

Das Testmittel wirkt jetzt energetisch als Lupe für den Konflikt. Man erhält vier Werte, die der Konfliktgröße entsprechen.

8. Wie ist die Stoffwechselsituation?

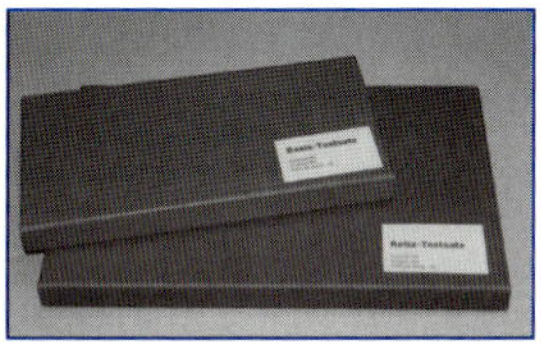

Niedrige Acidum lacticum-Potenzen aus dem Reba-Testkasten sprechen für eine Übersäuerung. Von was wird sie verursacht?

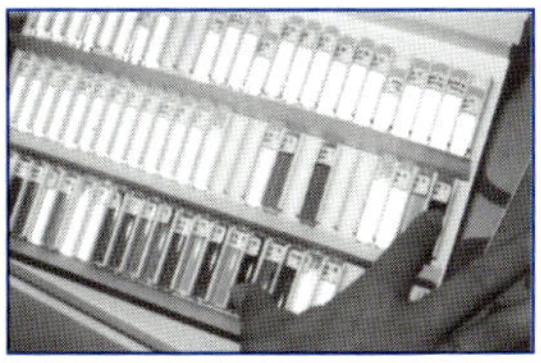

Überprüfung wichtiger Ampullen des Organtestsatzes. Spricht zum Beispiel Colon an, ist das ein Hinweis auf eine Dysbiose als Ursache der Übersäuerung.

9. Abschließender Medikamententest

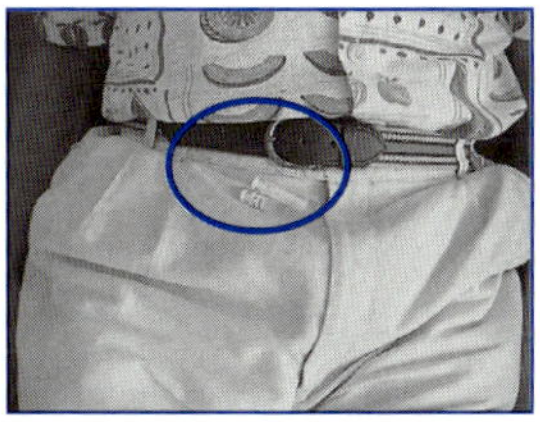

Welche Reba-Testwerte erhält man für den Patienten, wenn man ihm (auf der energetischen Ebene) seine Dauermedikamente gibt? Oder wie reagiert er auf neue Heilmittel, etwa zur Dysbiosetherapie? (Die Testampullen sollten dabei im Unterbauchbereich liegen.)

10. Intensive Besprechung der Testergebnisse

Besprechung der Testergebnisse, wie in diesem Buch ausführlich beschrieben. Wiedereinbestellung nach durchschnittlich sechs bis zehn Wochen.

Therapeutische Empfehlungen aus der täglichen Praxis

Zum Testvorgang: Man sollte den Patienten nach Möglichkeit alleine testen, ohne Angehörige oder sonstige Personen im gleichen Raum, weil deren Schwingungen sonst störend sind. Als Tester sollte man kein Parfüm verwenden und keine energetisch beeinflussenden Schmuckstücke usw. tragen. Handys sollten im Testraum ausgeschaltet sein, ebenso schnurlose Haustelefone (die starken Elektrosmog abstrahlen), funkgesteuerte Computernetzwerke und dergleichen. Die Patienten können im allgemeinen ihren Schmuck anbehalten. Einzig Bernstein und bestimmte andere Schmuckstücke wie antiker Schmuck oder solcher mit Symbolen können störend wirken. Um das festzustellen, läßt man den Patienten das Schmuckstück für einige Minuten ablegen und am Ende der Testung wieder anlegen. Hat der Patient *ohne* Schmuck dieselben Vital- und Emotionalwerte wie *mit* ihm, so ist der Schmuck neutral, andernfalls gehen die Meßwerte mehr oder minder deutlich herunter.

Das **ADS-Syndrom (Aufmerksamkeits-Defizit-Syndrom)** beruht so gut wie immer auf großen Konflikten und häufig außerdem auf einer Geopathie. Die betroffenen Kinder haben meist Vital- und Emotionalwerte unter 40 Prozent, was sie unkonzentriert, zappelig und manchmal auch schwer erziehbar macht. Manchmal kommen noch Darmfloradysbiosen, chronische Tonsillenherde und dergleichen hinzu. Die oft „verantwortlich" gemachten Farbstoff- und Chemie-Überempfindlichkeiten sind meines Erachtens Folgen und nicht die eigentliche Ursachen. Gesunde Kinder vertragen nämlich bunte Süßigkeiten ohne Probleme.

Zu **Allergien** habe ich schon in früheren Kapiteln Stellung genommen. Bei akuten Allergien wie Neurodermitis-Schüben sieht man die enge Beziehung zur Darmflora sehr deutlich daran, daß Colibiogen®-Spritzen sehr rasch Linderung verschaffen – oft sogar stärker als hochdosiertes Kortison. Kanne-Brottrunk® wirkt über die Normalisierung der Darmflora rasch entzündungslindernd und kann auch äußerlich eingerieben werden (zum Beispiel nach dem Duschen auf nassen Schwamm auftragen). Bei Asthma bronchiale findet sich sehr häufig eine unterschwellige Nebenhöhlenentzündung als Herd sowie bei vielen Allergikern eine Dysbiose (Organtestampulle „Colon" spricht an).

Angsterkrankungen sind in der täglichen Praxis enorm häufig, wobei sich hinter vielen chronischen Erschöpfungszuständen mit allerlei „bunten" Symptomen wie Schwindel, Reizdarm und dergleichen eine generalisierte Angsterkrankung versteckt. Weil Angst mit der resultierenden unbewußten Anspannung auf Dauer erschöpft, fühlen sich solche Patienten chronisch müde und ausgelaugt. Sie spüren häufig kaum etwas von der unbewußten Angst oder sagen nur beiläufig, Angst hätten sie nicht, oder wenn doch, dann nur die Angst, die lästigen Beschwerden niemals loszuwerden. Gerade durch eine solche Bemerkung verrät sich jedoch das eigentliche Problem, das wird selbst von erfahrenen Ärzten oft übersehen.

Angsterkrankungen sind enorm verbreitet und bei 5 Prozent der Bevölkerung irgendwann im Lauf des Lebens ein medizinisches Problem. Dabei sind solche Patienten am schlimmsten dran, deren Angst nicht erkannt wird (weil sie von ihrer Angst nichts merken). Entspannungsübungen machen das Problem bei vielen Patienten schlimmer, weil sie dadurch in den Bereich ihrer unbewußten Angst geraten! Das positive Ansprechen der Testampulle Anxiovita® kann als untrügliches Zeichen einer Angsterkrankung gewertet werden. Dieses Diagnostikum stellt zugleich die beste Therapie dar; natürlich sollten zusätzlich die zugrundeliegenden Konflikte aufgelöst werden (die nicht immer angstbesetzte Themen haben müssen). Gerade beim hysterischen und – etwas weniger – auch beim zwanghaften Charaktertyp sind Ängste ungewöhnlich häufig, weil beim Hysteriker das Unbewußte sehr bewußtseinsnah empfunden wird und das Unbewußte selbst hochdramatische, angstbesetzte Inhalte enthält.

Bei der Modediagnose des **chronischen Müdigkeitssyndroms** (CFS = ***chronic fatigue syndrom***) handelt es sich sehr häufig um unerkannte, schwere Geopathien mitsamt sehr großen aktiven Konflikten. Erschwerend kommen dann oft noch Verpilzungen des Darms dazu, die ohnehin oft zu lähmender Müdigkeit und dem Gefühl des ständigen Benebeltseins führen. Die hohen Coxsackie- , Mononucleose- und Herpesviren-Titer sind nach meiner Einschätzung nur die Folgen eines geschwächten Abwehrsystems, jedoch nicht die wirkliche Ursache.

Schwere **Depressionen** sind, was die Lebenserwartung betrifft, eine ernster zu wertende Krankheit als Krebs. Einer der Hauptgründe dafür sind Suizide. An ihnen kann man sehr deutlich die geheime Dynamik des hochaktiven Konflikts studieren – eine Dynamik, die sich auf den Konfliktträger selbstzerstörerisch auswirkt. Bei vielen Selbstmördern kann man kurz vor der Tat eine merkwürdige Aggressivität und/oder Hochgestimmtheit beobachten, während sie zuvor depressiv und in sich gekehrt waren. Dem Unkundigen erscheint das dann als vermeintliche Besserung und wird daher von ahnungslosen Angehörigen oft falsch interpretiert. Nach meiner Einschätzung ist die Hochgestimmtheit jedoch nicht nur als (seelisches) Zeichen der beginnenden Selbstaggression zu sehen, wie dies die traditionelle Psychiatrie annimmt, sondern aus der Sicht des Konflikts als Zeichen der Konfliktaktivierung, der gewissermaßen „das Ruder übernimmt" und den Kranken in den Selbstmord treibt. Die Wut, der Frust etc. des Konflikts richtet sich dabei in selbstzerstörerischer Weise gegen den Kranken selbst – was dem Konflikt, wie bereits erwähnt, egal ist, weil er in stumpfsinniger Manier nur an der ständigen Inszenierung seiner Konfliktinhalte interessiert ist. Bei solchen schweren Depressionen kommt man meist nicht ohne allopathische Begleitmedikation in der Anfangsphase aus, etwa in Form der modernen Serotonin-Antagonisten (sehr gut das Paroxetin). In unsicheren Fällen mit Suizidgefahr sollte man eine Co-Therapie durch einen Psychiater anstreben – alleine schon aus forensischen Gründen. Die Emotionalwerte liegen hier meist unter 10 Prozent, manchmal sogar bei 0 Prozent!

Bei den viel häufigeren mittelschweren bis leichten Depressionen kann man – wie in naturheilkundlich ausgerichteten Praxen üblich – anfangs hochdosiert Johanniskraut geben. Das braucht man jedoch nicht, wenn man die Konflikte auflöst. Bei der saisonalen Winterdepression benötigt man manchmal Licht in Form von Hochgebirgsaufenthalten, Höhensonne oder Lichtbestrahlung (u.a. in psychiatrischen Ambulanzen). Es gibt nicht wenige Depressionen, die durch Geopathien bedingt sind. Der österreichische Kollege Otto Bergsmann konnte nachweisen, daß Geopathien einen labormäßig nachweisbaren hochsignifikanten Serotoninmangel hervorrufen – ein Mangel, der mittlerweile als wichtiger Faktor beim Entstehen der Depression erkannt worden ist.

Ergänzend möchte ich auf eine wertvolle differentialdiagnostische Möglichkeit hinweisen, die alleine der Energietester zur Verfügung hat. Wenn nämlich Serotonin-Antagonisten im Test partout *nicht* ansprechen, liegt erfahrungsgemäß eine seelische (neurotische) Depression vor. Zeigen dagegen Serotonin-Antagonisten eine positive Testreaktion, liegt ein ernstzunehmender Mangel an Neurotransmittern vor. Bei klinisch ausgeprägten Depressionen scheue ich mich gelegentlich nicht, in der Anfangsphase der Behandlung ein allopathisches Antidepressivum zu verordnen, und sehe damit oft sehr gute Erfolge. Nicht selten kann man auch beobachten, daß ein schon länger eingenommenes allopathisches Antidepressivum nicht mehr greift (energetisch neutral testet); es sollte dann gegen ein anderes, besser wirksames Medikament ausgetauscht werden.

Herz-Kreislauf-Krankheiten stehen an der Spitze der Sterbestatistik der westlichen Welt. Die bisher bekannten Ursachen basieren auf ungesundem Lebenswandel und Genetik. Die derzeitige Hypothese vom „bösen" Cholesterin halte ich für weit übertrieben, und Eier sowie Butter sind wichtige Lezithinlieferanten. Ich empfehle den Patienten Mittelmeerernährung (viel Fisch, Olivenöl, Knoblauch, frische Gemüse, frisches Weißbrot und Salate sowie in Maßen Rotwein) sowie ab und zu Sonnenlicht. Dieses kann zum Beispiel ein Kurzurlaub im Süden auch während der Winterzeit bringen. An den seelischen Ursachen des ungesunden Lebenswandels kann man durch die Auflösung der Konflikte viel ändern. So haben etwa viele Raucher und Übergewichtige große und Frust erzeugende Konflikte.

Von künstlicher Vitaminzufuhr halte ich wenig, außer Vitamin E bei koronarer Herzkrankheit zur Stabilisierung der atheromatösen Plaques (500–1000 IE tgl.)[71]. Bei Hochdruck-Patienten kann man mit der Konfliktauflösung und der Gabe von Simvita® teilweise gute Erfolge erzielen. Ansonsten sollte man das passende Hochdruckmittel auf Verträglichkeit austesten – ACE-Hemmer und Calciumantagonisten testen häufig energetisch sehr gut. Das kommt unter anderem durch die Verwandtschaft der ACE-Hemmer mit den Schlangengiften, die ebenfalls roborierend und immunstimulierend wirken. Bei bestehender koronarer Herzkrankheit habe ich gute Langzeiterfolge mit deutlich besserer Belastbarkeit durch Heparinspritzen gesehen (5000–7500 IE als Fertigspritze s.c. in Bauchhaut 2 x wöchentlich für insgesamt 3–4 Monate). Nach der Spritze (diese kann sich der mutige Patient nach einfacher Einweisung selbst verabreichen) soll sich der Patient mäßig körperlich belasten, was die Kapillarsprossung der Koronararterien fördert. Bei Herzrhythmusstörungen sollte man immer nach Kopfherden fahnden (Zähne, NNH mit Organtestsatz). Bei länger bestehendem Vorhofflimmern mit TIA und Apoplexgefahr rate ich zur Marcumarisierung und sehe davon gute Erfolge, sowohl prophylaktisch wie vom energetischen Gesamtzustand.

Infertilität (Unfruchtbarkeit) wird sehr oft durch schwere Geopathien und (seltener) durch Elektrosmog ausgelöst. Kinderlose Paare haben oft neben der Geopathie große Konflikte im Becken oder Kopf. (Das 6. Chakra blockiert das Hormonsystem, während das 7. Chakra über die Unten-oben-Koppelung das Becken blockiert.) Bei infertilen Männern gebe ich dazu Unizink® 1 x 1 und Testiculus Spl.® oder Damiana

[71] Ein weiterer wichtiger Vitaminmangel, der häufig durch eine schlechte Darmflora verursacht wird, ist der Folsäuremangel. Zu wenig Folsäure läßt den Homocysteinspiegel absinken – eine wichtige Ursache für Arteriosklerose. Auch das vermehrte Auftauchen überalterter Erythrozyten in der Dunkelfeld-Mikroskopie, das heißt von Erythrocyten mit einer weißlich schimmernden Altershaut, beruht nach meiner Erfahrung überwiegend auf Folsäuremangel. Die primäre Ursache findet sich meist in einer schlechten Darmflora (gelegentlich auch durch schlechte Ernährung mit wenig Frischkost hervorgerufen). Der Folsäuremangel verhindert die Neubildung junger Erythrozyten, wodurch sich im Dunkelfeld-Mikroskop das besagte „Altersheim" in Form überalterter Erythrozyten zeigt. Solche alten Erythrozyten transportieren Sauerstoff schlechter. Die Patienten fühlen sich oft müde, keuchen bei stärkerer körperlicher Belastung (Belastungsdyspnoe ohne kardiale und bronchiale Ursache), haben oft chronische Krankheiten wie Krebs (bei denen nach Otto Warburg bekanntlich Sauerstoffmangel eine Rolle spielt) und verkalken schneller – bedingt durch den Sauerstoffmangel der Intimagefäße der arteriellen Gefäßwände. Die Behandlung ist einfach, denn die Regeneration des Darmmilieus verbessert häufig auch den Folsäuremangel – zusätzlich verordne ich manchmal Folsäuretabletten.

(Cefagil®). Bei Frauen eignen sich Pascofemin® oder Gynaecoheel®, um das Hormonsystem anzukurbeln. Die Schilddrüse mit ihrer fertilitätsanregenden Wirkung sollte man dabei nicht vergessen, etwa durch Jodid® 100 µg 1 x 1 über ein halbes Jahr und/oder jodhaltige Meeresprodukte wie Seetang, Meeresfisch usw.

Bei **Krebs** finden sich fast immer schwere Geopathien, es sei denn, jemand ist in der Zeit vor dem Test umgezogen und dadurch unwissentlich vom früheren „Krebsbett" befreit worden, in dem er zuvor jahrzehntelang „geschmort" hat. Krebskranke haben – wie bereits erwähnt – oft einen aktiven Zentralkonflikt, der häufig mit dem Sitz des Primärtumors oder dem Ort der stärksten Metastasierung identisch ist. Ob der Zentralkonflikt bei der Krebsentstehung einen direkten Einfluß hat, kann man stark vermuten – da jedoch so gut wie jeder Mensch einen Zentralkonflikt hat, der als unterschwellige Energieblockade wirkt, möchte ich zwischen Krebs und Zentralkonflikt kein Gleichheitszeichen setzen. Der eigentliche Grund für meine Zurückhaltung liegt in der Gefahr der unbewußten Schuldzuschreibung, die den Patienten nur unnötigerweise verunsichert und lähmt. Den Zentralkonflikt aufzulösen verbessert das Gesamtbefinden, führt zu mehr Optimismus und Lebensfreude und zu einer besseren immunologischen Gesamtsituation.

Zusätzlich nützlich sind eine schwache Immunstimulation mit zum Beispiel Utilin S® (Stärke-"mittel", OP Sanum) als Injektion von 2 Ampullen wöchentlich (bzw. als Kapseln, zuerst Stärke „leicht", später „stark") und/oder Horvi-Schlangentoxine etwa in Form von Horvi X 44® 2 x 10 Tropfen oder Horvitrigon Reintoxin forte® 2 x 10 Tropfen sublingual. Mistelinjektionen verwende ich relativ selten (Helixor®, Plenosol®). Selen mit 100 µg und Zink (zum Beispiel Unizink®) sowie AE-Mulsin forte® (5 Tropfen tgl.) sind sehr wirkungsvoll. Bromelain ist als Metastasenprophylaxe und zur unspezifischen Enzymtherapie recht gut. Thymus und NeyTumorin® (VitOrgan) als Injektionen bzw. Infusionen haben sich bewährt.

Bei **neurologischen Systemerkrankungen** wie Multipler Sklerose hat man häufig den Eindruck, daß der Patient bei der Erstuntersuchung alles bietet, was man sich in seinen schlimmsten Phantasien an Üblem ausdenken kann – etwa aktiver Zentralkonflikt plus Geopathie plus Zahnherd plus schwere Darmdysbiose mit submukösen Pilzen und/oder Overgrowth.

Die vorher oftmals bereits durchgeführte Amalgamsanierung bringt erfahrungsgemäß relativ wenig Besserung. Bei ehrlicher Selbstbefragung muß ich mir eingestehen, in meiner gesamten Laufbahn mit Tausenden chronischer Kranker gerade eine Handvoll Patienten erlebt zu haben, die von einer Amalgamsanierung deutlich profitiert haben. Mein Freund Helmut W. Schimmel – immerhin ein biologischer

Arzt und Zahnarzt mit lebenslanger Erfahrung – hat mir in einer stillen Stunde genau dasselbe erzählt[72].

Patienten mit neurologischen Systemerkrankungen brauchen allerdings unbedingt die Beseitigung der inneren und äußeren Blockaden – nämlich der Konflikte und Geopathien! Später kann sich das geschundene Nervensystem durch B-Komplex (Hefe), Lezithin (Buerlezithin® und Eier), Meeresfisch (hochungesättigte Fettsäuren) und Zelltherapie (VitOrgan® u.a.) wieder erholen. Wenn der Prozeß zu weit fortgeschritten ist, muß man bereits mit einem Stillstand zufrieden sein. Allopathische Mittel wie Interferon usw. blockieren im allgemeinen den naturheilkundlichen Regenerationsprozeß nur wenig, weshalb ich zur Beibehaltung der üblichen Medikation rate.

Psychosen sind erfahrungsgemäß eine heikle Sache, weshalb ich hier immer zur fachärztlichen Co-Therapie rate. Viele Antipsychotika blockieren den energetischen Heilungsprozeß, sind aber andererseits kaum vermeidbar. Man muß sich eben bei Besserung langsam vortasten und die Dosierung dann reduzieren. Gerade in der Anfangsphase zeigen Patienten oft erhebliche Erstverschlimmerungen, die man als Konflikt-Widerstand auffassen kann. Durch vorsichtige, einschleichende Dosierung (1 x 1 Tropfen, tgl. um 1 Tropfen steigern) kann man sich jedoch meistens gut um diese schwierigen Klippen herummanövrieren. Psychotiker haben meist sehr niedrige Mentalwerte unter 20 Prozent und häufig mehrere übergroße Konflikte, die in langwieriger und außerordentlich zäher Weise aufgelöst werden müssen. Hinzu kommt, daß die Persönlichkeitsstörungen häufig auch nach Abklingen der Psychose lange anhalten können (Residuen).

Psychovegetative Beschwerden werden in neuerer Terminologie als „somatoforme Beschwerden" bezeichnet, früher sprach man von vegetativer Dysregulation oder Neurasthenie. Anfang des vorigen Jahrhunderts hielt man die Beschwerden für einen Zeitvertreib gelangweilter Adliger, die mit ihrer Zeit nichts Besseres anzufangen wußten. Noch heute schimmert durch die Sprachschöpfung der modernen Medizin eine gewisse Geringschätzung, obwohl die Psychosomatische Energetik

[72] Natürlich bedeutet das im Umkehrschluß nicht, daß Amalgamsanierungen unnötig seien oder daß nicht doch einige Kranke von einer Amalgamsanierung profitierten. Generell haben selbstverständlich Schwermetalle nichts im Organismus zu suchen, und man sollte seine Patienten dahingehend beraten, Amalgam möglichst zu vermeiden. Doch das Problem der Amalgamverwendung spitzt sich immer mehr auf seinen eigentlichen Hintergrund zu – nämlich das Finanzielle! Alle kariösen Zähne mit Goldinlays und Keramik/Kunststoff zu versorgen, das scheitert – das ist ein offenes Geheimnis – am engen finanziellen Rahmen des derzeitigen Kassensystems. Neuere Untersuchungen weisen im übrigen darauf hin, daß nicht Quecksilber, sondern bestimmte Zinkverbindungen im Amalgam der hauptsächliche Schädigungsfaktor sind. Möglicherweise kann man in Zukunft Amalgam ohne solche schädlichen Inhaltsstoffe herstellen.

sehr klar verdeutlicht, daß psychovegetative Beschwerden sehr reale und quälende Leiden verursachen. Der Patient hat nur das Pech, daß die konventionelle Medizin im Bereich des Unsichtbaren (wo die Blockaden zu lokalisieren sind) überfordert ist und keine Lösungen anzubieten hat.

Bei akuten **rheumatischen Krankheiten** wie akuten Lumbalgien, Zervikalsyndrom usw. sind Chiro- und Neuraltherapie unverzichtbar. Durch stündliche Gabe von 5 Tropfen Paravita® oder Simvita® (man muß vorher austesten, was anspricht – evtl. testet auch Neurovita® positiv) können akute Schmerzzustände oft schnell kupiert werden. Das schmerzhafte Segment ist oft mit dem aktiven Konflikt identisch, wobei die Unten-oben-Koppelung der Konflikte beachtet werden sollte, das heißt, Chakra-6-Konflikte machen gerne Lumboischialgien oder Chakra-3-Konflikte HWS- und Schulter-Beschwerden.

Weitere Therapiehinweise aus der täglichen Praxis finden sich auf der Webseite www.rubimed.com im Medizinischen Diskussionsforum (Codewort „vital").

Verzeichnis der 28 Konfliktthemen

Legende:

Normaldruck	= Konfliktthemen
In Klammern	= umgangssprachlich formulierte Konfliktthemen für das Gespräch mit dem Patienten (nach Dr. Ulrike Banis),
Kursiv	= positive Lösungssätze (nach Dr. Ulrike Banis)
Kleingedruckt	= Rezepturen der Emotionalmittel

Konfliktthema 1

Selbständigkeit, Pubertätskonflikte, nicht aus sich selbst gut genug sein, Minderwertigkeitsgefühle

(Man fühlt sich minderwertig – meint, nicht gut genug zu sein.)

Ich habe alle Talente und Fähigkeiten, die ich zur Bewältigung meiner Lebensaufgabe brauche.

Zusammensetzung:

1. Kalium carbonicum C 800
2. Calcium carbonicum LM 16
3. Lachesis LM 18
4. Naja D21
5. Pulsatilla D21
6. Ovar/Testis D 21

Konfliktthema 2

Konzentrationsmangel, zerstreut, gedankenverloren, sehnsüchtig, ungeerdet.

(Man kann seine Gedanken nicht ordnen, fühlt sich wie ein Blatt im Wind, ohne feste Wurzeln.)

Ich ordne alle meine Impulse in Richtung auf mein Lebensziel und bleibe beharrlich.

Zusammensetzung:

1. Calcium phosphoricum C 800
2. Veratrum album LM 16
3. Cuprum metallicum LM 18
4. Vipera berus D21
5. Ovar/Testis D 21

Konfliktthema 3

Ausgeliefert, willensschwach, hilflos wie ein Baby, Bettnässen, Einkoten, Inkontinenz

(Man fühlt sich zu schwach, um sich den Herausforderungen des Lebens zu stellen.)

Ich wurzle fest im Leben und wachse mit jeder Aufgabe.

Zusammensetzung:

1. Apis C 800
2. Hepar sulfuricum LM 16
3. Conium LM 18
4. Bovista D 21
5. Ovar/Testis D 21

Konfliktthema 4

Extrem selbstbeherrscht, Sadomasochismus, destruktive Aggressivität, Gefühle nicht zulassen durch Vernichten von Gefühlen; Perversionen; psychopathisch (Extremform), Gefühllosigkeit, Alexythemie

(Man ist extrem streng mit sich selbst und hat Schwierigkeiten, seine eigenen Gefühle wahrzunehmen.)

Ich gehe liebevoll und pfleglich mit mir, mit meinem Körper und mit meinen Gefühlen um.

Zusammensetzung:

1. Platinum C 800
2. Petroleum LM 16
3. Stramonium LM 18
4. Apis D 21
5. Ovar/Testis D 21

Konfliktthema 5

Hektisch, hyperkinetische Symptome, aufgeregt, nervös

(Man fühlt sich nervös und aufgeregt, wie „Flugzeuge im Bauch".)

Ich kann ruhig und gelassen bleiben, im sicheren Wissen, daß alles seine Zeit hat.

Zusammensetzung:

1. Bufo C 800
2. Pulsatilla LM 16
3. Cuprum metallicum LM 18
4. Zincum metallicum D 21
5. Phosphorus D 21
6. Glandula suprarenalis D 21

Konfliktthema 6

Durchhalten, selbstbeherrscht sein wollen trotz Gefühl der Hilflosigkeit, somatisierte Ängste.

(Man hat das Gefühl, keine innere Stärke mehr zu besitzen, der Körper reagiert angstvoll, der Kopf möchte stark sein.)

Ich weiß, daß mein Körper seine eigene innere Weisheit hat, in der ich sicher aufgehoben bin.

Zusammensetzung:

1. Phosphorus C 800
2. Secale cornutum LM 16
3. Arsenicum album LM 18
4. Lachesis D 21
5. Glandula suprarenalis D 21

Konfliktthema 7

Vermeintliche Stärke, Arroganz, trotzig, schnippisch, heimlich unterlegen; geht über die eigenen Grenzen.

(Man tut stärker, als man ist, und ruht nicht in sich. Man reagiert oft trotzig und entwickelt Größenphantasien.)

Ich weiß um meine Stärken und um meine Schwächen und lerne sie akzeptieren.

Zusammensetzung:

1. Lachesis C 800
2. Lycopodium LM 16
3. Anacardium LM 18
4. Phosphorus D 21
5. Glandula suprarenalis D 21

Konfliktthema 8

Isoliert, interesselos, stumpf, versteckt etwas unglücklich, Faulheit.

(Man fühlt sich alleine und ohne Kontakt zu den Menschen und zum Leben, macht aber keine Schritte zur Änderung.)

Ich weiß, daß ich ein Teil des Ganzen bin. Ich spüre und genieße das Leben mit allen Sinnen.

Zusammensetzung:

1. Ammonium carbonicum C 800
2. Graphites LM 16
3. Chininum arsenicosum LM 18
4. Opium D 21
5. Calcium carbonicum D 21
6. Pancreas D 21

Konfliktthema 9

Explodieren, extrem gestaut sein, Zerstörungswut, absichtlich böse sein wollen, Jähzorn, Tobsuchtsanfälle

(Man ist wütend und ärgerlich, versucht jedoch, sich zu beherrschen.)

Ich lerne täglich besser, nur dann ja zu sagen, wenn ich es auch meine. Ich ärgere mich nicht, sondern setze meinen Unmut konstruktiv um.

Zusammensetzung:

1. Lycopodium C 800
2. Tarantula LM 16
3. Sulfur LM 18
4. Hepar sulfuris D 21
5. Pancreas D 21

Konfliktthema 10

Gierig, unersättlich, ständig unzufrieden, vereinnahmend, machtbesessen, diktatorisch, rücksichtslos, Triebhaftigkeit, aggressiv, mehr haben wollen.

(Man ist mit dem, was man hat, nicht zufrieden. Man hält sich für besser als andere und glaubt, deshalb Anspruch auf mehr zu haben.)

Ich bin dankbar für das, was ich habe und bin.

Zusammensetzung:

1. Hepar sulfuricum C 800
2. Lachesis LM 16
3. Aurum triphyllum LM 18
4. Petroleum D 21
5. Agnus castus D 21
6. Pancreas D 21

Konfliktthema 11

Im Innersten unzufrieden, hungrig nach guten Gefühlen, Süchte, Anorexie, Bulimie.

(Man fühlt sich frustriert und um Wohlbefinden betrogen, man spürt sein eigenes Sehnen.)

Ich tue mir selbst Gutes und achte auf meine Bedürfnisse.

Zusammensetzung:

1. Ferrum metallicum C 800
2. Ignatia LM 18
3. Secale cornutum D 21
4. Cuprum metallicum D 21
5. Pancreas D 21

Konfliktthema 12

Geistig zu angestrengt, Mühe der ständigen Gedankensammlung, Legasthenie, Denkschwäche.

(Man fühlt sich von seinen Aufgaben erdrückt, alles wird zu anstrengend, das Leben ist ein permanenter Kampf.)

Ich vertraue darauf, daß mir mit jeder neuen Aufgabe auch neue Kräfte zuwachsen.

Zusammensetzung:
1. Apis C 800
2. Naja C 800
3. Ignatia LM 16
4. Barium carbonicum LM 18
5. Graphites D 21
6. Opium D 21
7. Glandula Thymus D 21

Konfliktthema 13

Waidwund, tief verletzt und zurückgezogen, desinteressiert, um sich selbst kreisend, autistisch selbstbezogen, ungute Regression.

(Man meint, über Enttäuschungen nicht hinwegkommen zu können, und zieht sich zurück.)

Ich gehe voll Offenheit und Vertrauen meinen Weg durch das Leben.

Zusammensetzung:
1. Bothrops C 800
2. Calcium carbonicum LM 16
3. Graphites LM 18
4. Anacardium D 21
5. Glandula Thymus D 21

Konfliktthema 14

Eng und angespannt; Furcht, verrückt zu werden; nicht aufatmen und durchatmen können; Zwänge; eingeschlossen.

(Man fühlt sich wie eingesperrt und sieht keinen Ausweg mehr.)

Ich betrachte Hindernisse und Schwierigkeiten als Wachstumsimpulse und halte Augen und Herz offen für neue Wege.

Zusammensetzung:
1. Stramonium C 800
2. Moschus LM 16
3. Sulfur LM 18
4. Hyposcyamus D 21
5. Plumbum D 21
6. Calcium carbonicum D 21
7. Glandula Thymus D 21

Konfliktthema 15

Unheimlich-schrecklich, alleingelassen, stark verängstigt, Phobien.

(Man hat einen großen Kummer, der „zu Herzen ging". Die Angst blockiert das Leben.)

Ich gehe meinen Weg auch durch Ängste und Kummer. Ich weiß, daß diese zum Leben gehören, lasse mich jedoch davon nicht aufhalten.

Zusammensetzung:
1. Apis C 800
2. Zincum metallicum LM 16
3. Lachesis LM 18
4. Phosphor D 21
5. Glandula Thymus D 21

Konfliktthema 16

Es bricht mir das Herz; wie von einer schrecklichen Welle überrollt; Panikattacken; Todesangst.

(Man meint, alte Schrecknisse nie überwinden zu können, da sie einen immer wieder einholen und ängstigen.)

Ich höre auf mein Herz und auf die Stimme der Liebe, des Lichtes und der Klarheit.

Zusammensetzung:
1. Aconitum C 800
2. Opium LM 16
3. Ambra LM 18
4. Secale cornutum D 21
5. Zincum metallicum D 21
6. Glandula Thymus D 21

Konfliktthema 17

Gedanken- und gefühllos, Wurstigkeit, gleichgültig, Gefühlsleere, lieblos, die Gefühle wirken wie erfroren.

(Man fühlt sich ausgehöhlt, wie ein „Zombie", alle Gefühle sind nach einem Schock erstarrt.)

Ich spüre meine Lebendigkeit auch in schweren Zeiten.

Zusammensetzung:

1. Chininum arsenicosum C 800
2. Graphites LM 18
3. Pulsatilla D 21
4. Barium carbonicum D 21
5. Glandula Thyreoidea D 21

Konfliktthema 18

Hastig-impulsiv, überlegen, schneller denken als handeln, stottern; fühlt sich als Opfer der Umstände; Gefühl, ein im Kern falsches Leben zu leben.

(Man fühlt sich unverstanden und nicht gehört; man hat Schwierigkeiten, die eigene Meinung zu äußern. Opfer der Umstände.)

Ich gebe meiner inneren Stimme Raum, sich zu äußern.

Zusammensetzung:

1. Agaricus muscarius C 800
2. Cuprum metallicum LM 18
3. Jodum D 21
4. Bufo D 21
5. Glandula Thyreoidea D 21

Konfliktthema 19

Dinge nicht klar sehen wollen, mutlos, diplomatisch, zaghaft, Entscheidungsschwäche.

(Man bleibt unentschlossen und wagt nicht, den eigenen Weg zu gehen.)

Ich entwickle mein Gespür für das, was mir guttut, und verwirkliche es auch.

Zusammensetzung:

1. Magnesium carbonicum C 800
2. Zincum metallicum LM 18
3. Calcium carbonicum D 21
4. Hypophysis D 21

Konfliktthema 20

Hochnäsig, eingebildet, nur um sich selbst kreisend, stolz, eitel, Narzißmus, Selbstgenügsamkeit, bescheiden, unterwürfig, falscher Stolz.

(Man hat Angst, sich anderen zu öffnen, hat Schwierigkeiten, sich und andere richtig einzuschätzen.)

Ich gehe gerne auf andere Menschen zu, weil sie meine Entwicklung ergänzen und bereichern.

Zusammensetzung:

1. Belladonna C 800
2. Ignatia LM 16
3. Apis LM 18
4. Magnesium carbonicum D 21
5. Phosphorus D 21
6. Pulsatilla D 21
7. Cantharis D 21
8. Hypophysis D 21

Konfliktthema 21

Unruhig-angespannt; Fingernägel kauen; körperlich überanstrengt, sympathikoton übersteuert, gereizt; sich nicht entspannen können; motorisch ruhelos.

(Man fühlt sich getrieben, der Körper findet keine Ruhe, die Nerven stehen unter Hochspannung und verursachen Schmerzen (Neuralgiemittel).)

Ich weiß um meine Kraft und haushalte weise mit ihr, damit mein Körper und meine Seele in Harmonie bleiben.

Zusammensetzung:
1. Lachesis C 800
2. Chamomilla LM 18
3. Magnesium carbonicum D 21
4. Arsenicum album D 21
5. Hypophysis D 21

Konfliktthema 22

Unruhe, mental übersteuert, Dauersorgen, ohne Entspannung, Nervosität geistig.

(Man grübelt ständig über Problemen, der Kopf kommt nicht zur Ruhe.)

Ich bleibe ruhig in meiner Mitte und Balance, weil ich weiß, daß ich von dort meine Kraft am besten entwickeln kann.

Zusammensetzung:
1. Chamomilla C 800
2. Jodum LM 16
3. Anacardium LM 18
4. Crotalus D 21
5. Phosphorus D 21
6. Ambra D 21
7. Hypophysis D 21

Konfliktthema 23

Angespannt, verkrampft, hilflos, impulsiv, schneller denken als handeln, Ticks.

(Man ist in Anspannung gefangen und kann weder körperlich noch geistig entspannen.)

Ich kann loslassen und entspannen, ich schöpfe dadurch neue Kraft.

Zusammensetzung:
1. Cuprum metallicum C 800
2. Rhus toxicodendron LM 18
3. Agaricus muscarius D 21
4. Hypophysis D 21

Konfliktthema 24

Dauerndes Unbehagen, Körpermißempfindungen, anhaltende Schmerzen, Dysästhesien, Depressionen, hoffnungslos.

(Man fühlt sich freudlos, empfindet den eigenen Körper als schmerzliche Last, alles tut weh.)

Ich achte meinen Körper und freue mich über seine Signale, die meiner Seele den richtigen Weg weisen.

Zusammensetzung:
1. Crotalus C 800
2. Phosphorus LM 16
3. Chamomilla LM 18
4. Ignatia D 21
5. Hypophysis D 21

Konfliktthema 25

Mißtrauen, verschlossen, verbissen, nichts geben wollen.

(Man glaubt nicht an das Gute und schottet sich ab.)

Ich kenne mein Ziel und vertraue darauf, daß ich gut dahin geführt werde.

Zusammensetzung:
1. Conium C 800
2. Magnesium carbonicum LM 16
3. Apomorphinum hydrochlor. LM 18
4. Plumbum D 21
5. Lycopodium D 21
6. Cerebellum D 21

Konfliktthema 26

Alles für sich haben wollen, Ellenbogenmentalität, Habgier, Geiz, Hypochondrie, Verarmungsideen, Besitzdenken, Haben über Sein stellen, Egoismus; empfindet das Leben als permanenten Überlebenskampf.

(Man stellt materielle Güter in den Mittelpunkt der eigenen Existenz, man meint, mit Gewalt für das eigene Überleben kämpfen zu müssen.)

Ich bin dankbar für die materiellen Güter meines Lebens und nutze sie klug als Hilfsmittel auf meinem Weg.

Zusammensetzung:

1. Arsenicum album C 800
2. Lycopodium LM 16
3. Plumbum LM 18
4. Millefolium D 21
5. Cerebellum D 21

Konfliktthema 27

Einbildungen visueller, akustischer, olfaktorischer Art; nicht klar sinnlich wahrnehmen können; Drogen, Halluzinationen, Realität nicht sehen wollen.

(Man möchte die Realität nicht sehen und anerkennen und träumt sich in eine andere Welt.)

Ich sehe die Wirklichkeit mit offenen Augen und bleibe wach und zielgerichtet.

Zusammensetzung:

1. Helleborus C 800
2. Mandragora LM 16
3. Anacardium LM 18
4. Anhalonium (Peyotl) D 21
5. Cerebellum D 21

Konfliktthema 28

Überwertige, übersteigerte Einbildungen mentaler Art, Psychosen, falsch denken, falsche Dogmen und zu starre Glaubenssätze.

(Man meint, die eigenen Vorstellungen seien immer richtig, auch wenn sie einem offensichtlich schaden oder sich überlebt haben.)

Ich orientiere mein Denken und Handeln an einer höheren Weisheit und stelle mein Ego in dessen Dienst.

Zusammensetzung:

1. Mandragora C 800
2. Helleborus LM 18
3. Hyoscyamus D 21
4. Cerebellum D 21

Fragebogen zur Ermittlung des eigenen Charaktertyps

Anleitung:

Man sollte alle Fragen möglichst spontan und ohne großes Zögern daraufhin beantworten, ob man sie für stimmig hält. Auch die nur *überwiegend* zutreffenden Fragen, die *zum größeren Teil* oder *in der Mehrzahl der Fälle* für zutreffend empfunden werden, sollte man mit Ja beantworten.

Fragenkatalog:

1. Einsam zu sein stellt für mich eine der größten Strafen dar, die ich mir vorstellen kann. (c)
2. Ich bin ein risikobereiter Mensch und liebe die Abwechslung. (s)
3. Jeder Tag ist für mich ein Neubeginn, und ich neige dazu, kleine Sorgen vom Vortag schnell zu vergessen. (s)
4. Ich überblicke im allgemeinen schnell die Lage und weiß, was zu tun ist. (m)
5. Präzision und Perfektion sind für mich sehr wichtig. (p)
6. Ich neige zu Flüchtigkeitsfehlern und ignoriere gerne Details, weil ich mit meinen Gedanken häufig schon viel weiter bin und bei der Problemlösung überwiegend auf die große Linie achte. (m)
7. Ich bin eher etwas zu distanziert und mißtrauisch. (m)
8. Erst wenn es anderen gut geht, fühle ich mich auch wohl. (c)
9. Ich neige um des lieben Friedens willen oftmals dazu, anders zu handeln, als ich will, und ärgere mich dann insgeheim über mich selbst. (c)
10. Ich bevorzuge systematische, klare Abläufe in meiner Tagesroutine. (p)
11. Andere werfen mir manchmal vor, zu chaotisch zu sein, aber auch in einer solchen Unordnung finde ich mich gut zurecht. (s)
12. Mein Schreibtisch und andere persönliche Dinge sind immer ordentlich aufgeräumt und ohne überflüssigen Schnickschnack. (p)
13. Ich bin im tiefsten Innern sehr emotional und habe das Gefühl, vom Leben Entscheidendes vorenthalten zu bekommen. (c)
14. Ich kann schlecht nein sagen, weil ich befürchte, andere damit zu verletzen. (c)
15. Fröhliche Feste und „Wein, Weib, Gesang“ sind für mich sehr wichtig. (s)

16 Ich tendiere dazu, hinter allem den höheren Sinn erkennen zu wollen, und neige zu tiefsinnigen Grübeleien. (m)

17. Längere Zeit allein zu sein macht mir nichts aus, und oft suche ich das sogar. (m)
18. Selbstbeherrschung und Akkuratesse sind sehr wichtig im Leben. (p)
19. Ich habe Schwierigkeiten, in einer Gesellschaft mit vielen fremden Menschen von mir aus auf andere zuzugehen. (m)
20. Ich neige dazu, mich für alles verantwortlich zu fühlen und Dinge von allgemeinem Gruppeninteresse zu übernehmen. (c)
21. Ich bin kein Gruppenmensch und habe manchmal das ungute Gefühl, daß in der Masse meine Eigenständigkeit gefährdet wird. (m)
22. Die gewohnte Routine ist mir am liebsten. (p)
23. Ich bin ein sehr zuverlässiger Mensch. (p)
24. Mit meinem Charme kann ich andere leicht mitreißen. (s)
25. Ich kann mich gut in andere einfühlen und leide mit ihnen. (c)
26. Ich stehe gerne im Mittelpunkt einer Gesellschaft. (s)
27. Die meisten Dinge des Lebens sollten gut geplant und in dosierter Weise ablaufen. (p)
28. Ich neige dazu, längere Zeit zu zögern, bis ich die optimale Lösung gefunden habe. (p)
29. Ich bin genauso schnell völlig begeistert, wie mir im nachhinein meine zu schnelle Handlung wieder leid tut. (s)
30. Wenn ich gelobt werde, fühle ich mich sehr wohl. Lob ist mir sehr wichtig. (c)
31. Ich habe ständig neue Ideen und Pläne, die mich umtreiben. (s)
32. Wenn ich ehrlich bin, versteht mich kaum ein Mensch wirklich. (m)
33. Ich versuche stets, mich an die Vorschriften zu halten. (p)
34. Streit versuche ich möglichst zu vermeiden, selbst wenn ich recht habe. Später ärgert mich das. (c)
35. Ich versuche, aus allem das Maximum an Profit für mich herauszuholen. Dazu gehört beispielsweise, die „Feste zu feiern, wie sie fallen". (s)
36. Wenn ich ein technisches Gerät in Betrieb nehme, lese ich sorgfältig die Bedienungsanleitung. (p)
37. *Small talk* ist mir verhaßt – banale Gespräche über Alltagsdinge empfinde ich als Zeitverschwendung und lästig. (m)
38. Nicht worüber man redet, sondern daß man miteinander redet und auf welche Weise man das tut, das ist mir ein Herzensanliegen. (c)
39. Ich finde, das Leben sollte vor allem Spaß und Lust bereiten! (s)
40. Ich arbeite lieber allein als in der Gruppe und bevorzuge Sachbücher, wenn ich interessante Themen erarbeiten will oder soll. (m)

Auswertung:

Die Zuordnungen sollten vor der Auswertung nicht bekannt sein. Sie bedeuten:

s – sanguinisch/hysterischer Typ (lebhafter Typ nach H. Jung)
m – melancholisch/schizoider Typ (unabhängiger Typ nach H. Jung)
c – cholerisch/depressiver Typ (fürsorglicher Typ nach H. Jung)
p – phlegmatisch/zwanghafter Typ (beherrschter Typ nach H. Jung)

Man zähle alle positiven Antworten, die zu einem Buchstaben gehören, zusammen. Für gewöhnlich wird man zu jedem der vier Charaktertypen eine oder mehrere positive Antworten erhalten, die meisten jedoch zu dem Charaktertyp, den man selbst verkörpert. Beim eigenen Charaktertyp sind in der Regel zwei bis drei positive Antworten *mehr* zu finden als bei den restlichen. An den restlichen Antworten kann man den Grad der Ausgeglichenheit des eigenen Charakters ablesen, denn je mehr Züge jemand auch von den anderen Charakteren aufweist (ablesbar an der Verteilung der Antworten), desto mehr kann er als seelisch „rund“ gelten.

Beispiele:

s 10 ; m 3 ; c 4 ; p 2 = deutlicher Sanguiniker vom disharmonischen Typ, wenig zwanghafte Anteile (oft chaotische Lebenskünstler).

s 7 ; m 4 ; c 4 ; p 4 = Sanguiniker vom harmonischen Typ mit ausgeglichenen Wesenszügen, häufig gereifte Charaktere (erkennbar u.a. an hohen Kausalwerten).

s 8 ; m 6 ; c 2; p 3 = unklare Situation (= Unterschied zwischen „s“ und „m“ beträgt nur 2 Antworten!). Sollte durch Energietestung des Zentralkonflikts geklärt werden.

Klinische Tests:

Der Persönlichkeitsstrukturtest TCI (Temperament- und Charakterinventar) des Wiener Testsystems (Fa. Schuhfried, Wien) testet beispielsweise auf vier Charaktereigenschaften, die den vier „Riemann-Typen“ folgendermaßen zugeordnet werden können: Neugier (hysterisch), Schadensvermeidung (schizoid), Belohnungsabhängigkeit (depressiv) und Beharrungsvermögen (zwanghaft). Solche Tests sind für klinische Psychologen von Interesse. Neben diesem Test gibt es noch viele andere klinische Tests, die ähnlich aufgebaut sind und für Forschungszwecke sehr hilfreich sein können, für die tägliche Beratungspraxis nach meiner Erfahrung aber meist wenig praktikabel sind.

Weiterführende Literatur (mit ausführlichem Persönlichkeitstest):

Jung, H.: *Persönlichkeitstypologie*, München/Wien: Oldenbourg,2000.

Nützliche Adressen

1. Informationen über die Psychosomatische Energetik

Rubimed AG,
Grossmatt 3, 6052 Hergiswil, Schweiz
Tel. 0 41 – 630 08 88
(Vorwahl für Schweiz: 0041)
www.rubimed.com
(mit Verzeichnis von Therapeuten)

2. Seminare zur Psychosomatischen Energetik

Basisseminar, Fortgeschrittenenseminar, Expertenseminar (jeweils eintägig)

Intensivseminar (fünf Tage) mit Prüfung zum „zertifizierten Energietherapeuten"

Nähere Informationen bei:

Monika Hanelt, Hinterm Rathaus 8,
45239 Essen, Deutschland,
Tel. 02 01 - 40 12 05, Fax 02 01 - 40 51 59
(für Seminare in Deutschland und Österreich)

oder

Rubimed AG,
Grossmatt 3, 6052 Hergiswil, Schweiz,
Tel. 0 41 - 630 08 88, Fax 041 - 630 08 87,
E-Mail: info@rubimed.com
(für Seminare in der Schweiz)

2. Liste qualifizierter Rutengänger:

Österreich: Verband für Geobiologie,
Koppstr. 89-93/3/2, 1160 Wien,
Österreich, Tel. 01 - 408 18 83

Deutschland: Forschungskreis für
Geobiologie, Adlerweg 1,
69429 Waldbrunn-Waldkatzenbach,
Deutschland, Tel. 0 62 74 - 91 21 00

Schweiz: bei der Rubimed AG erfragen
(Tel. 0 41 - 630 08 88)

3. Herde, Milieukrankheiten:

a. Ultraschall-Taschengerät Sonasar

SONOTEC
Ultraschallsensorik Halle GmbH,
Nauendorfer Straße 2, 06112 Halle,
Deutschland, Tel. 03 45 – 13 31 7 - 0,
Fax 03 45 – 13 31 7 – 99,
E-Mail: sonotec@sonotec.de

b. Luffa-Schwamm

Stadt-Apotheke Leutenberg,
Hauptstr.35, 07338 Leutenberg,
Deutschland, Tel. 03 67 34 - 222 19

4. Biologische Zahnärzte:

Bundesverband der naturheilkundlich tätigen Zahnärzte Deutschlands e.V.,
Von-Groote-Str. 30, 50986 Köln,
Deutschland, Tel. u. Fax 02 21 - 376 10 12,
Website: www.bnz.de

Internationale Gesellschaft für Ganzheitliche Zahnmedizin e.V.(GZM),
Seckenheimer Hauptstr. 111,
68239 Mannheim, Deutschland,
Tel. 06 21 - 47 64 00, Fax - 47 39 49,
Website: www.gzm.org

Schweizerische Gesellschaft für
Ganzheitliche Zahnmedizin (SGZM),
Postfach 969, 3011 Bern 7, Schweiz,
Tel. 031 - 311 97 57, Website:
www.komzaz.ch

Literaturverzeichnis

Psychosomatische Energetik:

Banis, Reimar: *Durch Energieheilung zu neuem Leben*, Petersberg: Verlag Via Nova, 2002

Banis, Ulrike: *Handbuch der Psychosomatischen Energetik*, Hochheim: Co´med Verlag, 2. Aufl. 2002

Banis, Ulrike: *Erdstrahlen & Co.*, Heidelberg: Haug, 2001

Biologische Medizin, Herde, Geopathie:

Adler, Ernesto: *Allgemeinerkrankungen durch Störfelder*, Heidelberg: Verlag f. Medizin E. Fischer, 1973

Aschner, Bernd: *Lehrbuch der Konstitutionstherapie*, Stuttgart: Hippokrates, 2000

Bergsmann, O.: *Risikofaktor Standort – Rutengängerzone und Mensch*, Wien: Facultas Universitätsverlag, 1990

Beuchelt, Hellmuth: *Konstitutions- und Reaktionstypen*, Heidelberg: Haug, 1971

Borck, Cornelius: *Anatomien medizinischen Wissens*, Frankfurt/Main: Fischer, 1996

Candi: *Radiästhetische Studien*, St. Gallen: RGS, 1982

Gedeon, Wolfgang: *Von der biologischen Medizin zur Ganzheitsmedizin*, Heidelberg: Haug, 1991

Hartmann, E.: *Krankheit als Standortproblem*, Heidelberg: Haug, 1986

Hartmann, Ernst: *Yin Yang – Über Konstitutionen und Reaktionstypen*, Waldbrunn: Forschungskreis f. Geobiologie, 1986

Issels, Josef: *Mehr Heilungen von Krebs,* Bad Homburg: Helfer, 1980

Kanne, Wilhelm: *Krebs ist vermeidbar!,* Thannhausen: Deni Druck, 2002

Schimmel, H.: *Bewährte Therapierichtlinien bei chronischen Erkrankungen*, Bd. 1–3, Gießen: Pascoe

Reinkarnation:

Evans-Wentz, W. Y.: *Das Tibetanische Totenbuch (oder die Nachtod-Erfahrungen auf der Bardo-Stufe)*, Olten und Freiburg: Walter, 1971

Jones, C.: *Die letzte Reise – Eine Kulturgeschichte des Todes*, München/Zürich: Piper, 1999

Kübler-Ross, Elisabeth: *Über den Tod und das Leben danach*, Güllesheim: Silberschnur, 1991

Mann, A. T.: *Das Wissen über Reinkarnation*, Frankfurt/Main: Zweitausendeins, 1995

Meinhold, Werner: *Der Wieder-Verkörperungsweg eines Menschen durch die Jahrtausende – Reinkarnationserfahrung in Hypnose*, Freiburg: Aurum: 1989

Powers, Rhea: *Reinkarnation oder die Illusion der persönlichen Identität*, Schliersee: Ch. Falk, 1989

Schroeder, Burkhard: *Atemekstase* – Rebirthing, Essen: Synthesis

Stevenson, Ian: *Wiedergeburt – Kinder erinnern sich an frühe Erdenleben*, Frankfurt/Main: Zweitausendeins, 1992

Woolger, Roger: *Die vielen Leben der Seele – Wiedererinnerung in der therapeutischen Arbeit*, München: Hugendubel, 1992

Zander, Helmut: *Geschichte der Seelenwanderung in Europa – alternative religiöse Traditionen von der Antike bis heute*, Darmstadt: Primus, 1999

Psychotherapie:

Boorstein, Seymour: *Transpersonale Psychotherapie*, München: Scherz, 1988

Boyesen, Gerda und Mona-Lisa: *Biodynamik des Lebens – Grundlagen der biodynamischen Psychologie*, Essen: Synthesis, 1987

Boyesen, Gerda: *Über den Körper die Seele heilen*, München: Kösel, 1988

Boyesen, Gerda: *Von der Lust am Heilen*, München: Kösel, 1995

Grof, Stanislav: *Das Abenteuer der Selbstentdeckung – Heilung durch veränderte Bewusstseinszustände*, München: Kösel, 1987

Grof, Stanislav: *Geburt, Tod und Transzendenz*, Reinbek: Rowohlt, 1991

Hellinger, Bert: *Ordnungen der Liebe*, Heidelberg: Auer, 1997

Hoffmann, Sven: *Neurosenlehre, psychotherapeutische und psychosomatische Medizin*, Stuttgart: Schattauer, 1999

Jung, C. G.: *Der Mensch und seine Symbole*, Freiburg: Walter, 1982

Jung, C. G.: *Die Psychologie des Kundalini-Yoga*, Freiburg: Walter, 1998

Jung, C. G.: *Über psychische Energetik und das Wesen der Träume*, Zürich: Rascher, 1948

Jung, Hans: *Persönlichkeitstypologie*, München/Wien: Oldenbourg, 2000

Kafkalides, Athanassios: *The knowledge of the Womb*, Heidelberg: Mattes, 1995

Klußmann, Rudolf: *Psychosomatische Medizin*, Heidelberg: Springer, 1998

König, Karl: *Mit dem eigenen Charakter umgehen*, Düsseldorf/Zürich: Walter, 2001

Leuner, Carl: *Lehrbuch der Katathym-imaginativen Psychotherapie*, Göttingen: Huber, 1994

Lowen, Alexander: *Der Verrat am Körper*, Reinbek: Rowohlt, 1983

McDougall, Joyce: *Theater des Körpers – ein psychoanalytischer Ansatz für die psychosomatische Erkrankung*, Stuttgart: Verlag Internationale Psychoanalyse, 1991

Meinhold, Werner: *Krebs – eine mystifizierte Krankheit*, Düsseldorf/Zürich: Walter, 1996

Meinhold, Werner: *Das menschliche Bewusstsein*, Düsseldorf/Zürich: Walter, 1998

Mertens, Wolfgang: *Einführung in die psychoanalytische Therapie*, 3 Bd., Stuttg.: Kohlhammer, 1990

Pierrakos, John: *Core Energetik – Zentrum deiner Lebensenergie*, Essen: Synthesis, 1987

Raknes, Ola: *Wilhelm Reich und die Orgonomie*, Frankfurt: Fischer TB-Vlg., 1973

Reich, Wilhelm: *Charakteranalyse*, Frankfurt: Fischer TB-Vlg., 1973

Riemann, Fritz: *Grundformen der Angst*, München: Ernst Reinhard Verlag, 1968

Stein, Murray: *C. G. Jungs Landkarte der Seele*, Düsseldorf/Zürich: Walter, 2000

Literaturverzeichnis

Energiemedizin, Chakren, Spirituelle Medizin:

Blofeld, John: *Rad des Lebens*, Zürich: Rascher, 1961

Bösch, Jakob: *Spirituelles Heilen und Schulmedizin*, Bern: Lokwort, 2002

Bohm, Werner: *Die Wurzeln der Kraft (Chakras – die Kraft der Lotusblumen)*, München: O. W. Barth, 1966

Brugh Joy, W.: *Weg der Erfüllung – Selbstheilung durch Transformation*, Interlaken: Ansata, 1985

Choa Kok Sui: *Grundlagen des Pranaheilens*, Freiburg: Bauer, 1996

Dalai Lama: *Logik der Liebe*, München: Goldmann, 1989

Daskalos – Atteshlis, Stylianos: *Die esoterische Praxis*, Duisburg: Edel-Verlag, 1994

Dethlefsen, T.: *Krankheit als Weg*, Gütersloh: C. Bertelsmann, 1983

Diamond, John: *Der Körper lügt nicht*, Kirchzarten: VAK, 1983

Diamond, John: *Die heilende Kraft der Emotionen*, Kirchzarten: VAK, 1994

Dürckheim, Karlfried Graf: *Hara – Die Erdmitte des Menschen*, Weilheim/Obb.: O. W. Barth, 1967

Emoto, Masaru: *Messages from Water*, Tokio: Hado Kyoikusha, 1999

Gerber, Richard: *Vibrational Medicine for the 21th Century*, New York: Eagle Book / Harper & Collins, 2000

Gopi Krishna: *Kundalini*, Weilheim/Obb.: O. W. Barth,1968

Govinda, Lama Anagarika: *Die psychologische Haltung der frühbuddhistischen Philosophie*, Wiesbaden: R. Löwit, 1961

Harner, Michael: *Der Weg des Schamanen*, München: Hugendubel, 1990

Huxley, Aldous: *Die ewige Philosophie*, München: Piper, 1987

Johari, Harish: *Das große Chakra-Buch*, Freiburg: Bauer, 1987

Jäger, Willigis: *Suche nach dem Sinn des Lebens*, Petersberg: Via Nova, 1997

Leadbeater, C. W.: *Die Chakras*, Freiburg: Bauer, 1986

Leadbeater, C.W.: *Der sichtbare und der unsichtbare Mensch*, Freiburg: Bauer, 1986

Malin, Lisa: *Die schönen Kräfte – eine Arbeit über Heilen in verschiedenen Dimensionen*, Frankfurt: Zweitausendeins, 1986

Markides, Kyriakos: *Der Magus von Strovolos (Daskalos)*, München: Knaur, 1988

Motoyama, Hiroshi: *Chakra, Nadi of Yoga and Meridians, Points of Acupuncture*, Tokio: Institute of Religious Psychology, 1972

Motoyama, Hiroshi: *Chakras – Bridge to higher Consciousness*, Wheaton/Illinois: Quest Books, 1995

Motoyama, Hiroshi: *Diagnostic Methods in Western & Eastern Medicine – a correlation between Ki Energy and environmental conditions*, Tokio: Human Science Press, 1999

Motoyama, Hiroshi: *Measurements of Ki Energy Diagnoses & Treatment – Treatment Principles of Oriental Medicine from an electrophysiological point of view*, Tokio: Human Science Press, 1997

Murphy, Michael: *Der Quantenmensch – ein Blick in die Entfaltung des menschlichen Potentials im 21. Jahrhundert*, München: Integral/Scherz, 1998

Panikkar, Raimon: *Gott, Mensch und Welt*, Petersberg: Via Nova, 1999

Resch, Andreas: *Psyche und Geist*, Innsbruck: Resch, 1986

Rosenberg, Alfons: *Die Seelenreise*, Olten: Walter, 1952

Sanders, Lea: *Die Farben deiner Aura*, Berlin: Goldmann TB, 1988

Sheldrake, Rupert: *Das schöpferische Universum – Die Theorie des morphogenetischen Feldes*, München: Meyster, 1985

Tansley, David: *Radionik – energetische Diagnose und Behandlung*, Essen: Synthesis, 1989

Tansley, David: *Energiekörper*, München: Kösel, 1985

Tansley, David: *Aura, Chakren und die Strahlen des Lebens*, Essen: Synthesis, 1984

Thie, John: *Gesund durch Berühren – Touch for Health*, München: Irisiana/Hugendubel, 1995

Tomatis, Alfred: *Der Klang des Lebens*, Reinbek: Rowohlt, 1987

Tompkins, Peter: *Das geheime Leben der Pflanzen*, Frankfurt: Fischer, 1977

Westlake, Aubrey: *Medizinische Neuorientierung*, Zürich: Origo, 1963

Wilber, Ken: *Wege zum Selbst*, München: Kösel, 1984

Stichwortverzeichnis

Stichwortverzeichnis

Über den Autor

Dr. med. Reimar Banis

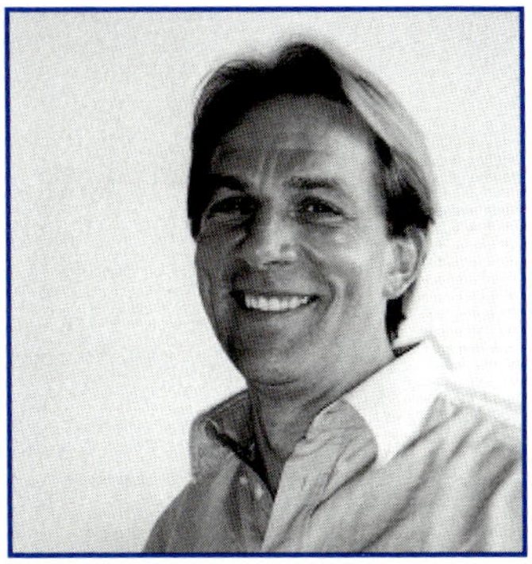

1951 in Westberlin geboren, aufgewachsen im Ruhrgebiet, Zivildienst im Krankenhaus, besuchte nach dem Abitur zwei Jahre lang die ganztägige Heilpraktikerschule der DH in Bochum. Anschließend Studium der Humanmedizin in Heidelberg. Promotion bei Prof. Maria Blohmke (Sozialmedizin) über „Thermoregulationsdiagnostik und Herderkrankungen". 1984 amerikanisches Staatsexamen (ECFMG). Tätigkeit als Assistenzarzt in innerer Medizin/Rheumatologie.

Seit 1985 niedergelassener Arzt für Allgemeinmedizin mit Weiterbildungsermächtigung für Naturheilverfahren, 12 Jahre lang Kassenarzt mit Praxen in Achern/Südbaden, Stuttgart und Plochingen. Intensive Zusammenarbeit mit H. W. Schimmel, dem Entdecker des Vega-Tests. Mitarbeit an Forschungen über Elektroakupunktur (Prof. Dr. G. Heim, Universität Heidelberg). Weltweite Seminartätigkeit und Entwicklung der Psychosomatischen Energetik. Reimar Banis ist mit der Ärztin für Allgemeinmedizin Ulrike Banis verheiratet, hat drei Kinder und praktiziert zusammen mit seiner Ehefrau in einer privatärztlichen Gemeinschaftspraxis am Bodensee.

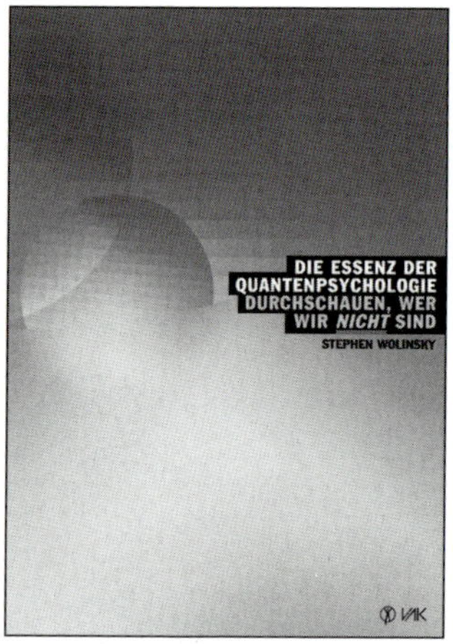

Stephen Wolinsky:

Die Essenz der Quantenpsychologie

Durchschauen, wer wir nicht sind

Diese Darstellung der wesentlichen Elemente der Quantenpsychologie bietet Einsteigern eine grundlegende Einführung und Kennern eine konzentrierte, zum Teil neu formulierte Zusammenfassung. »In der Quantenpsychologie geht es darum herauszufinden, wer Sie wirklich sind ... Der Weg dorthin führt über das Auflösen eines innerseelischen Systems, das wir Falscher Kern und Falsches Selbst nennen, und über das Erlernen multidimensionalen Bewusstseins.« (Stephen Wolinsky)
Zahlreiche Übungen laden die Leser ein, sich auf den Weg zu machen.

239 Seiten,
Paperback (15 x 21,5 cm)
ISBN 3-932098-86-2

Fred P. Gallo:

Handbuch der Energetischen Psychotherapie

Die Energetische Psychotherapie ist eine neuartige, sich sehr rasch verbreitende Therapieform zur Diagnose und Behandlung psychischer Probleme. Diese fasst Gallo als Störungen im Verhältnis der körpereigenen Energien auf. Er zeigt, mit welchen Behandlungsmethoden das Energiesystem eines Patienten gezielt angesprochen werden kann. Erfolge lassen sich oftmals sehr schnell und schmerzfrei erzielen.
Theorie, Grundlagen und Praxis dieses völlig neuartigen Behandlungsansatzes stellt Gallo ausführlich dar – sein Buch erfüllt alle Voraussetzungen, um zum Standardwerk der Energetischen Psychotherapie zu werden.

320 Seiten, 70 Fotos,
Hardcover (15 x 21,5 cm)
ISBN 3-935767-06-4

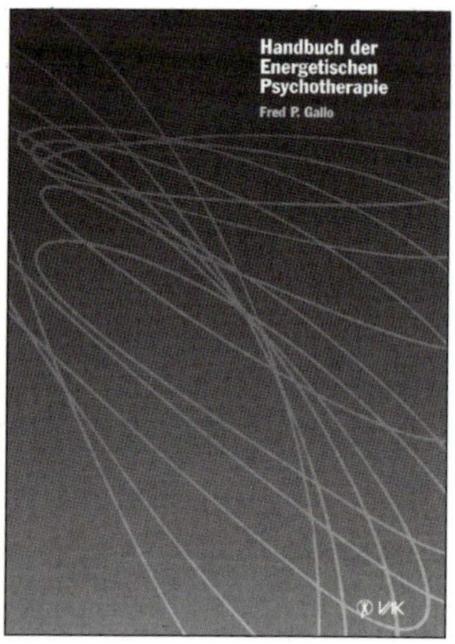

Das **IAK Institut für Angewandte Kinesiologie GmbH, Freiburg**, veranstaltet laufend Kurse in *Touch For Health (Gesund durch Berühren)*, in *Edu-Kinestetik*, in *Entwicklungskinesiologie* und in vielen anderen Bereichen der Angewandten Kinesiologie. Dank enger persönlicher Kontakte zu den Pionieren der AK ist das Institut in der Lage, ständig die neuesten Entwicklungen auf diesem Gebiet zu präsentieren.
Außerdem fördert das Institut die Verbreitung der Angewandten Kinesiologie im deutschsprachigen Raum durch Weitergabe von Kontaktadressen und Literaturhinweisen.
Das Kursprogramm des IAK und weitere Auskünfte erhalten Sie (nach Voreinsendung von Briefmarken im Wert von 1,44 €) bei:

IAK Institut für Angewandte Kinesiologie GmbH, Freiburg
Eschbachstr. 5, 79199 Kirchzarten, Telefon 076 61-98 71 0, Telefax 076 61-98 71 49

Johann Lechner:

Armlängenreflex-Test und Systemische Kinesiologie

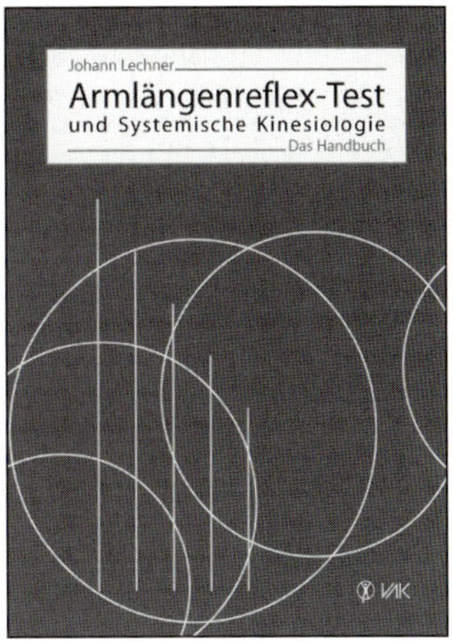

In diesem Handbuch führt Dr. Johann Lechner Schritt für Schritt in die Systemische Kinesiologie mit dem Armlängenreflex-Test ein. Bei dieser Untersuchungsmethode, die er selbst mitentwickelt hat, steht die Aufdeckung tief liegender Belastungsphänomene im Vordergrund. Mit dem Armlängenreflex-Test nach Raphael van Assche steht Ärzten, Heilpraktikern und Therapeuten ein einfaches, aber aussagekräftiges Mittel zur Verfügung, mit dem sie Fragen an den Organismus ihrer Patienten stellen können. Die energetischen Bedingungen von Störungen können so sicher aufgedeckt werden. Mit der Systemischen Kinesiologie lassen sich auch die verschiedensten Substanzen auf ihre individuelle Verträglichkeit beim Patienten testen.

256 Seiten, 175 Abbildungen,
Hardcover (17 x 24,5 cm)
ISBN 3-935767-01-3

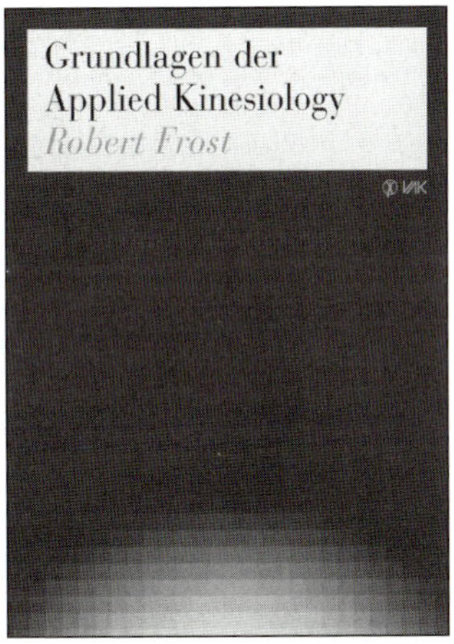

Robert Frost:

Grundlagen der Applied Kinesiology

Applied Kinesiology (AK) ist die von G. Goodheart entwickelte Form des diagnostischen Muskeltestens, eine Synthese orthopädischer und naturheilkundlicher Untersuchungs- und Therapieansätze, auf der alle späteren Richtungen der Angewandten Kinesiologie fußen. Das Buch vermittelt Prinzipien und Anwendungen der AK – auch für Leser ohne medizinische Vorbildung. Test- und Stärkungstechniken für 32 Muskeln sind mit Fotos präzise beschrieben. Für Praktiker der AK wie für Kinesiologieanwender eröffnen sich hier neue Perspektiven zur Effektivierung ihrer Arbeit.

277 Seiten, zahlreiche Fotos und Abbildungen
Hardcover (18 x 24,5 cm)
ISBN 3-932098-27-7

Bernhard Kern:

Migränetherapie nach Kern

Wie der Körper Schmerzfreiheit lernt

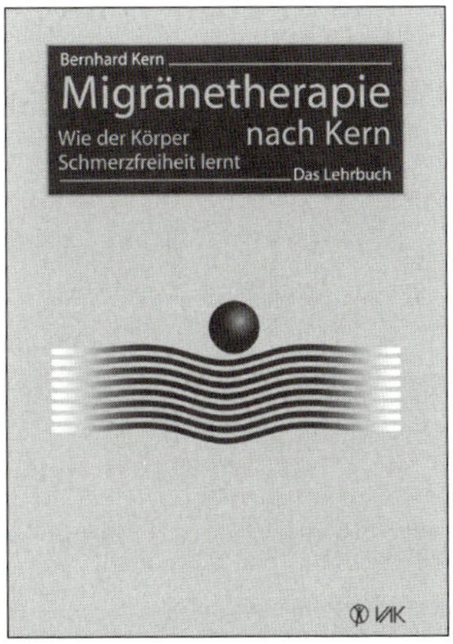

Dieses Buch stellt einen völlig neuartigen Therapieansatz in der Behandlung von Migräne dar. Dabei liegt die Entdeckung zu Grunde, dass sich Migränebeschwerden in den meisten Fällen auf der körperlichen Ebene lokalisieren lassen – und dass von daher gezielt darauf Einfluss genommen werden kann: Mit der Migränetherapie nach Kern ist es jetzt möglich, umzulernen und auf die bisher Migräne auslösenden Faktoren nicht mit Schmerz, sondern mit Wohlgefühl zu reagieren.
Für Therapeuten und als Hintergrundinformation für Betroffene.

ca. 176 Seiten, ca. 240 Abbildungen,
Hardcover (17 x 24,5 cm)
ISBN 3-935767-30-7